SAIMAA MILLER

Photographies de Rob Palmer

CW01430317

LES SECRETS DU RÉGIME AUSTRALIEN

Comment être plus heureux et en meilleure santé
en 14 jours

MARABOUT

Pour ma mère

SOMMAIRE

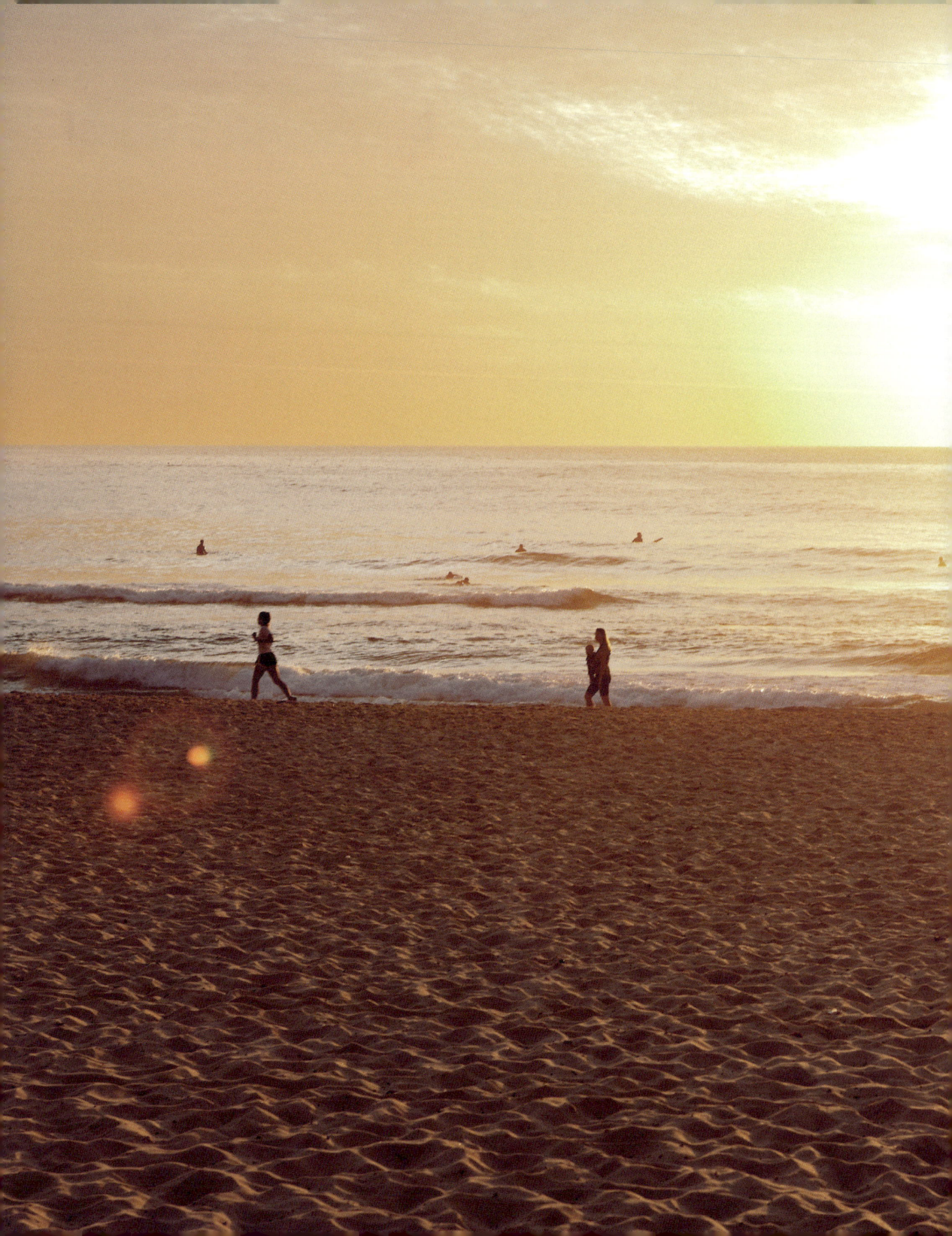

INTRODUCTION

Pourquoi les Australiens rayonnent-ils à ce
point de santé ? Quel est donc leur secret ?

L'Australie est un pays magnifique peuplé de gens magnifiques. Sportifs bronzés courant
sur la plage, sublimes mamans se promenant avec leurs poussettes, ou gardiens de bétail, les
Australiens sont en grande majorité des gens heureux et en bonne santé. Nos célèbres « produits
d'exportation », tels Elle Macpherson, Hugh Jackman et Miranda Kerr, ont valu à l'Australie la
réputation méritée de produire des individus sexy et rayonnants de santé.

Cela ne tient ni à la chance, ni au hasard. Pas plus qu'à des régimes restrictifs, à un exercice
physique excessif, au comptage des calories, à des lubies ou à des pilules amaigrissantes.
Notre secret ? Un mode de vie sain. Les gens beaux se nourrissent d'aliments complets, ils ont une
activité physique régulière, ils font le plein de soleil et ils positivent.

Naturopathe et spécialiste de la détox, je rencontre au quotidien des Australiens de tous horizons :
parents, célébrités, professions libérales, retraités, artistes et, quelle chance, sublimes sportifs de
haut niveau. Leur point commun ? L'envie d'être au top de leur apparence, de se sentir bien, de
vivre vieux, d'échapper aux maladies, de déborder d'énergie, d'avoir de meilleures relations avec les
autres et de vivre sans stress.

Cependant, tout le monde ne peut pas consulter un naturopathe ou s'offrir un séjour santé dans
un Spa. C'est pourquoi j'ai écrit *Les Secrets du régime australien, alimentation et détox,* qui associe
des conseils d'alimentation, de détox, mais aussi de pleine conscience et d'exercice physique, pour
expliquer pas à pas comment être en bonne santé et radieux, de l'intérieur et de l'extérieur.

Lorsqu'on est au top, cela se voit. Regard vif, cheveu brillant, teint irréprochable, sourire éclatant,
ventre plat et de l'énergie à revendre : un résultat naturel lorsque l'on est en bonne santé,
qu'aucune pilule magique ne peut procurer. Être réellement en bonne santé, cela signifie être à son
poids de forme sans se restreindre. Prendre plaisir à faire de l'exercice, parce que les résultats sont
visibles et palpables. Apporter à l'organisme les nutriments dont il a besoin. Éliminer les toxines.
Se traiter avec amour et respect.

Ce livre va changer votre apparence, mais aussi la manière dont vous vous sentez. Véritable feuille
de route vers un bien-être optimal, il vous aidera à atteindre votre plein potentiel. Mais assez parlé,
il est temps de vous dévoiler les secrets du régime australien…

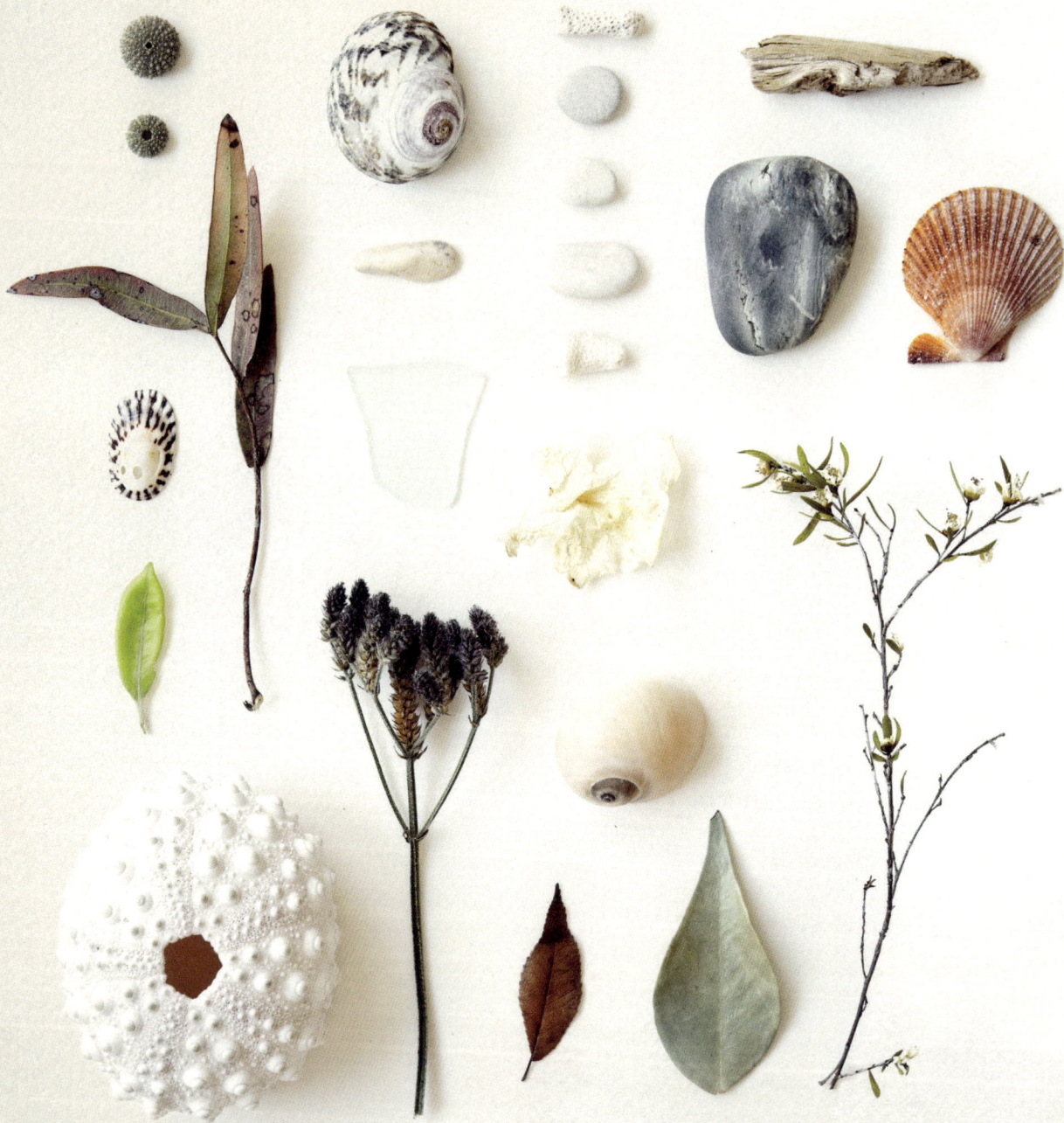

PREMIÈRE PARTIE

LES 7 SECRETS
À CONNAÎTRE

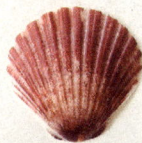

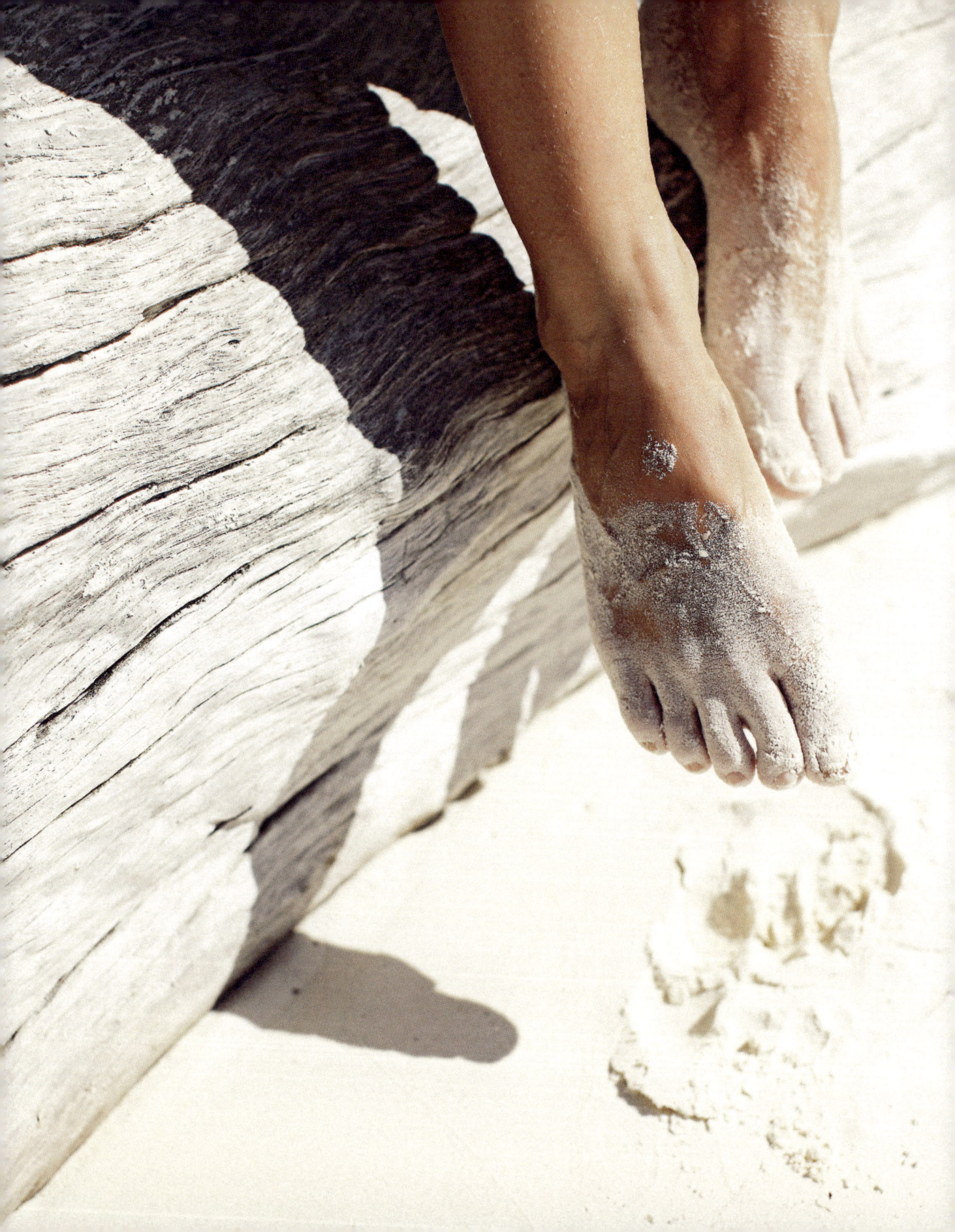

INTRODUCTION

Depuis des années, nous sommes assaillis de conseils destinés à nous faire « perdre du poids et à être au top » : surveillez la taille de vos portions ! Ne consommez plus de glucides ! Buvez uniquement du jus de citron pendant une semaine ! Mangez des pamplemousses au petit déjeuner ! Récemment, certaines célébrités auraient, dit-on, adopté le régime à 500 calories par jour — ce qui semble aussi sain que passer ses nuits à boire de l'alcool…

Les principes présentés ici sont des plus simples. Mes conseils reposent pour la plupart sur le bon sens – ce que votre intuition vous souffle d'ores et déjà. C'est ce que j'appelle le savoir intrinsèque, nous l'avons tous en nous : il s'agit de ces principes traditionnels transmis par nos ancêtres. Des secrets en matière d'art de vivre, dont tout le monde peut profiter.

La première partie de ce livre est consacrée à ces 7 secrets qui constituent la base du mode de vie à l'australienne. Vous constaterez que celui-ci ne repose ni sur des formules dogmatiques, ni sur des restrictions – car pour atteindre une santé authentique et un bien-être optimal, il faut se détendre, lâcher prise, nourrir son corps et profiter de la vie. Autrement dit, s'autoriser à être au meilleur de sa forme.

Tirez parti de ces secrets : ils ont été écrits pour vous aider à y voir plus clair dans la masse d'informations qui est désormais notre lot quotidien. Ces secrets existent depuis des siècles, et leur beauté réside dans leur extrême simplicité.

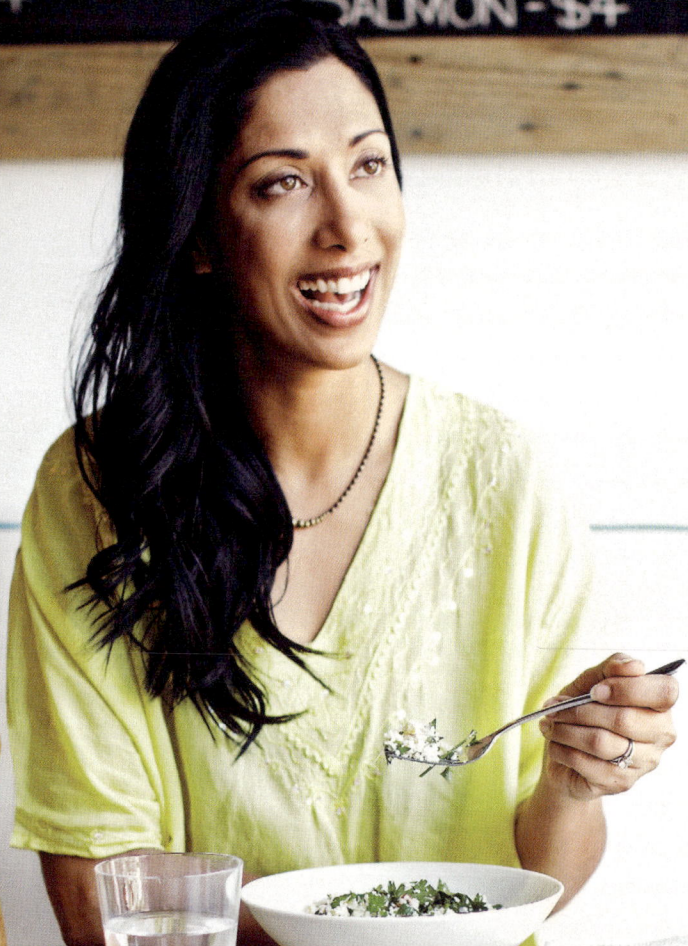

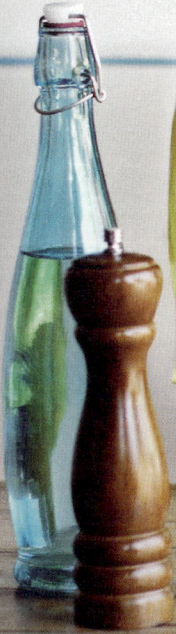

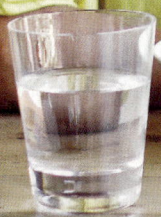

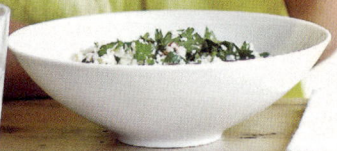

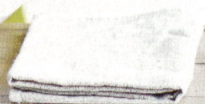

ALIMENTATION

« Nous ne pouvons blâmer les dieux pour
nos souffrances ; tous les maux et les
souffrances du corps sont le fruit
de nos extravagances. »

— Pythagore, 500 av. J.-C.

MANGEZ MOINS...

... pour vivre plus longtemps. Nos organismes n'ont pas besoin de toutes ces quantités de nourriture que nous sommes nombreux à ingurgiter dans le monde occidental. Les médias et le marketing en sont en grande partie responsables, générant un « besoin » de surconsommation. Nos ancêtres étaient autrement plus actifs que nous et pourtant ils mangeaient moins. Nous prenons non seulement un petit déjeuner, mais aussi un en-cas, un déjeuner, une collation, un dîner et un dessert. Rien d'étonnant, donc, que la lutte contre les bourrelets préoccupe tant de gens.

Très souvent, nous avons le sentiment d'avoir faim, conditionnés que nous sommes à surconsommer. La nourriture est disponible en abondance et bon marché. Nos ventres sont tendus. Accros à la nourriture, nous souffrons de fringales. Le corps est une machine complexe. Donnez-lui quelque chose régulièrement, en grandes quantités, et il pensera qu'il en a besoin. Les fringales sont un signal de détresse émis par l'organisme privé de sa « drogue ». Ignorez-les. Elles finiront par disparaître (promis!), et avec elles vos capitons. Réapprenez à votre cerveau à vous laisser manger ce dont vous avez besoin, ni plus, ni moins, ce qui passe par un changement des habitudes alimentaires.

Exercez votre conscience. Lorsque l'on cuisine ses repas, on sait exactement ce que l'on mange. Combien de fois avez-vous été surpris en préparant un gâteau des quantités de matière grasse et de sucre qu'il contenait? Toucher, sentir et manipuler les aliments avant de les consommer prépare l'organisme à la digestion et aide à ne pas manger excessivement. D'ailleurs, lorsque l'on saute un repas, on commet des excès au suivant.

La suralimentation et les fringales peuvent conduire à l'obésité, un stress inutile pour le foie et le système digestif.

Prenez 3 repas dans la journée, plus 1 ou 2 en-cas si vous êtes très actif – ou si vous avez vraiment faim. Acceptez la faim! C'est ainsi que le corps demande à manger, non par habitude mais en raison d'un réel besoin. Lorsqu'on a faim, les mécanismes de la digestion sont déjà enclenchés, les enzymes de la salive prêtes à commencer la digestion.

Mangez lentement. Le proverbe dit : « L'inquiétude et la précipitation sont les ennemies d'une bonne digestion. » C'est encore plus vrai aujourd'hui, dans ce monde de la vitesse et de l'instantanéité. La digestion commence dans la bouche, où la mastication réduit les aliments pendant que l'amylase, une enzyme digestive, commence son action. Manger trop vite peut provoquer reflux, gaz et ballonnements – car on avale de l'air – et aussi une pathologie appelée « syndrome de l'intestin perméable » : des particules d'aliments non digérés traversent les parois intestinales, de plus en plus perméables, suscitant une réaction du système immunitaire qui devrait se consacrer à d'autres tâches, comme la lutte contre les bactéries et les toxines. De nombreux spécialistes de médecine naturelle pensent qu'une perméabilité intestinale accrue serait à l'origine de quantité de maux, de la prolifération bactérienne aux allergies alimentaires.

Mâcher soigneusement satisfait les papilles gustatives et permet au cerveau de comprendre que le corps est repu, ce qui évite la suralimentation. Et qu'importe si vous êtes le dernier à terminer votre assiette!

APPRÉCIEZ LES ALIMENTS COMPLETS

Méfiez-vous des produits aux multiples ingrédients qui ont été transformés. L'organisme mettra un temps fou à en extraire les nutriments – si tant est qu'il y en ait. Jouez plutôt la carte de la simplicité.
Dans du poisson, il n'y a que poisson, dans du brocoli du brocoli, dans la banane de la banane, bref, vous voyez où je veux en venir. En outre, les plats industriels sont souvent riches en toxines, nocives en quantités importantes. Lorsque la consommation de toxines est réduite, le foie a davantage de temps à consacrer aux processus biochimiques telle que la digestion des graisses. L'organisme fonctionne ainsi à sa capacité optimale.

Parlons aussi des organismes génétiquement modifiés (OGM), créés pour nourrir une population mondiale croissante. Or, les gènes introduits dans les OGM attaquent ce que j'appelle l' « intelligence de l'organisme » et notre environnement intérieur. Aujourd'hui, plus de 70 % des aliments industriels contiennent des ingrédients génétiquement modifiés.

Le corps a besoin de produits complets, non transformés. Quand vous avez le temps, cuisinez. Hachez des tomates, pelez et faites cuire des betteraves, préparez vous-même vos sushis. Si vous manquez de temps, offrez-vous une mijoteuse électrique ou achetez des plats à emporter sains. Oubliez les condiments ultra-sucrés et (re)découvrez les herbes aromatiques et les épices. Certes, tous les aliments conditionnés n'ont pas subi d'importantes transformations, mais lisez bien les étiquettes et oubliez les produits aux multiples ingrédients, ils ont été transformés. Oui, cela comprend aussi tous ces en-cas naturels prétendument « sains ». Si la liste des ingrédients comporte plus de chiffres et de termes imprononçables qu'un manuel de chimie, ne les mangez pas!

Si possible, achetez des aliments bio ou « propres » pour limiter les résidus chimiques pénétrant dans votre organisme (et dans la terre). Les produits bio certifiés sont exempts d'engrais synthétiques résiduels, d'herbicides et de pesticides, et leur goût est tellement meilleur. En outre, vous mangerez moins, car ces aliments denses, riches en nutriments, sont très énergétiques et rassasient.

Vous avez du mal à trouver des produits bio près de chez vous, ou ils sont trop chers ? Faites vos courses chez les producteurs locaux, nombreux à proposer des produits exempts de résidus chimiques. En outre, c'est agréable de savoir que ces achats profitent aux agriculteurs.

Manger des fruits et légumes bio ou « propres » permet de vivre au rythme des saisons. Il est important de consommer des aliments adaptés à l'organisme selon l'époque de l'année. Se nourrir de fruits plus sucrés, riches en calories en été, est logique, lorsqu'on passe plus de temps en plein air, à dépenser de l'énergie. L'hiver est la période des légumes racines, chaleureux et réconfortants.

Les produis laitiers et d'origine animale ont souvent mauvaise réputation. Pourtant, il ne s'agit pas de « mauvais » produits – d'ailleurs, aucun aliment complet, non transformé, n'est mauvais. Consommez des produits laitiers et d'origine animale non transformés, avec modération, car ils produisent de l'acidité. Préférez la viande provenant de bêtes élevées de manière naturelle (les animaux sauvages, élevés en liberté ou « bio » sont meilleurs) : poisson, fruits de mer, volaille, bœuf, agneau, gibier et abats (les organes sont particulièrement riches en sels minéraux).
Mangez des œufs, du lait entier (pas écrémé), de la crème fraîche et du beurre provenant de vaches de pâturages. Je suis fan de laitages fermentés, comme les yaourts et le kéfir, à l'effet bénéfique sur la flore intestinale (prébiotiques et probiotiques).

Le maître mot ? Plaisir. Les régimes imposant des règles restrictives, la maîtrise des portions et le décompte des calories sont dans l'erreur. La nourriture doit être source de plaisir. Quiconque consomme des aliments complets, riches en nutriments et non transformés n'a pas besoin de se soucier des quantités de lipides ou de glucides. Oubliez les indices glycémiques, les régimes hyperprotéinés ou sans gluten. Et évitez de cataloguer les aliments de « bons » ou « mauvais ». Fiez-vous à votre « intelligence corporelle intrinsèque » : le corps sait ce qu'il veut et ce dont il a besoin. Lorsqu'on mange trop ou qu'on abuse d'aliments qui ne nous conviennent pas, l'organisme ressent des symptômes de mal-être. Oubliez la culpabilité et faites-vous plaisir – en prenant le temps d'écouter votre corps.

A COMME ALCALIN

L'alcalinité n'est pas qu'un mot qui fait le buzz sur les blogs santé. Sans doute avez-vous entendu parler de cette notion en cours de sciences à l'école. Je pense qu'un bon équilibre acido-basique dans l'organisme est essentiel à la santé et à la vitalité à long terme. La mesure s'effectue en pH, sur une échelle allant de 0 à 14. Ce qui est inférieur à 7 (neutre) est acide, ce qui est au-dessus est alcalin, ou basique. Le sang d'un individu en bonne santé a un pH de 7,4, ce qui est légèrement alcalin. L'organisme possède des mécanismes assurant l'équilibre acido-basique, l'alcalinité étant nécessaire à la survie. Lorsque le pH du sang diminue (devenant plus acide), les poumons, les reins et des systèmes tampons le corrigent pour qu'il retrouve un pH de 7,4. Le corps humain est sidérant.

Bien, me direz-vous, quel est le rapport avec l'alimentation ? Je classe les aliments en acides et alcalins, en fonction de leur impact sur l'organisme après la digestion. Attention : ce n'est pas parce qu'un aliment a un *goût* acide qu'il produit de l'acidité.

Ainsi, le citron a une saveur acide, mais un effet alcalinisant sur le corps une fois digéré (résidu alcalin).

Riches en fruits et en légumes, les régimes de nos ancêtres étaient beaucoup plus alcalins que nos alimentations qui contiennent davantage de produits d'origine animale, de céréales et de sucre, qui produisent de l'acidité.

Malheureusement, beaucoup de gens souffrent aujourd'hui de problèmes associés à une trop forte acidité dans l'organisme, qui peut conduire à divers problèmes : prise de poids, accumulation de toxines, fatigue extrême, stress, baisse de l'immunité, douleurs chroniques et inflammations. Pour les spécialistes de médecine naturelle, l'acidité serait même le précurseur des pathologies se terminant en « ite » (autrement dit, des inflammations).

Je pense que l'acidité excessive est due au mode de vie et à l'alimentation, et est exacerbée par divers éléments : aliments transformés à base de farine blanche et de sucres raffinés, excès de laitages, de viande rouge, de crustacés, d'alcool, de cigarettes, de caféine, de sodas, d'additifs alimentaires, de conservateurs et de médicaments. Elle peut aussi venir du stress et des pensées négatives, voire d'un manque d'étirements – nous reviendrons sur ce point plus tard.

Un environnement acide favorise la multiplication d'agents pathogènes comme le *Candida albicans* (levure). Or trop de *Candida* perturbent la digestion.

En outre, dans un environnement acide, nos corps deviennent dépendants de certaines substances. En consommant davantage d'aliments alcalinisants, nous faisons disparaître les fringales d'aliments mauvais pour la santé, de substances chimiques et d'autres produits.

Pour rééquilibrer le pH, évitez les aliments produisant de l'acidité au profit de ceux qui sont alcalinisants (voir *Tableau des aliments acidifiants et alcalinisants*, p. 196). Une fois votre corps alcalinisé, vous aurez de l'énergie à revendre, car tout dans l'organisme fonctionnera comme prévu. Vous vous sentirez mieux, vous réfléchirez plus clairement, vous aurez l'air en meilleure santé.

Choisissez des aliments alcalins riches en chlorophylle. Cette substance végétale, qui donne aux plantes leur couleur verte, favorise l'approvisionnement en oxygène des globules rouges, ce qui est vital. D'ailleurs, la structure de la chlorophylle est proche de celle de l'hémoglobine des globules rouges, à ceci près qu'au centre de l'hémoglobine, on trouve du fer, alors que le cœur de la chlorophylle est composé de magnésium – un oligo-élément important aussi pour l'être humain (des recherches suggèrent que les aliments riches en magnésium pourraient protéger du cancer du côlon).

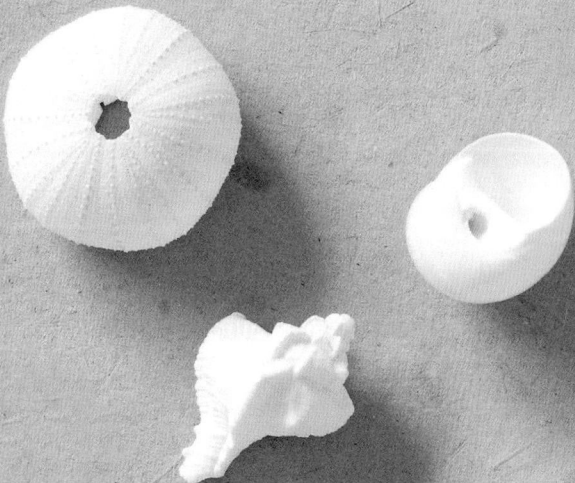

CRU, C'EST COOL !

Coupés de l'origine de nos aliments, nous aimons les cuire jusqu'à les rendre méconnaissables. Les naturopathes sont nombreux à penser que la consommation excessive de produits trop cuits contribue aux maladies chroniques, aux problèmes de poids et aux maladies dégénératives, voire au cancer. L'acrylamide, une substance chimique associée aux cancers, se forme lors de la cuisson des aliments à très haute température, notamment des glucides riches en amidon. On trouve des niveaux élevés d'acrylamide dans quantité d'aliments manufacturés ayant été cuits ou frits. Cette substance se forme aussi lorsque l'on fait griller ou rôtir certains produits. Évitez de manger de la viande cuite au barbecue : des études réalisées sur des animaux ont montré que les parties brûlées, qui contiennent des amines hétérocycliques, sont cancérigènes.

Consommez chaque jour 50 % de produits crus. Moins un aliment est travaillé, mieux c'est. Cuire ou réchauffer un produit accélère sa « mort », car les nutriments sont dégradés, à des degrés divers. J'aime bien envisager les produits crus comme des aliments « vivants ». Imaginez une pomme bien mûre cueillie sur l'arbre : elle est vivante, avec ses nutriments de qualité, de l'eau, des fibres et son activité cellulaire. Les fruits et les légumes bio viennent directement de la nature, sans aucune altération. Plus longs à croquer et nourrissants, les fruits et les légumes crus évitent les envies de gras et de sucre. Qu'est-ce qui est plus long à manger : une carotte crue ou un Big Mac ?

Savourez des aliments crus : jus, fruits, légumes, céréales et graines germées, aliments fermentés et salades. Vous aurez davantage de vitalité et d'énergie tout en stimulant votre métabolisme, ce qui permettra de brûler les graisses plus efficacement.

LE JUS VERT, UN ÉLIXIR DE VIE

Boire un Jus vert (voir recette p. 142) le matin, au moins 6 jours sur 7, est l'initiative la plus bénéfique qui soit : plus énergisant que le café, il dope en vitamines, sels minéraux et électrolytes.

Comme base, choisissez des légumes à feuilles vert sombre (chou frisé, pissenlit, blette, épinards, feuilles de betterave, roquette, cresson d'eau, chicorée ou pousses de moutarde). Complétez avec des légumes : betterave, carotte, chou ou céleri. Puis ajoutez germes de luzerne, coriandre, persil, menthe, kelp (une macroalgue brune), gingembre ou ail, pour leurs propriétés détoxifiantes. Associez-les à des fruits pauvres en fructose pour ajouter un peu de douceur, sans perturber la glycémie sanguine : pensez à la pomme (verte de préférence), au kiwi ou à la poire. Ajoutez un trait de citron jaune ou vert alcalinisant, un antioxydant puissant qui neutralisera aussi l'amertume des légumes verts. Et voilà, le tour est joué ! Pour finir, complétez avec de l'huile, des graines et un super-aliment pour une dose supplémentaire d'énergie – nous reviendrons là-dessus plus tard (voir p. 142).

Vous pouvez utiliser un blender pour conserver davantage de fibres, mais l'extracteur de jus donne une consistance plus agréable à boire. Pourquoi ne pas ajouter des fibres sous forme de graines ou de farine ?

Si vous ne pouvez vous passer de café, buvez-le toujours après votre Jus vert, jamais avant. Prendre un café l'estomac vide peut être néfaste à la glycémie sanguine et produire un stress pour les glandes surrénales.

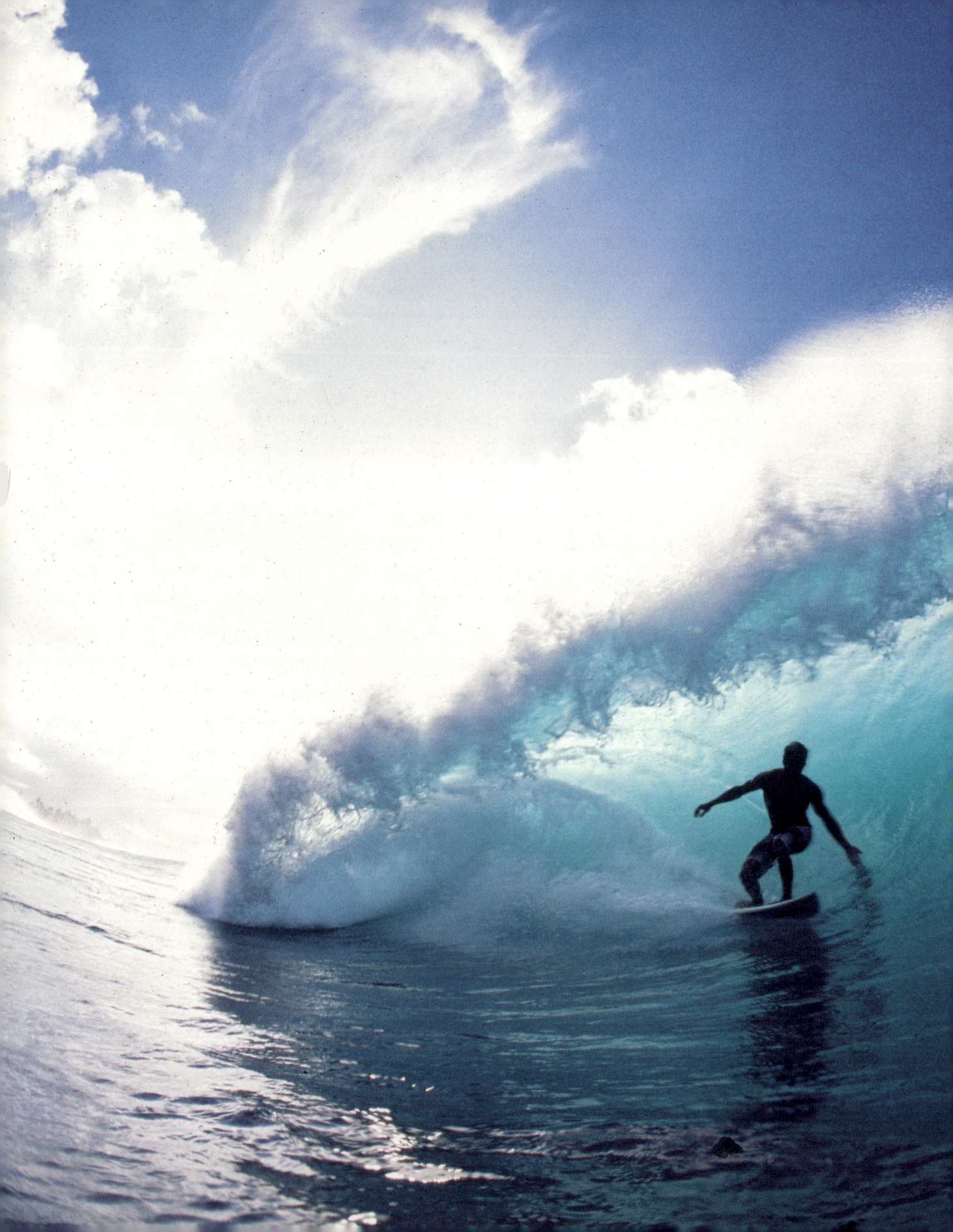

EAU

« Lorsque la santé fait défaut, la sagesse ne
peut se révéler, l'art ne peut se manifester,
la force ne peut être utilisée, la richesse
devient inutile, et la raison
est impuissante. »

— Hérophile, 300 av. J.-C.

L'EAU, OMNIPRÉSENTE

Le corps est composé à 75 % d'eau. Une simple variation de 5 % peut avoir un impact négatif sur la santé. L'équilibre acido-basique détermine l'aptitude du corps à s'hydrater : une étude publiée dans le *Journal of the International Society of Sports Nutrition* a montré que consommer une eau alcaline – de pH 10 – améliore le niveau d'hydratation chez le jeune adulte.

Toutes les cellules ont besoin d'eau pour rester en bonne santé. Après le sel, c'est l'un des principaux tampons de l'acidité diététique et métabolique. Lorsque la consommation d'eau est insuffisante, les reins ne peuvent filtrer les toxines. Dans ce cas, une partie des toxines est rejetée vers le foie. Or l'une des fonctions primordiales du foie est de transformer les graisses stockées en énergie utilisable par l'organisme. Si le foie doit faire une partie du travail des reins, il ne peut fonctionner à plein régime. Résultat : il métabolise moins de graisse, qui reste stockée.

L'eau est vitale pour permettre au sang de transporter l'oxygène vers les cellules, pour réguler la température corporelle et pour maintenir le tonus de la peau et des muscles. Elle est aussi essentielle au côlon, l'un des plus grands organes du corps qui extrait en permanence de l'eau des matières fécales pour la réutiliser dans l'organisme, ce qui explique qu'on puisse être constipé en cas de déshydratation. L'eau réduit aussi le gonflement des vaisseaux sanguins dans le cerveau en cas de « gueule de bois ». Boire de l'eau pure aide les cellules à donner de l'énergie à l'organisme. En outre, la plupart des nutriments se dissolvent dans l'eau, ce qui la rend essentielle à une bonne alimentation. Sans eau, il n'y a pas de vie.

L'eau, activateur du métabolisme

Boire suffisamment est sans doute l'habitude la plus importante à prendre pour quiconque souhaite perdre du poids. Des chercheurs ont découvert que l'eau peut stimuler le métabolisme de 30 %. Une autre étude a démontré que boire 1 verre d'eau un peu avant les repas améliore la perte de poids, en produisant de la satiété avant d'avoir eu le temps de dire « poulet rôti » ! (Veillez simplement à ne pas l'absorber juste avant le repas, les experts de médecine naturelle pensent qu'elle diluera les enzymes digestives).

Ne sous-estimez pas le pouvoir de l'eau, sans doute la seule potion magique conduisant à une perte de poids durable. Souvent, on croit avoir faim alors qu'on est déshydraté. Privé d'eau, l'organisme a aussi du mal à métaboliser les graisses stockées. Si vous étiez dans le désert, sans eau, votre corps ralentirait son métabolisme pour survivre, et stockerait la graisse au lieu de l'utiliser. Par conséquent, lorsque l'on boit moins, l'organisme stocke davantage de graisse, tandis que si on boit davantage, le corps brûle la graisse pour produire de l'énergie.

En cas de perte de poids, l'eau sert également à éliminer les déchets issus de la métabolisation de la graisse. Buvez donc 1 verre d'eau en cas de petit creux avant l'heure du repas : la faim disparaîtra.

Boire suffisamment est aussi un excellent moyen de prévenir la rétention d'eau (œdème), qui se produit lorsque le système lymphatique ne draine pas efficacement l'eau des tissus. Les gens souffrant d'œdème croient que boire davantage va empirer les choses, ce qui est faux. Apportez beaucoup d'eau à votre organisme et consultez un médecin – l'œdème peut être révélateur d'un dysfonctionnement. Mieux vaut attaquer le mal par la racine.

Vous n'êtes pas un chameau, alors buvez !

Je ne le répéterai jamais assez : boire beaucoup d'eau filtrée tous les jours est la meilleure chose qui soit pour nourrir le corps. Buvez plus que les 8 verres d'eau quotidiens recommandés, qui représentent 2 litres. Nous perdons en moyenne 2,5 litres d'eau par jour. C'est énorme. Il faut donc boire au moins 3 litres par jour pour une santé optimale. Si vous êtes en surpoids, si vous faites beaucoup d'exercice ou si vous passez beaucoup de temps dans des environnements chauffés ou climatisés, il vous en faut encore plus. Et en été, buvez davantage encore.

Si vous n'êtes pas un grand buveur, ne passez pas directement à 3 litres, mais augmentez progressivement votre consommation. Commencez avec 500 ml au lever, puis 500 ml en milieu de matinée, en milieu d'après-midi et après le dîner. Au bout de quelques jours, passez à 750 ml. Peu importe si vous allez aux toilettes plus souvent – cela passera. Le sphincter de la vessie est un muscle qui demande à être entraîné. L'envie d'uriner deviendra moins pressante. Important : buvez surtout en dehors des repas pour ne prendre que quelques gorgées en mangeant.

Mieux vaut boire de l'eau à température ambiante, car la température optimale du corps est de 37,5 °C. Toutefois, il semblerait que boire de l'eau froide permette de brûler davantage de calories, car l'organisme dépense de l'énergie pour réchauffer le liquide à la température du corps.
Je préfère l'eau à température ambiante, mais c'est une question de préférence personnelle. L'essentiel est de boire beaucoup d'eau.

Si possible, optez pour de l'eau de **source** ou de l'eau minérale qui contient des sels minéraux, du magnésium et du calcium. Désolée, mais l'eau du robinet n'est pas la meilleure option. Bien que traitée et filtrée, elle peut contenir des résidus de pesticides, des micro-organismes et des métaux lourds. Elle est aussi enrichie en fluor, dont les bienfaits sont discutables. Certains chercheurs considèrent que le fluor pourrait faire plus de mal que de bien.

Mieux encore : buvez de l'eau alcaline.
Je ne vous ennuierai pas avec un cours de chimie. Sachez simplement que cette eau a subi un processus d'ionisation : elle a été séparée en courants alcalins et acides, et on n'a conservé que l'eau alcaline, qui forme des « micro-clusters » traversant les parois des cellules plus rapidement.
Je suis ultra-fan de l'eau alcaline, qui permet une hydratation très rapide et un bon apport des nutriments vers les cellules, tout en neutralisant l'acidité de l'organisme. C'est aussi un antioxydant puissant.

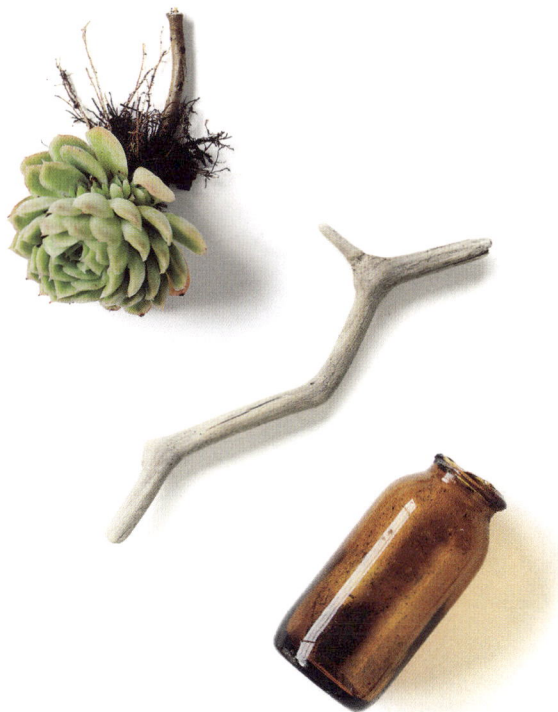

SEL DE MER : LE GOÛT SANS LA CULPABILITÉ

On nous répète que le sel est mauvais pour la santé. Or le sel de mer non raffiné – à ne pas confondre avec le sel de table – fait des merveilles. L'eau salée est utilisée dans le traitement de l'asthme et de la mucoviscidose, sous forme de solution saline. Elle peut faire cesser les toux sèches persistantes et débarrasser les poumons du mucus. Les gargarismes à l'eau salée sont efficaces en cas de maux de gorge. Quant aux bains dans de l'eau salée, ils soulagent de l'eczéma et du psoriasis. Les riverains de la mer Morte le pratiquent depuis des millénaires. Enfin, le sel est un antiseptique puissant.

Achetez du sel de mer issu de l'évaporation au soleil, et non séché en four. En effet, le séchage à température élevée peut le priver d'oligo-éléments comme le calcium, le magnésium et le potassium. Attention : même certains « sels de mer naturels » sont séchés au four. Renseignez-vous !

Beaucoup de sels de table contiennent des antiagglomérants artificiels. Ce « mauvais » sel est utilisé pour la préparation de quantité de plats cuisinés et de mets à emporter. En consommant trop de plats préparés, on dépasse vite les 4 g de sel (soit 1600 ml de sodium) recommandés par jour.

Cuisinez vous-même et ajoutez 1 pincée de sel de mer non raffiné ou de sel gemme pour faire ressortir les saveurs.

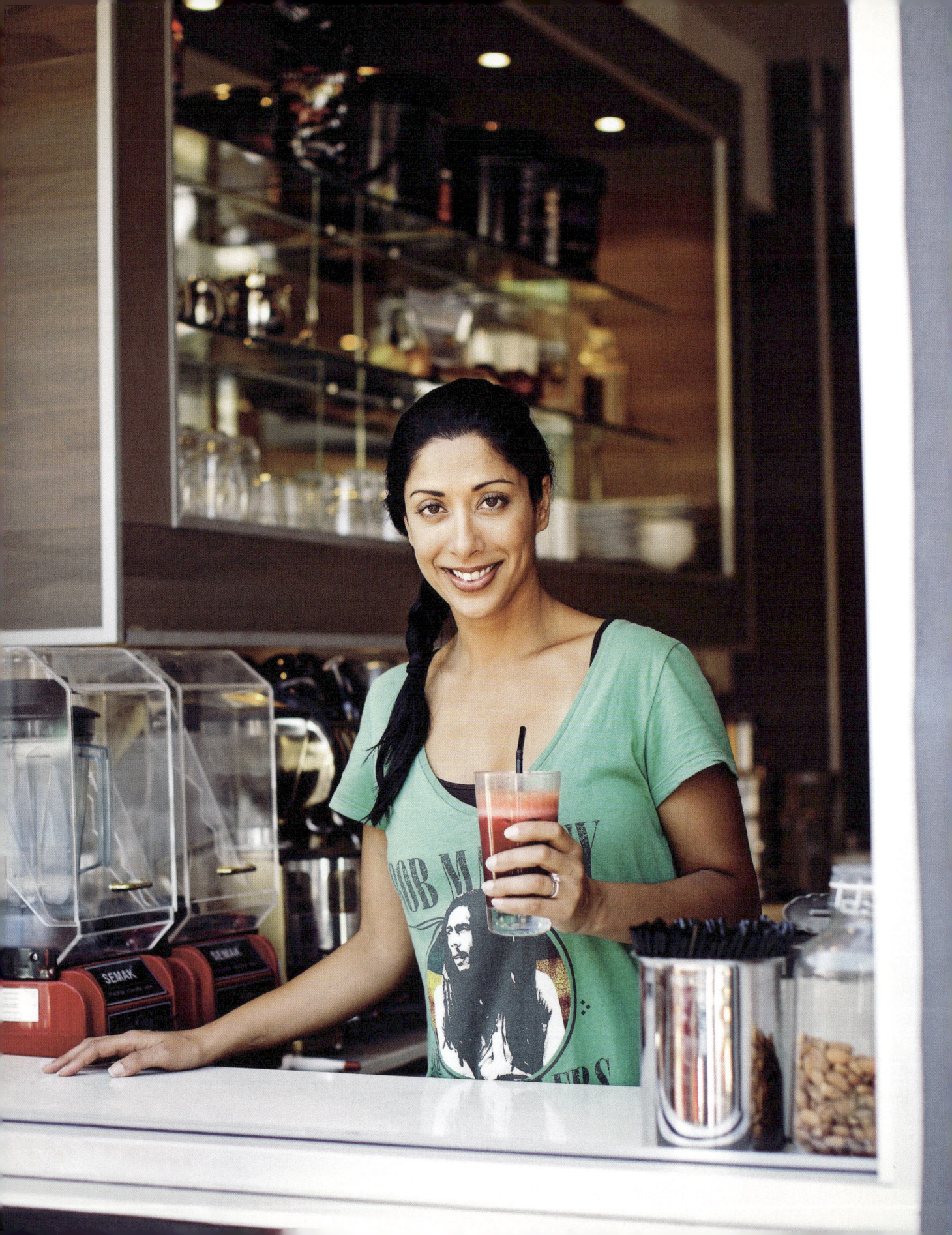

DÉTOXIFICATION

« Le chemin qui mène à la santé commence par
une prise de conscience et un engagement,
celui de purifier et de détoxifier
l'organisme, et de rétablir l'équilibre,
la paix et l'harmonie. »

— Dr Bernard Jensen

La détoxification est l'arme anti-âge ultime. Aux yeux des naturopathes, elle est essentielle à la santé du corps, de l'esprit et du mental. C'est aussi la clé d'un teint éclatant de jeunesse, d'une énergie sans bornes. Depuis la nuit des temps, les hommes jeûnent et nettoient leurs systèmes digestifs. Quantité de religions comptent des périodes de purification : Yom Kippour dans le judaïsme, le ramadan pour l'islam. Jésus quant à lui a jeûné 40 jours et 40 nuits, inspirant le carême.

Vous vous dites : « Le corps se détoxifie tous les jours quand nous allons aux toilettes, non ? » Oui, le corps possède des canaux d'élimination spécifiques, à savoir la vessie, les intestins, le foie, les reins, les poumons et la peau. Cependant, ces organes peuvent être surchargés : alimentation trop acide, stress, aliments de mauvaise qualité, environnement riche en produits chimiques, et même pensée négative. Malheureusement, l'organisme peut accumuler beaucoup plus de toxines qu'il ne peut en éliminer.

Détoxifier, c'est aider l'organisme à éliminer les toxines accumulées dans différents types de cellules. Une fois débarrassé des « déchets », le corps peut fonctionner plus efficacement. En outre, une détox régulière l'aide à affronter les excès : repas gastronomique, bons vins ou sucreries en abondance.

Mon expérience clinique m'a enseigné que l'organisme envoie des signaux de détresse bien avant que la maladie ne s'installe. Maux de tête ou de dos, léthargie, constipation, fatigue, mauvaise haleine, odeur corporelle, irritabilité, dépression, insomnie, confusion, problèmes de peau, problèmes de poids, cellulite, gaz, ballonnements, diarrhée, sciatique, allergies… Nombre de ces symptômes « quotidiens » sont dus à l'accumulation de toxines. Par leur biais, le corps nous dit qu'une détox s'impose.

DÉTOX ANTI-GRAISSE

Les spécialistes de médecine naturelle pensent que lorsque l'organisme ne peut éliminer toutes les toxines, il les stocke dans les cellules adipeuses. Du coup, le corps hésite à éliminer les cellules qui entourent les toxines, de peur de les voir libérées dans l'organisme. La détox envoie au corps le signal qu'il peut lâcher prise.

La détox, c'est comme la révision annuelle d'une voiture : elle permet au corps de fonctionner à plein régime et de se guérir lui-même, afin d'être au top. Si vous souhaitez perdre du poids, la détox permet de surcroît de perdre quelques kilos. En bonus !

UNE BASE SOLIDE

Vous commencerez avec un programme de 14 jours destiné à mettre en route les mécanismes naturels de détox. Il améliorera votre digestion, votre apparence, vos niveaux d'énergie et votre humeur.

Promis, vous n'allez pas mourir de faim, ni vous nourrir exclusivement de pamplemousses et de germes de blé ! Vous allez simplement réduire votre exposition aux toxines et éliminer celles présentes dans l'organisme, grâce à un programme sain et holistique accompagné de compléments nourrissants et de thérapies. Prêt à découvrir les bienfaits de la détox ?

DÉTOX DU FOIE

Le foie est l'un des organes les plus importants du corps humain – et aussi le plus gros, pesant quelque 1,5 kg. Il filtre les toxines dans le sang, transforme les glucides en glucose pour donner de l'énergie, décompose les protéines en acides aminés et sécrète de la bile, qui dégrade les graisses dans l'intestin grêle. Il fait aussi des heures sup' lorsque nous prenons des médicaments, qu'il dégrade sous une forme utilisable avant d'éliminer les déchets toxiques. Le foie est souvent surmené et non récompensé.

Pour l'aider, limitez la consommation de graisses saturées, d'alcool, d'aliments sucrés, de caféine, de boissons pétillantes et de médicaments disponibles sans ordonnance, et mangez des produits riches en antioxydants : fruits, légumes à feuilles vert foncé, herbes aromatiques, épices, fibres, choux de Bruxelles et brocoli, riche en sulforaphane, une substance anticancer et antimicrobienne. Les acides aminés bénéfiques pour le foie sont l'arginine, la taurine, la méthionine, la glutamine et le glutathion. Certaines plantes (chardon-Marie, curcuma, artichaut, schisandra, oseille crépue et racine de pissenlit) font de véritables miracles. Consommer suffisamment d'eau de qualité, de fibres solubles et non solubles ainsi que de bonnes huiles est essentiel à la santé du foie.

DÉTOX DES REINS

Les reins excrètent 1 à 2 litres d'eau par jour *via* le système urinaire. Ils équilibrent les sels et les acides dans le corps, tout en synthétisant des hormones, notamment celles régulant la pression sanguine. Selon l'association Kidney Health Australia, 1 adulte sur 3 est à risque pour une maladie des reins ; or on peut perdre 90 % de ses fonctions rénales avant l'apparition des premiers symptômes. Si vous buvez moins d'1 litre d'eau par jour, de l'oxalate de calcium peut s'accumuler dans vos reins, risquant à terme de provoquer des calculs rénaux douloureux.

Les reins filtrent également le sang. Un programme de détox trop rapide et intense peut les fatiguer. Aidez vos reins en buvant de l'eau pure, mais aussi des infusions purifiantes : feuilles d'ortie, racine de guimauve, baies de genièvre, persil, trèfle rouge, solidago et gaillet gratteron (connue aussi sous le nom de gratte-langue) – en magasins bio. Pour prévenir l'apparition de calculs, dopez vos apports en potassium avec un bouillon de légumes (céleri, soie (ou barbe) de maïs, orge ou buchu – en magasins bio).

Autres aliments riches en potassium : canneberge, cerise, pastèque, graines de potiron, myrtille, banane et asperge. Le magnésium et les vitamines B, notamment la B2 et la B6, sont excellents pour les reins.

DÉTOX DES POUMONS

Tous les jours, nos poumons traitent environ 10 000 litres d'air, enrichissant le sang en oxygène et évacuant le dioxyde de carbone. Après la peau, les poumons sont la deuxième ligne de défense contre les toxines, filtrant les polluants provenant des voitures, des usines, des produits d'entretien, de la fumée de cigarette, de la saleté, de la poussière et des moisissures.

Lorsque les poumons ne fonctionnent pas bien – en cas de tabagisme ou de pneumonie –, le système respiratoire a plus de mal à se procurer l'oxygène nécessaire, et les toxines pénétrant dans le flux sanguin sont plus nombreuses.

La santé pulmonaire est également altérée par le stress, l'anxiété et une respiration rapide peu profonde. Lorsqu'on est tendu, on oublie facilement de respirer correctement. Or une respiration rapide, « avec la poitrine », fait monter la pression sanguine (hypertension), ce qui peut provoquer crises cardiaques, défaillances rénales et attaques. S'entraîner à respirer profondément permet de déstresser le corps et l'esprit, de se protéger des maladies et d'éliminer les toxines. Et en plus, ça ne coûte rien !

Les yogis parlent de *prâna* pour le souffle, ce qui signifie « force vitale ». Ils disent que « la qualité du souffle est la qualité de l'esprit ». Vous avez déjà vu un yogi stressé ? Le yoga est l'un des meilleurs moyens d'apprendre la respiration profonde. Si cette pratique ne vous parle pas, contentez-vous de faire 10 à 20 minutes de respiration diaphragmatique par jour. Ou pourquoi ne pas suivre un cours de méditation ?

Une bonne respiration est indispensable. Maîtrisez cet art : non seulement vous serez rayonnant, mais vous vous sentirez divinement bien.

Quelques aliments bons pour les poumons : oignon, ail, abricot, amande, potiron, thym, clous de girofle et persil.
Parmi les herbes aromatiques : racine de réglisse, racine de guimauve, molène thapsus, échinacée et thym.

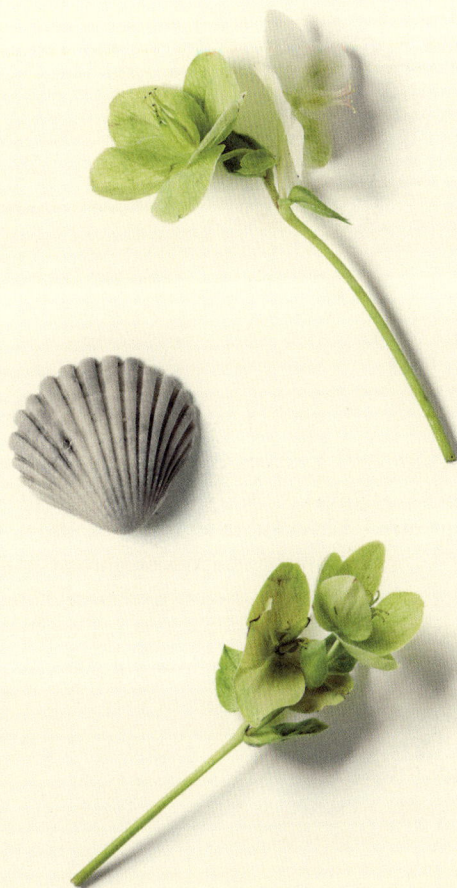

DÉTOX DU CÔLON

Le côlon, l'un des principaux outils d'élimination de l'organisme, a besoin de fibres et d'eau. Les spécialistes de médecine naturelle considèrent que lorsque le côlon est « impur », la nourriture, même de qualité, se dépose sur des aliments non digérés ; elle fermente. C'est pourquoi il faut commencer par détoxifier le côlon.

Le saviez-vous ? La majeure partie du système immunitaire se trouve dans l'appareil digestif. Avec un pH compris entre 1 et 3, l'acide gastrique tue les bactéries des aliments, tandis que le mucus qui tapisse l'appareil digestif forme une barrière protectrice. La flore intestinale assure le bon fonctionnement des intestins, et le tissu lymphoïde associé aux muqueuses abrite des lymphocytes T et B (globules blancs), qui attaquent les envahisseurs extérieurs. La paroi intestinale joue donc un rôle essentiel dans le système immunitaire qui protège des bactéries, des microbes, des virus, des toxines et des parasites.

L'appareil digestif serait même un « second cerveau ». Quantité d'études ont démontré un lien entre le mental, l'intestin, les émotions et le système immunitaire. L'état du système digestif et le tonus général sont étroitement liés. En outre, 95 % de la sérotonine – l'hormone du bonheur – se trouve dans l'intestin (ne dit-on pas « avec ses tripes » ?).

Les aliments acides et une mauvaise hygiène de vie ont un effet néfaste sur la flore intestinale (qui contient des bactéries utiles), ce qui permet aux parasites et au *Candida albicans* de proliférer, favorisant un environnement acide. L'immunité est réduite et naissent alors certains maux : constipation, syndrome de l'intestin irritable, ballonnements, voire cancer.

La flore intestinale se compose de milliards de bactéries : elles décomposent les fibres non digérées, combattent les bactéries et les virus néfastes et produisent de la vitamine K et B dans le côlon. Par ailleurs, une flore intestinale saine réduit le risque d'obésité. Il faut donc la protéger et la nourrir, surtout si vous prenez des antibiotiques qui la détruisent.

Les probiotiques sont des micro-organismes vivants présents dans certains yaourts et produits fermentés, comme le kéfir. Ils contribuent à repeupler la flore intestinale. Les prébiotiques, eux, sont un substrat pour les probiotiques et la flore intestinale : ils correspondent notamment aux fibres non digestibles comme celles présentes dans l'avoine, la banane, l'oignon, le poireau, l'ail et la chicorée.

DÉTOX DE LA PEAU

La peau, de loin notre plus grand organe, est trop souvent négligée. Bien souvent, nous y appliquons des produits de beauté choisis au hasard, nous la plongeons dans du produit de vaisselle, nous y injectons des produits cosmétiques et nous l'exposons au soleil. Or cet organe complexe nous protège des microbes. Il convient donc de faire attention à ce qu'on applique dessus et d'en prendre soin.

Une solution détox toute simple consiste à brosser sa peau à sec avec une brosse en fibres végétales, avant la douche (voir p. 195) : vous stimulerez le système lymphatique, améliorerez la circulation et exfolierez les peaux mortes. Ensuite, prenez une douche chaude ou un bain au sel d'Epsom (sulfate de magnésium, en pharmacie). Je recommande aussi l'utilisation de bentonite (une argile) et d'huiles détoxifiantes (p. 195).

Le massage est une source de plaisir, qui a aussi des vertus thérapeutiques : il améliore la circulation sanguine et le flux lymphatique, il détend les muscles et il déstresse le corps, ce qui favorise la détox. Mieux encore : faites-vous un enveloppement détox ou un gommage au sel, qui accélère l'élimination des toxines. Vous vous sentirez au top de votre forme !

Nourrissez la peau de l'intérieur, avec des aliments riches en antioxydants : bétacarotène, zinc et vitamines A, C et E. Consommez des acides gras mono-insaturés bons pour la santé, comme les huiles d'avocat, d'olive et de germe de blé, et des aliments riches en silice (qui réduit l'apparition des rides en stimulant la production de collagène) : légumes verts à feuilles, concombre, millet, avoine, oignon, céréales et riz complets, luzerne, orge et betterave.

Oubliez les lotions coûteuses et buvez du thé vert ou des infusions de cynorrhodon. Transpirez beaucoup pour purifier les cellules de la peau. Allez vous baigner dans la mer dès que possible : c'est excellent pour recharger et revitaliser la peau. La mer tonifie la peau, nourrit les organes et améliore la circulation sanguine. À défaut de baignades, prenez des bains d'eau salée (j'adore le sel d'Epsom, le sel de mer et le cristal de sel de l'Himalaya).

DÉTOX DE L'ESPRIT

La détox du corps a de multiples bienfaits. Cependant, détoxifier signifie aussi lever le pied, se détendre et retrouver le sens de soi. Octroyez-vous le temps de la réflexion et de la contemplation, en faisant le bilan de ce que vous avez envie d'être et des choses sur lesquelles il faut lâcher prise. Il est normal de ressentir colère, tristesse, émotivité ou irritabilité les premiers jours d'une détox. Lorsqu'on purifie le corps, on détoxifie aussi l'esprit et le mental. Pour paraphraser Sally Kempton, l'auteur de *Meditation for the Love of It*, envisagez les émotions comme des nuages qui passent dans le ciel ; regardez-les, sans essayer de les attraper pour les retenir. Les pensées négatives ou angoissantes ne servent à rien, laissez-les s'échapper et faites de la place à la transformation et au développement.

Éliminer le stress et les pensées négatives n'est pas seulement alcalinisant, cela stimule aussi le système immunitaire. Les scientifiques parlent de « psycho-neuro-immunologie » : l'étude de l'interaction entre les processus psychologiques et les systèmes nerveux et immunitaire du corps humain. Le stress a été associé à quantité de phénomènes, de la chute des cheveux au syndrome de l'intestin irritable en passant par les cancers.

Les liens entre le corps et l'esprit sont plus étroits qu'on ne le pense.

LES BIENFAITS DE LA DÉTOX

Mes clients constatent que la détox permet de retrouver naturellement son poids de forme et de conserver un bon poids sans être constamment au régime. Ils parlent aussi d'un accroissement considérable de la vitalité et du bien-être, et d'un appétit moindre. La détox améliore l'aptitude du corps à choisir les bons aliments. Il est possible que vos allergies et vos intolérances alimentaires disparaissent, et que vous ayez moins de congestions, d'inflammations et de fermentation. Vous serez armé contre les maladies chroniques, avec un système immunitaire plus fort. Peut-être vos fringales vont-elles disparaître. Vous serez également plus positif.

Lorsque les toxines seront contraintes de sortir de leur cachette avant d'être éliminées, il se peut que vous ressentiez maux de tête, nausées ou symptômes grippaux. Des soins, comme l'hydrothérapie du côlon (voir *Hydrothérapie du côlon*, p. 22), les gommages et les massages soulagent, tout comme l'exercice en douceur et les étirements. Notez vos pensées noir sur blanc, et dormez beaucoup.

Mon expérience clinique m'a montré qu'une fois les toxines excrétées, on se sent plus léger, plus lucide, plus vivant. La vitalité remplace la pesanteur. Vous aurez l'œil vif et pétillant, la peau nette et radieuse, et de l'énergie à revendre.

LES EXCEPTIONS

Mesdames, si vous êtes enceinte ou si vous allaitez, oubliez la détox. Votre corps a d'autres priorités.

Pour toutes les autres personnes, si vous avez envie de faire une détox mais que vous suivez un traitement médical ou si vous avez une maladie grave nécessitant un suivi, faites-vous suivre par un naturopathe ou un médecin.

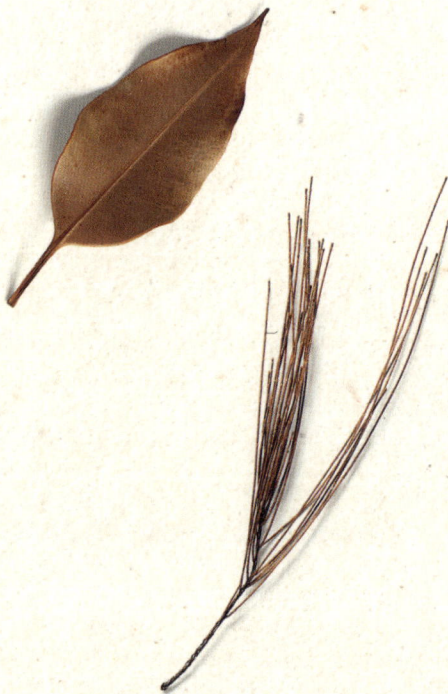

HYDROTHÉRAPIE DU CÔLON

Les partisans de l'hydrothérapie du côlon, ou irrigation du côlon, considèrent qu'elle élimine les toxines, ce qui permet d'améliorer la santé, la beauté et la légèreté. L'hydrothérapie du côlon existe sous des formes variées depuis des siècles ; vers 440 av. J.-C., l'historien grec Hérodote parlait déjà de lavements.

Cette méthode implique une hydratation du côlon pendant 45 minutes. On fait circuler environ 15 litres d'eau tiède purifiée dans le côlon, pendant que le thérapeute utilise des techniques de massage et de pression pour détacher les matières fécales compactes et permettre leur élimination.

Avertissement : cette méthode connaît un regain de popularité et on a vu apparaître des variantes bon marché et peu fiables, qui se disent authentiques. C'est le cas du « système ouvert » et des Colema Boards, deux types de lavement à pratiquer soi-même. La seule partie du côlon qu'on peut nettoyer est le côlon descendant (soit 1/3 du côlon) et il est beaucoup plus sûr d'opter pour le système fermé, entièrement mis en œuvre par un thérapeute expérimenté.

Pour en savoir davantage sur l'hydrothérapie du côlon et ses bienfaits, consultez mon site Internet : ww.thelastresort.com.au

ALEX DIMITRIADES, COMÉDIEN

J'ai toujours eu une bonne hygiène de vie, que je dois aux préceptes de ma mère. Elle a transmis à toute la famille des valeurs fortes concernant une bonne alimentation. Sa devise: « Rien ne vaut des produits frais. » Quoi qu'il arrive dans la vie, une alimentation riche en nutriments est capitale au bien-être et à la santé, au moins autant (sinon plus) que d'autres paramètres.

Ma routine quotidienne? Elle change en permanence. Dans l'idéal, ça serait d'aller nager dans l'océan au réveil, puis de prendre un petit déjeuner à base de fruits frais. En général, je mange beaucoup de produits frais, accommodés avec un certain savoir-faire je dois dire! Ça aide d'avoir grandi dans une famille qui compte de bons cuisiniers. Personne ne m'a vraiment appris à cuisiner, mais par un mystérieux processus d'osmose, je maîtrise suffisamment cet art pour ne pas être tributaire de plats cuisinés. Les aliments bourrés de conservateurs et pauvres en vitamines et en sels minéraux ne méritent pas leur place sur une table. J'essaie de les éviter le plus possible, surtout les sucres raffinés! Boire beaucoup d'eau est aussi très important.

Ces derniers temps, je n'ai pas été très assidu sur le plan de l'exercice physique, sans doute pour avoir trop fréquenté les salles de gym dans mon adolescence. Mais j'ai des phases sportives. Je fais très attention à ne pas me blesser. Les exercices à faible impact me conviennent bien : natation, course sur le sable, un peu de poids. Le calme intérieur qu'apportent certains mouvements lents, comme le yoga et le tai-chi, m'intéresse, mais je manque de pratique.

Pour me détendre, j'adore passer l'après-midi à la plage, puis regarder le soleil se coucher. Ensuite, un dîner exquis avec des fruits de mer frais grillés au feu de bois et un peu de bon vin. Évidemment, tout cela n'a de saveur qu'en agréable compagnie.

La santé est une banque dont le corps est le compte: il est aussi en forme et resplendissant que ce qu'on y dépose et investit.

Mais la santé n'est pas qu'une question d'alimentation. La stimulation intellectuelle et émotionnelle est tout aussi importante. Et n'oublions pas de nous amuser: le rire est le meilleur médicament qui soit!

Pour rester en bonne santé, mon principal conseil serait de lutter contre le stress. Aussi incroyable que cela puisse paraître, c'est déterminant pour la santé et la longévité, à mon avis. Les prédispositions génétiques interviennent, bien sûr, mais le stress joue, me semble-t-il, un rôle important.

Les secrets du mode de vie à l'australienne? Avoir une attitude détendue et profiter des fruits de la terre, comme la Nature l'a voulu. L'harmonie avec la Terre est une chose qui nous parle dans ce vaste et beau pays, où nous cultivons un art de vivre qui me semble enviable.

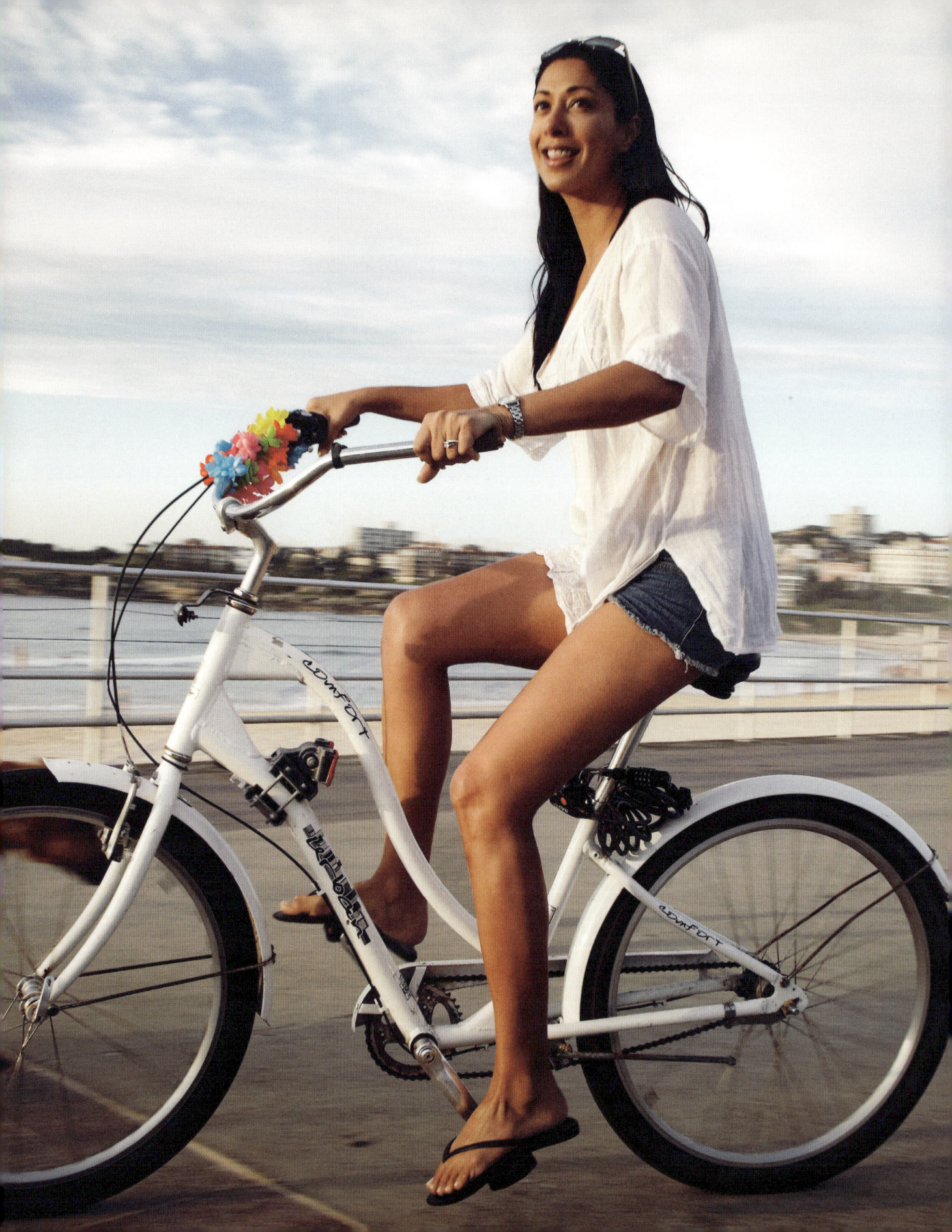

MOUVEMENT

« Sans douleur, pas de palmes. Sans épines,
pas de trône. Sans bile, pas de gloire. Sans
croix, pas de couronne. »

— William Penn, 1682

Bougez ! L'être humain est fait pour bouger, et non pour passer ses journées devant un bureau. Le mouvement élimine les tensions, améliore la circulation, stimule le métabolisme, libère des endorphines, développe la libido, prévient l'apparition de maladies… Plus vous bougerez, plus votre vie sera épanouissante. Nous savons tous combien l'exercice est vital, mais nous trouvons mille et une bonnes excuses pour ne pas en faire. Cela devrait être une habitude, comme utiliser du fil dentaire ou aller sur Facebook. Impossible de prendre des raccourcis ou de le sous-traiter. Cependant, l'exercice régulier n'est pas forcément une corvée.

Inutile de courir pendant des heures sur un tapis roulant comme un hamster dans sa roue, ou de payer un coach aux allures de sergent. L'activité physique peut prendre les formes les plus variées – d'ailleurs, plus elle est diversifiée, mieux c'est. Contentez-vous de bouger. Certains jours, on piaffe d'impatience à l'idée de mettre ses baskets. Et d'autres, on préférerait encore aller dégivrer le congélateur plutôt que de courir. Mais même les jours difficiles, essayez. Bougez. Tout est dans la régularité.

Lorsque vous utilisez vos muscles autrement qu'en soulevant des sacs de courses, ils gagnent en force et en volume, ils se fatiguent moins facilement et ils travaillent plus efficacement. Utilisés insuffisamment, ils risquent de fondre et tout devient difficile. Lorsqu'on fait de l'exercice, le cœur – le muscle le plus important du corps humain – travaille davantage pour faire circuler le sang, et répondre au besoin accru en oxygène. Le système cardiovasculaire devient plus efficace et fait mieux circuler l'oxygène, même au repos. Tout devient plus simple : monter les escaliers, courir après ses enfants et aussi porter les sacs de courses !

SANTÉ CARDIAQUE

Lorsqu'on fait de l'exercice, le cœur travaille plus efficacement pour faire circuler le sang, car les cellules ont besoin de plus d'oxygène. Le système cardiovasculaire devient alors plus tonique, même au repos, ce qui génère une sensation naturelle de bien-être, l'oxygène ayant un effet alcalinisant sur le sang.

LE SYSTÈME LYMPHATIQUE

Ce réseau de minuscules vaisseaux joue un rôle important dans le système immunitaire. Il débarrasse les tissus de l'excès de lymphe (un liquide), conduit celle-ci jusqu'aux ganglions lymphatiques où les globules blancs attaquent les bactéries, les microbes et les cellules cancéreuses, puis renvoie la lymphe filtrée dans le flux sanguin. Lorsque ce système ne fonctionne pas correctement, quantité de pathologies peuvent apparaître : œdème, mononucléose infectieuse, voire maladie de Hodgkin.

Contrairement au flux sanguin, le système lymphatique ne possède pas de pompe intégrée, mais repose exclusivement sur les contractions musculaires pour faire circuler la lymphe dans une direction (vers le cœur). En l'absence d'exercice physique, le système cale. L'activité, les massages et les brossages sur peau sèche favorisent la circulation de la lymphe.

LE CERVEAU

L'exercice est aussi essentiel à un fonctionnement cognitif optimal. Lorsque nous faisons du sport, le sang transporte davantage d'oxygène, bénéfique pour le cerveau. Une étude réalisée sur 1,2 million d'hommes suédois a révélé que chez les jumeaux, celui qui était en bonne santé avait un QI plus élevé que celui qui l'était moins. L'activité physique incite le cerveau à produire de nouveaux neurones et à réparer ceux qui ont été endommagés. Elle réduit aussi le risque de démence, car elle ralentit la baisse de volume du cortex frontal liée à l'âge, important pour la mémoire.

L'activité favorise la production de neurotransmetteurs comme la norépinéphrine, la sérotonine, la dopamine et les endorphines – des substances chimiques qui améliorent considérablement l'humeur. Elle favorise aussi le bien-être. Les chercheurs pensent que l'activité physique régulière pourrait contribuer à traiter la dépression. En outre, elle incite le cerveau à produire des hormones « anti-âge », comme la déhydroépiandrostérone et l'hormone de croissance.

L'activité physique permet d'être au mieux de sa forme, intérieurement et extérieurement, de reculer ses limites, d'améliorer la résistance à la douleur et de doper la concentration et la tolérance. Relever des défis physiques stimule le mental. Les grands sportifs ont de fortes personnalités, car ils repoussent perpétuellement leurs limites, ils ont intégré la pleine conscience à leur existence et ils ne baissent jamais les bras. Jamais.

PERTE DE POIDS

Le mouvement est essentiel pour perdre du poids. Rien de nouveau. L'équation est la suivante : il faut dépenser plus d'énergie qu'on n'en consomme. Faire plus d'exercice et manger moins. Lorsqu'on gagne en muscles en soulevant des poids et en faisant des exercices de résistance, on brûle aussi plus de calories en ne faisant rien. Une bonne nouvelle pour les flemmards !

Suivre un régime sans faire d'exercice conduit à une perte de poids, mais aussi à une fonte des muscles. Et quand on reprend du poids, c'est sous forme de graisse. La perte de muscle réduit l'aptitude à brûler des graisses, qui deviennent de plus en plus difficiles à combattre. L'exercice cardiovasculaire est important pour tous, mais il est primordial pour quiconque souhaite perdre du poids. Pour cela, montez jusqu'à 80 % de votre fréquence cardiaque maximale (FCM) ; votre FCM est, en gros, équivalente à 220 moins votre âge. Inutile de dire que si vous courez avec un ami, vous n'allez pas papoter !

L'activité dope aussi l'estime de soi. Je ne vais pas vous raconter de salades : oui, cela exige un peu d'implication et de rigueur ! Simplifiez-vous la tâche en choisissant un programme sportif adapté à votre mode de vie. Si vous avez des enfants, allez jouer à chat au parc avec eux pendant 1 heure. Vous détestez les salles de gym ? Achetez un DVD de Pilates. Vous avez un emploi du temps de ministre ? Allez travailler à vélo ou à pied. Intégrez de l'exercice à votre vie quotidienne. Vous verrez, les bienfaits seront considérables. Vous réfléchirez plus efficacement. Vous travaillerez plus intelligemment, mais pas forcément plus dur. Vous pourriez même partir du bureau plus tôt et avoir plus de temps pour vous. Et peut-être serez-vous moins irritable avec votre conjoint et vos enfants grâce à ces formidables hormones du bonheur. En bref, vous vous sentirez plus vivant.

Variez les types d'activités, leur intensité et leur durée. Faites du cardio, mais aussi des activités plus douces. Tous les sportifs font des étirements ou du yoga. Les yogis disent : « On reconnaît l'âge d'une personne à la souplesse de sa colonne vertébrale. » Ce qui est vrai – avec l'âge, le corps devient plus acide, et l'acidité rend rigide. Les étirements et le yoga ont un effet profondément alcalinisant, car ils contribuent à l'oxygénation des tissus tout en éliminant l'acidité provenant du métabolisme, ce qui prévient des blessures et entretient la jeunesse.

SE FIXER DES OBJECTIFS

Les objectifs font office de GPS lorsqu'on s'aventure en terre inconnue – on a de bien meilleures chances d'arriver à destination lorsqu'on a réfléchi à ses objectifs et aux moyens à mettre en œuvre pour les atteindre. Posez-vous les questions suivantes :

Que voulez-vous réellement ? Lancez-vous des défis.

Quand souhaitez-vous atteindre cet objectif ? Soyez précis.

Comment allez-vous procéder ? Énumérez au moins 10 petites étapes et bien précises (par exemple, trouver un club sportif ou une baby-sitter).

Pourquoi voulez-vous atteindre cet objectif ? Comprendre votre motivation profonde vous aidera à réussir.

Qui va vous aider ? Qui peut vous soutenir, vous motiver, vous faire un retour ?

Où cela vous mènera-t-il ? Replacez toujours vos objectifs dans une vision à long terme.

Formulez vos objectifs par écrit, de manière **précise et positive. Et visualisez-les,** de manière aussi détaillée que possible. Laissez libre cours à votre imagination !

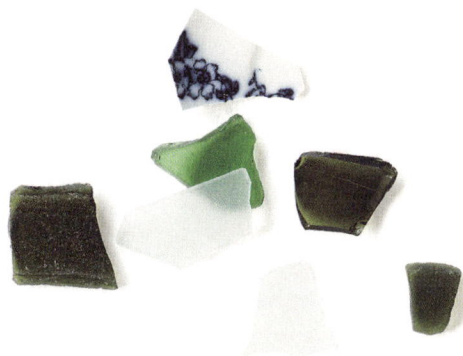

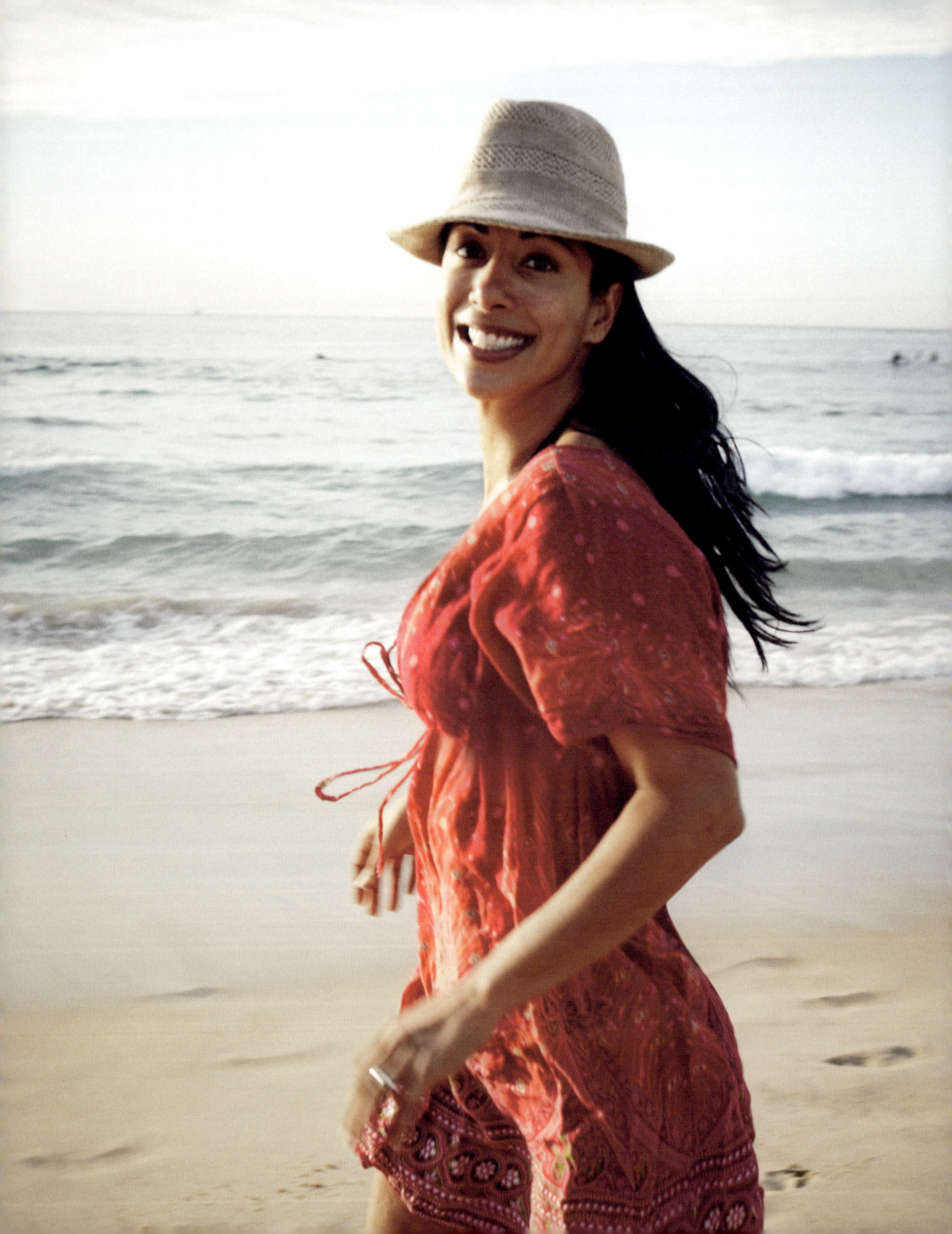

SOLEIL

« Avec toutes les planètes qui gravitent
autour de lui et qui dépendent de lui, le
soleil arrive malgré tout à faire mûrir une
grappe de raisin, comme s'il n'avait rien
d'autre à faire dans l'univers. »

– Galilée

Le soleil est un nutriment aussi indispensable à la vie que l'oxygène, la nourriture et l'eau, sans lequel il n'y aurait ni plantes, ni planète Terre, ni êtres humains. Une exposition régulière au soleil est essentielle à la santé – et au moral. Comment vous sentez-vous après 12 heures passées au bureau? Heureux ou hagard? Inspiré ou irritable? Le soleil rend heureux. (Désolée d'être morbide, mais le niveau de sérotonine dans les cerveaux est généralement plus élevé chez les individus décédés en été). Oui, il faut être prudent : le cancer de la peau constitue un risque bien réel.

Le soleil apporte de la vitamine D, essentielle à la santé. À moins de venir de Mars, vous avez sans doute entendu dire que les rayons ultraviolets B (UVB) permettent de synthétiser la vitamine D, vitale pour l'absorption du calcium. Or un bon apport en calcium est synonyme d'os plus solides. Une carence en vitamine D peut les rendre cassants ou conduire au rachitisme. Si les os se fragilisent chez les personnes âgées, c'est souvent en raison d'une exposition insuffisante au soleil.

La carence en vitamine D a été associée à la sclérose en plaque, à la mononucléose infectieuse et au diabète gestationnel. Elle peut aussi conduire à une mauvaise immunité, ce qui explique notre plus grande fragilité face aux virus et aux rhumes en hiver.

L'exposition au soleil ou la luminothérapie UVB est souvent préconisée pour soigner le psoriasis ou l'eczéma – mes patients trouvent cela très utile pour ces problèmes dermatologiques. Certains aliments, comme les poissons gras (sardines, maquereaux, saumon, thon), les œufs et les champignons, sont riches en vitamine D. Cependant, les spécialistes s'accordent à dire que la meilleure source de vitamine D, c'est le soleil. De toute évidence, la solution n'est pas de se faire rôtir au soleil (désolée pour les adorateurs de l'astre du jour). Il suffit d'exposer le visage, les bras et les mains 10 à 15 minutes par jour – en été, préférez bien évidemment le début de matinée ou la fin de l'après-midi.

Plus on a la peau sombre, plus il faut rester longtemps au soleil pour activer la capacité de l'organisme à synthétiser la vitamine D.

Le soleil a une incidence directe sur le nombre de globules rouges dans le sang. En cas d'exposition insuffisante au soleil, on risque l'anémie. Lorsqu'elle est suffisante, l'aptitude de l'organisme à transporter l'oxygène s'accroît, la circulation s'améliore, et avec elle le système immunitaire. La capacité du corps à réparer et à reconstruire les tissus est elle aussi accrue.

Le soleil influe sur le volume et la puissance de nos muscles, augmentant leur aptitude à se contracter, améliorant la forme générale, notamment celle des nerfs contrôlant les muscles. Le manque de soleil peut conduire à une atrophie musculaire.

Les spécialistes de médecine naturelle pensent aussi que le soleil affecte directement les niveaux d'acidité dans l'organisme : une exposition suffisante à la lumière solaire à spectre complet permet de maintenir l'alcalinité. Sans lui, le système immunitaire, la vitalité de la peau et la production de vitamine D sont menacés.

Notre rythme circadien, ou « horloge biologique », a besoin du soleil. Il influe sur les rythmes du sommeil et le métabolisme. Dans l'hypothalamus, on trouve un amas de cellules nerveuses appelé « noyau suprachiasmatique ». Cette horloge programmée sur 24 heures nous dit quand nous réveiller, quand manger et quand aller dormir.

L'être humain est une créature diurne. À chaque fois qu'on se réveille, qu'on s'étire et qu'on voit la lumière du soleil, le noyau suprachiasmatique reçoit un message permettant de remettre le rythme circadien à l'heure et de lancer la production de certaines hormones et enzymes. Par exemple, le niveau de cortisol, l'hormone du stress, culmine entre 6 et 8 heures du matin, ce qui réveille et donne faim.

Une fois le soleil couché, la production de cortisol diminue et l' « hormone de l'obscurité », la mélatonine, augmente – elle réduit l'appétit, calme et donne envie de dormir. Selon les chercheurs, des nuits trop courtes entraînent un faible niveau de leptine (l'hormone qui supprime l'appétit) et un niveau élevé de ghréline (qui stimule l'appétit). Respecter les rythmes circadiens permet donc de préserver la qualité du sommeil et d'être à l'écoute de sa faim naturelle, ce qui permet d'éviter la prise de poids.

PRÉSERVEZ VOTRE « SOMMEIL-BEAUTÉ »

Instituez un rituel pour le coucher. Pour être prêt à dormir, levez le pied entre 21 h et 23 h. Lavez-vous les dents, mettez-vous en pyjama, lisez un livre. Levez-vous à la même heure tous les jours, même si vous avez mal dormi.

Déconnectez. Des études montrent que la lumière artificielle ainsi que les écrans d'ordinateur et de télévision peuvent inhiber la production de mélatonine, rendant l'endormissement plus difficile.

Exposez-vous 20 minutes au soleil, dès le lever. C'est le meilleur moyen de remettre l'horloge circadienne à l'heure lorsqu'on souffre d'insomnies. Si vous faites de l'exercice en même temps, vous doublerez les bienfaits.

Mangez plus aux heures où il y a de la lumière du jour, et moins la nuit. Respectez vos rythmes biochimiques, pour améliorer la digestion et le métabolisme. Ainsi, vous aurez moins de fringales le soir.

Évitez de boire de l'alcool après 21 h. Vous pensez que l'alcool aide à se détendre ? En réalité, il peut perturber les schémas du sommeil. Prenez plutôt une infusion de camomille, de fleur de la passion ou de valériane. C'est moins drôle, mais plus efficace !

| TÉMOIGNAGE |

JESSICA GOMES, *TOP-MODEL INTERNATIONALE*

Quand j'étais petite, ma mère s'occupait très bien de moi et elle m'a appris à manger sainement. Puis, à 17 ans, j'ai eu ma phase rebelle. Ensuite, quand je suis partie vivre à New York et que j'ai commencé à prendre ma carrière au sérieux, je me suis mise au mode de vie holistique et bio. Aujourd'hui, je dirais que j'ai trouvé le juste milieu, avec bonheur. Le programme de Saimaa m'y a aidée.

En ce moment, je danse tous les jours (pour *Danse avec les stars* en Corée) et je fais 6 petits repas par jour. Le soir, je prends un complément aux algues, de l'huile de poisson et du magnésium. Je mange aussi beaucoup de bonnes graisses et de protéines. Même en étant très occupée, j'essaie d'être aussi active que possible. Et je bois beaucoup d'eau !

Mon alimentation se compose de viande, de poisson et de légumes bio. Un peu de glucides, du pain ou du riz complet. J'aime bien prendre des œufs le matin. Comme en-cas, je mange des fruits et des noix. Pas d'alcool, sauf peut-être 1 goutte de vin dans les grandes occasions, et beaucoup d'eau et de thé vert. Ma règle : 1 seul café par jour.

Mes activités physiques préférées sont la danse, la boxe et les poids. Pour me détendre, des massages et des séjours détox. Il faut faire ce qui fonctionne pour vous et ce qui vous rend heureux. Faites ce que vous pensez être bon. Restez simple et faites-vous confiance. Tout est question de bon sens. Soyez réaliste concernant vos besoins. Pensez à la manière dont vivaient Adam et Ève !

Le meilleur conseil pour rester en bonne santé : ne fumez pas et ne buvez pas, c'est aussi simple que ça ! Et soyez attentif à l'origine de vos aliments. Mangez des produits complets. La plage et le soleil rendent les gens heureux et en bonne santé. Essayez d'avoir une vie simple, évitez le stress et les soucis.

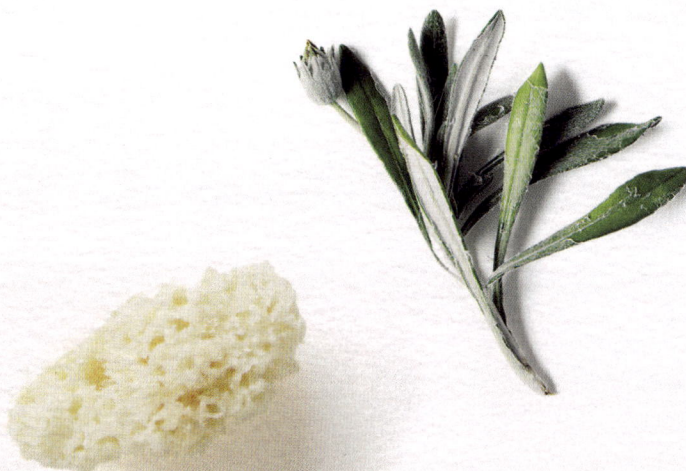

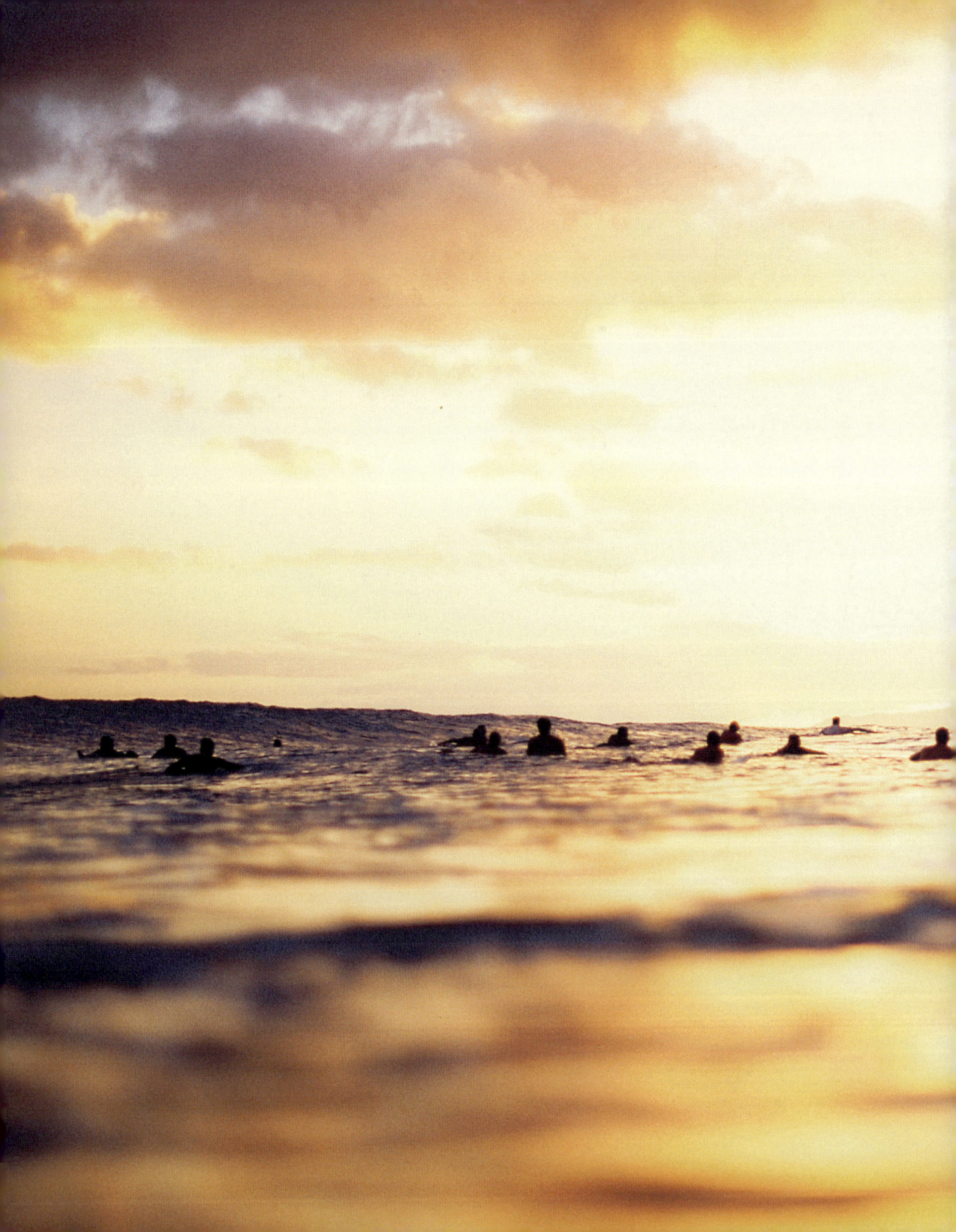

POSITIVITÉ

« La pensée s'exprime par les mots, les mots se traduisent en actes, les actes deviennent habitude, et l'habitude se transforme en caractère. Alors observez attentivement la pensée et ses manifestations, et faites-la naître de l'amour qui vient du souci pour tous les êtres vivants. Aussi sûr que l'ombre suit le corps, nous devenons ce que nous pensons. »

— De *Éveillez le bouddha qui est en vous*, Lama Surya Das

Les pensées forgent notre destin. Et nos attitudes le guident. Notre état d'esprit détermine notre façon de penser, d'agir et donc la manière dont nos vies évoluent. Conserver une vision positive de la vie, voilà une chose que vous seul pouvez faire – c'est aussi essentiel pour la santé que l'alimentation, l'exercice et le soleil. Dites « Jamais je ne ferai ceci ou cela » et jamais vous ne le ferez, c'est certain. Le bonheur d'un individu, ou l'absence de bonheur, dépend aussi de son approche de la vie.

Certes, il est des choses qui échappent à notre contrôle. Mais pensez aux miracles quotidiens, comme deux personnes qui décident de fonder une famille. Très vite, le fruit de leur projet sera un magnifique enfant. N'avez-vous jamais remarqué que les jours où l'on est de mauvaise humeur, tout se passe mal ?

Notre perception des choses peut aussi influer sur le cours des événements. Le Dalai Lama a dit : « Si on ne peut éviter les situations difficiles, on peut modifier l'ampleur de la souffrance, par la manière dont on y réagit. » Autrement dit, on peut rire ou pleurer. Le stress, par exemple, n'est pas une force externe – c'est une réaction à une situation donnée, qui découle de notre perception.

En outre, le stress peut être dangereux, trahissant le corps de l'intérieur, réduisant l'immunité et rendant l'organisme plus vulnérable aux rhumes et à la grippe. Les spécialistes de médecine naturelle pensent que c'est dû à l'acidité qu'il génère dans l'organisme.

Un stress prolongé peut même conduire, à terme, à des crises cardiaques et à des attaques (pour en savoir davantage sur le stress, voir le chapitre suivant). La positivité, elle, peut sauver la vie. Une étude de l'université de Pittsburgh a montré que les plus de 50 ans qui « voient le verre à moitié plein » (et non le verre à moitié vide) ont un risque inférieur de 30 % de mourir d'une maladie cardiaque.

Dans la médecine ayurvédique, le mot pour toxine est « ama », qui peut désigner une toxine physique ou mentale. Les pensées et les émotions sont des forces puissantes pouvant altérer la chimie intérieure. Impossible d'être en bonne santé lorsqu'on a des pensées acides. Éliminez l'« ama » en changeant d'attitude face à ce qui vous préoccupe. Apprenez à voir la face positive d'une situation donnée et résistez à la tentation de vous plaindre ou de mal parler des autres.

Ne laissez pas votre passé définir qui vous êtes.
Les pensées négatives – colère, tristesse, frustration – peuvent avoir un retentissement sur la santé physique. Cependant, vous pouvez vous débarrasser de votre mal-être émotionnel. Tout être humain a un passé, qui influe sur son comportement. Cependant, nous pouvons choisir de laisser la souffrance, la haine ou les regrets dévorer notre âme et notre bien-être ou décider qu'on ne se définit pas par son passé. Votre attitude détermine ce que vous êtes. Trouvez une solution pour laisser partir les mauvais souvenirs et pour pardonner à ceux qui vous ont fait du mal. Vous vous sentirez en paix. Il ne s'agit pas d'approuver les mauvais comportements, mais de vous libérer d'un état d'esprit négatif.

Le poète Khalil Gibran a dit : « La beauté n'est pas sur le visage, elle est une lumière dans le cœur. » L'attitude face à soi, aux autres, à la vie et aux facteurs de stress peut rendre plus beau (ou moins beau). L'estime de soi culmine lorsqu'on s'aime et qu'on a l'assurance d'avoir fait les bons choix. La beauté ne se cantonne pas à l'apparence. C'est une attitude positive qui crée l'étincelle qui rend les gens séduisants.

Je crois que la positivité et la compassion sont inhérentes à tous les êtres humains. Il suffit d'observer la gentillesse des hommes et la beauté de la nature. Saisissez les opportunités qui se présentent, appréciez les êtres qui apportent de la joie, et traitez votre corps avec amour. Pratiquer des « actes de gentillesse aléatoires » – sourire à des inconnus ou faire du bénévolat – alimente aussi une attitude positive.

Affrontez vos peurs.
Le système nerveux est conçu pour percevoir la peur, afin de fuir ou de combattre. La nature nous aide à nous sortir de situations stressantes ou dangereuses pour nous mettre en sécurité, en stimulant la production d'hormones comme l'adrénaline, la noradrénaline et le cortisol. Cette réaction réservée aux situations d'urgence était fort utile dans la préhistoire. De nos jours, le stress est devenu « normal », la peur omniprésente : peur de l'engagement, peur du rejet, peur de l'échec, voire peur du succès. Ces sentiments viennent souvent de la conviction que nous ne sommes pas assez performants. Le cerveau imagine des astuces intelligentes – comme la peur – pour ne pas se démener. Vous pouvez donc être votre meilleur ami ou votre pire ennemi. Soit vous relevez les défis en affrontant les difficultés, soit vous vous terrez dans un coin. À vous de voir.

Vous est-il déjà arrivé d'affronter une chose qui semblait terrifiante, et qui en réalité n'était pas aussi terrible que vous le craigniez ? La peur survient lorsqu'on tient plus à l'objectif qu'au processus. Surmonter sa peur, c'est croire en soi – envisager le processus comme une chose bénéfique, quelle qu'en soit l'issue. Sortir de sa zone de confort et transcender ses peurs donne des ailes. Une erreur reste une erreur tant qu'on n'en a pas tiré les leçons.

Qu'importe ce que pensent les autres.
Ne vous préoccupez pas de savoir si les autres vous jugent ou vous aiment. Impossible de maîtriser cela. Même formidable, vous ne serez jamais aimé de tous. Vous non plus, vous n'aimez pas tous ceux que vous rencontrez. Si les gens vous critiquent injustement ou parlent mal de vous, c'est dû à leurs propres peurs ou à leur manque d'assurance. Ce que vous pouvez maîtriser, c'est votre attitude à vous. Efforcez-vous de faire preuve d'humilité et de compassion, et conservez une vision positive des choses.

La méditation : une pratique qui n'est pas réservée aux hippies ! Nul besoin de dépenser des fortunes en cours de développement personnel, ni de construire un tipi dans son jardin. La méditation demande un peu d'entraînement, mais c'est une activité gratuite et précieuse. Elle fournit de l'espace mental, calme le monologue permanent dans la tête et permet simplement d'exister. Grâce au silence, vous pourrez observer les émotions négatives et les laisser s'envoler. La méditation améliore la santé physique et émotionnelle, tout en aidant l'individu à découvrir sa vraie nature.

Optez pour l'approche traditionnelle de la méditation, en vous asseyant droit et en vous concentrant sur la respiration, un mantra ou une image. Si cela ne vous convient pas, qu'à cela ne tienne. Vous pouvez méditer en ne faisant qu'un avec votre appareil photo pour réaliser un cliché parfait. La méditation, c'est la pleine conscience. C'est faire taire le monologue intérieur et être à 100 % à ce qu'on fait. La seule chose qui compte, c'est l'ici, le maintenant. Entraînez-vous et ça y est : vous pratiquez la méditation.

Refermons ce chapitre sur l'idée suivante : vos premiers pas dans la vie ont peut-être été difficiles. Cependant, ce passé ne doit pas définir qui vous êtes. Qui choisirez-vous d'être ? L'histoire de votre vie, c'est vous qui l'écrivez.

AFFIRMEZ-VOUS

Les affirmations sont des déclarations positives qu'on formule pour s'encourager. Inventez les vôtres ou reprenez des affirmations existantes. Personnellement, je ne jure que par cette méthode. Prononcées à haute voix, quotidiennement, ces phrases positives stimulent la chimie du cerveau et le persuadent qu'il est prêt à atteindre l'objectif fixé. Il s'agit de la méthode la plus simple et la moins coûteuse qui soit pour remplacer des convictions qui vous restreignent par des idées positives.

Écrivez vos objectifs noir sur blanc. Puis notez ce qu'ils vous inspirent. Voyez-vous ces projets se réaliser ? Quels sont les mots qui vous viennent ? Par exemple, vous avez envie de rencontrer l'âme sœur ou de perdre 10 kilos. Or ce qui vous vient, c'est « Je ne plais à personne » ou « Jamais je ne serai mince ». Écrivez une affirmation à côté de chaque objectif, comme « Je suis digne d'être aimée » ou « Je vais atteindre mon poids de forme ». Soyez rigoureux, récitez vos affirmations chaque jour et votre cerveau commencera à croire que vous y êtes déjà.

Répétez ces affirmations au moins 10 fois par jour. L'idéal est de le faire le matin, pour commencer la journée du bon pied. Très vite, vous agirez en accord avec ces affirmations.

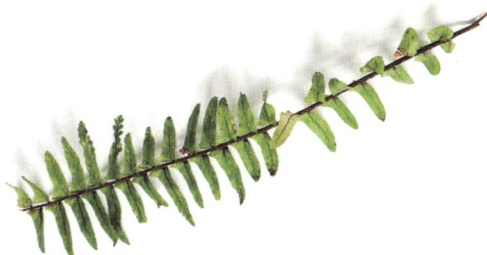

NATURE

« Nous vivons à une époque où seul
le superflu est nécessaire. »
— Oscar Wilde

Qu'avons-nous fait à notre environnement ? Notre culture qui repose sur une consommation excessive a eu un impact bien réel et négatif sur la planète. Avec la crise financière mondiale, suivie par la récession en Europe, nous sommes nombreux à avoir pris du recul, en nous interrogeant sur l'argent et les biens matériels réellement nécessaires. Un véritable mouvement en faveur d'un mode de vie plus vert est né, l'accumulation de biens matériels ne faisant pas le bonheur. C'est peut-être un cliché, mais ce sont les choses simples de la vie qui donnent le sourire.

Le stress est un assassin. Il est aisé de l'envisager comme un produit dérivé de notre mode de vie moderne, au rythme effréné. Cependant, il n'est pas une fatalité. Il existe une quantité optimale de stress, appelée l'« eustress » : une force positive qui aide à relever les défis et à mobiliser toutes ses forces en cas de nécessité – comme faire tous ses cadeaux le jour de Noël ! Tout comme la réaction « fuir ou combattre » aidait à échapper aux tigres aux dents de sabre voici des millénaires, cette montée d'adrénaline nous aide à accomplir notre mission. Se sentir stressé de façon prolongée, en revanche, est aussi utile qu'un bateau en plein désert…

Se détendre dans un environnement naturel repose le corps et l'esprit. C'est le moyen le plus rapide de déstresser, cela permet d'être plus présent, plus calme, plus heureux. Aller promener son chien ou escalader une falaise (si c'est votre truc), être dans la nature est excellent pour l'estime de soi. C'est aussi essentiel pour cultiver le mode de vie à l'australienne et se concentrer sur ces petits détails délicieux, comme sentir le sable entre vos orteils ou le parfum des eucalyptus – et non sur des délais à tenir ou une remarque désagréable lancée par un collègue. Être dans la nature rend humble et permet de relativiser : on prend conscience de son insignifiance dans le monde (de manière positive, bien sûr, comme lorsqu'on mesure la puissance de l'océan face aux vagues). Des forces bien plus puissantes que nous sont à l'œuvre.

Sur le plan physiologique, on inspire davantage d'oxygène en plein air – sauf bien sûr si on se promène le long d'une autoroute. L'oxygène est formidablement bénéfique pour toutes les cellules de l'organisme. Un bienfait qu'on ne peut acheter. Des études ont démontré que les gens vivant à proximité d'espaces verts ont une longévité accrue. Même les plantes vertes dans les bureaux contribuent à améliorer le bien-être et à réduire stress et fatigue. La vie urbaine a un effet marqué et permanent sur nos cerveaux. Selon des études publiées dans la revue *Nature*, le risque de voir apparaître de l'anxiété et des troubles de l'humeur, comme la schizophrénie, est bien plus élevé chez les citadins que chez les ruraux. Dans le cerveau des citadins, on remarque une activité accrue de l'amygdale, la zone du cerveau stimulée pendant les périodes de stress.

Levez le pied, et cultivez l'ennui.

L'ennui est le luxe des temps modernes. Nous avons des emplois du temps surchargés : courses, activités périscolaires des enfants, rendez-vous… Nous restons tard au bureau dans l'espoir d'une augmentation ou d'une promotion. Nous perdons des heures sur les réseaux sociaux. Combien de fois par mois avez-vous vraiment l'occasion de déconnecter, de vous détendre, de vous octroyer le temps de la contemplation ? 5 minutes à la fin du cours du yoga ? Juste avant de vous écrouler dans votre lit ? Franchement, ce n'est pas suffisant.

Rien d'étonnant à ce que le stress soit aussi meurtrier. Nous ne nous octroyons pas suffisamment de temps morts. Saviez-vous qu'en moyenne, les congés annuels non pris en Australie représentent 123 millions d'heures ? Au lieu de nous reposer, nous nous obstinons à en faire plus, à être plus, à consommer plus. Comme si on n'existait pas quand on n'est pas ultra-débordé ! Il est aisé d'envier ceux qui possèdent davantage que nous. La prochaine fois que vous sentirez monter en vous de l'envie, demandez-vous : « Cette personne est-elle vraiment plus heureuse que moi ? », « Est-elle en meilleure santé que moi ? » « Est-elle épanouie ou simplement débordée ? » Pour atteindre une santé et un bonheur authentiques, cultivez la devise « le moins est le mieux ».

Par conséquent, éteignez régulièrement votre téléphone mobile et octroyez-vous des pauses, sans Internet ni télévision. Passez du temps seul. C'est formidablement apaisant et cela vous aidera à renouer avec votre nature profonde, votre estime de soi.

Soyons citoyens.

En préservant l'environnement, nous pourrons – et nos enfants avec nous – profiter encore longtemps des bienfaits de la nature. L'Australie est le continent le plus aride de la planète : par conséquent, passons moins de temps sous la douche. Nous vivons dans l'un des pays les plus ensoleillés du monde : investissons dans l'énergie solaire pour réduire nos factures énergétiques.

Ne laissez pas les appareils électriques en veille et ne prenez pas la voiture si vous pouvez aller à pied ou à vélo. Optez pour un fournisseur d'électricité verte. Cependant, le meilleur moyen de protéger l'environnement est de consommer moins. N'achetez pas des articles dont vous savez qu'ils finiront à la poubelle. Mangez bio et local dès que possible. Pensez mondial, agissez local. Vous voulez que le monde change ? Commencez par changer !

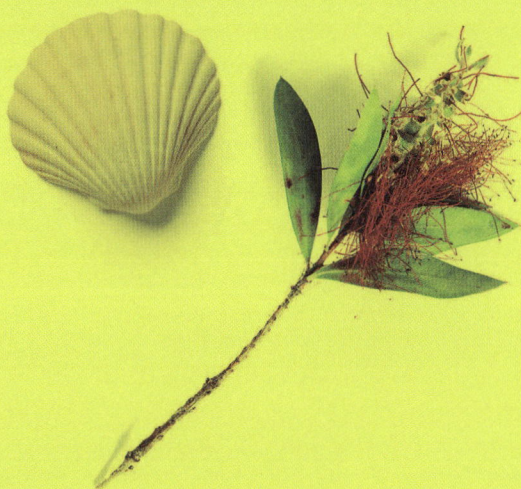

TECHNOLOGIE ET RADIATIONS

Les appareils électroniques comme les téléphones mobiles et les ordinateurs émettent des radiations, en petites quantités. Si les risques ne sont pas démontrés, on sait que les radiations ne sont pas bonnes pour la santé, elles pourraient même favoriser le développement de tumeurs cancéreuses. Une étude réalisée sur plus de 13 000 enfants danois a révélé que ceux qui étaient exposés à des téléphones mobiles présentaient un risque de troubles du comportement plus élevé de 80 %.

Nous sommes presque tous tributaires de nos ordinateurs et de nos téléphones. Tant que leurs effets ne sont pas connus, mieux vaut minimiser l'exposition aux radiations.

• La nuit, éteignez tous les appareils et essayez de ne pas dormir à moins d'1 mètre d'un équipement électronique.

• Au lieu de téléphoner depuis votre portable, envoyez des SMS, utilisez un kit piéton ou — oui c'est possible ! — servez-vous de votre ligne fixe.

• Téléphonez uniquement si la couverture réseau est bonne. Sinon, le téléphone émet davantage de radiations.

• Le crâne des enfants est moins épais que celui des adultes. Or ils utiliseront leurs mobiles plus longtemps que nous au cours de leur vie et leur cerveau est plus sensible aux radiations. Limitez le temps qu'ils passent sur leurs mobiles et leurs tablettes.

• Envisagez l'achat d'une plaque Tesla ou d'un neutralisant Aulterra : ils peuvent rééquilibrer l'énergie du logement et lutter contre les radiations. Un disque holographique antiradiation peut également réduire ou neutraliser les effets nocifs des ondes électromagnétiques.

| TÉMOIGNAGE |

SAMANTHA HARRIS, *TOP-MODEL*

Quand j'étais petite, j'adorais les fast-foods, comme tous les enfants. En grandissant, mon corps et mon cerveau ont compris que ça ne me convenait pas. J'ai la chance d'avoir un amoureux qui me soutient beaucoup. Il est très actif et il vit sainement. Il m'aide à être en forme et en bonne santé. Je ne l'ai jamais regretté.

Je me lève tôt, vers 5 heures. Je vais à la salle de gym, où je fais de l'exercice, puis je rentre prendre mon petit déjeuner et me prépare pour ma journée : shooting photo, défilé ou casting.

Je pratique des activités très différentes, notamment des cours à faible impact à la salle de gym. Je cours aussi en plein air. Ce que j'aime avant tout, pour me détendre, c'est sortir dîner avec mon fiancé. Ce qu'on absorbe se voit de l'extérieur, c'est certain. Par ailleurs, il est fondamental de rester actif.

Mon conseil : croquez la vie à pleines dents et soyez heureux de ce que vous êtes. Ne vous comparez jamais à qui que ce soit, parce que vous êtes beau et unique.

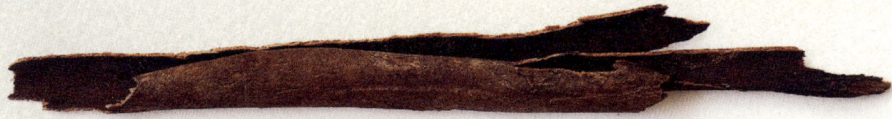

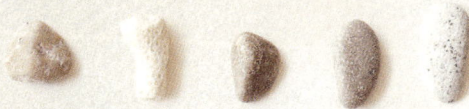

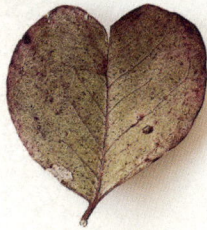

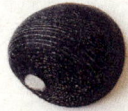

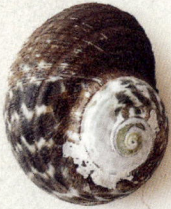

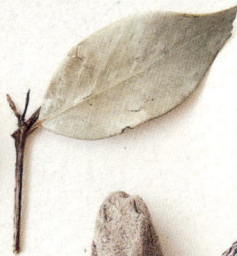

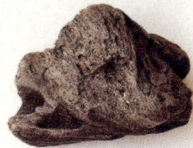

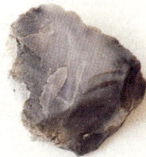

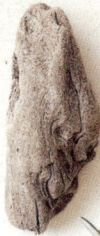

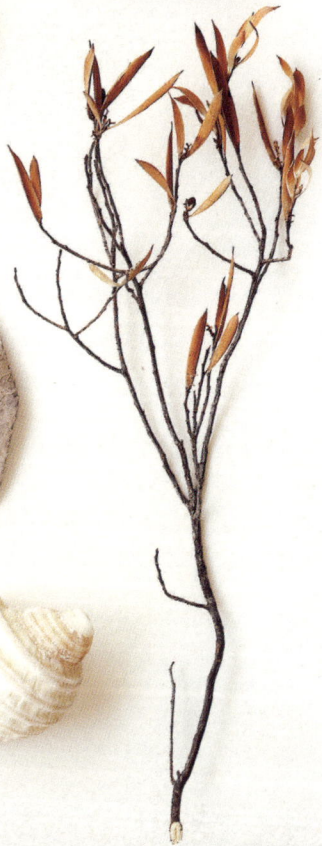

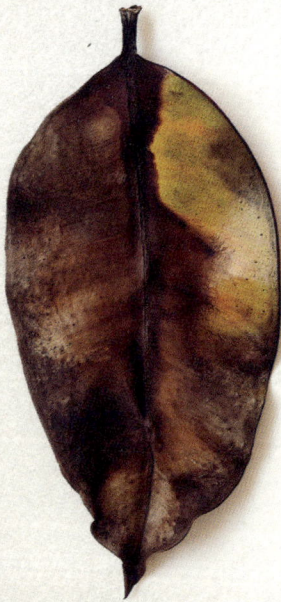

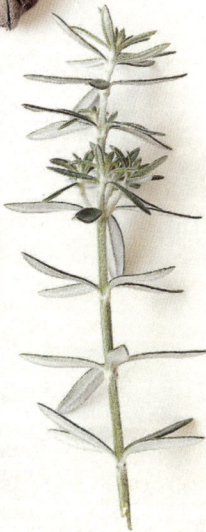

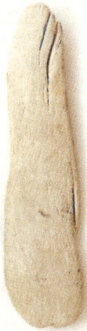

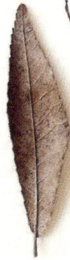

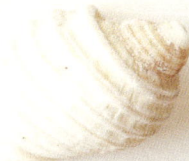

DEUXIÈME PARTIE

14 JOURS DE DÉTOX À L'AUTRALIENNE

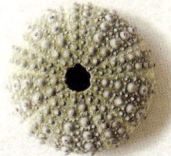

« Quand l'alimentation est mauvaise,
la médecine est impuissante.
Quand l'alimentation est bonne,
la médecine est inutile. »

– proverbe ayurvédique

Les 14 jours de détox à l'australienne représentent une authentique détox. En suivant ce programme ultra-facile, vous vous sentirez plus solaire, plus léger, plus empli d'énergie, avec les idées plus claires. Votre teint rayonnant sautera aux yeux. Il se peut que vous vous sentiez rajeuni de 10 ans, vous serez plus positif. Enfin, ce programme porte ses fruits au bout de 2 semaines seulement.

Sans doute perdrez-vous quelques kilos superflus, mais l'idée n'est pas simplement de « faire un régime ». La plupart des régimes sont douloureusement restrictifs et d'un ennui mortel. Lorsque quelqu'un vous annonce qu'il se nourrit exclusivement de protéines, d'aliments pour bébés ou de mangues africaines râpées agrémentées de laxatifs, demandez-vous si votre interlocuteur a l'air en bonne santé. Est-il radieux ? Heureux, calme, détendu ? Dégage-t-il une sensation de légèreté ?

La réponse sera non, non et non. Les gens qui s'imposent des régimes à base d'interdits perdent généralement du poids. Mais ils ont aussi souvent l'air fatigués et éreintés, le teint brouillé, des cernes sombres que le maquillage ne parvient à cacher. Grognons et irritables, ils n'arrivent pas à réfléchir avec acuité. Forcément : leur corps et leur esprit manquent de nutriments !

Pire encore, la perte de poids est en grande partie due à la perte d'eau et de masse musculaire, et non de graisse. Un faible apport en énergie (ou en calories) oblige l'organisme à passer en mode famine et à s'accrocher à la graisse existante pour survivre. En cas de privation, le métabolisme ralentit. Et malheureusement, lorsqu'on recommence à manger normalement, on reprend aussitôt les kilos perdus.

La détox à l'australienne repose sur une approche totalement différente. Elle est conçue pour vous permettre d'atteindre un bien-être optimal et un poids de santé qui rendent heureux et qui donnent des ailes. Une fois votre intuition physiologique ravivée, votre corps vous soufflera ce dont il a besoin, en quelles quantités, et quand il faut manger, faire de l'exercice ou se reposer. Cela ralentira les effets visibles du vieillissement. Peut-être vos divers maux et petits bobos disparaîtront-ils. Mieux dans votre corps, vous serez plus aimable avec votre entourage (oui, un « régime » peut provoquer cela !). Avec de l'énergie à revendre, vous aurez envie d'aller faire de l'exercice, qui demandera moins d'efforts. Plus heureux, plus calme et moins embrumé, vous serez au top – de l'intérieur et de l'extérieur ! En plus, à vous les économies – prévenir l'apparition de maladies coûte moins cher que de les guérir.

Ces 14 jours de détox à l'australienne reposent sur des principes naturopathiques traditionnels, qui permettent à l'organisme de fonctionner à plein régime. Ces techniques éprouvées depuis des siècles – rien de nouveau ni d'effrayant – nettoient le corps de l'acidité, des toxines et des agents pathogènes, comme le *Candida albicans*. Autrement dit, un programme holistique qui prend en charge le corps, mais aussi l'esprit. Nourrir son moi cognitif, émotionnel et spirituel est essentiel à une santé authentique et durable, surtout dans ce monde matérialiste et pollué, au rythme effréné.

La détox réduit la quantité de substances chimiques présentes dans l'organisme et purifie les organes vitaux (foie, reins, intestin, peau, matière grise). C'est le moyen le plus simple, le plus efficace et le plus rapide de parvenir à une santé optimale et à une perte de poids durable.

Aidez-vous du questionnaire des symptômes disponible sur www.aussiebodydiet.com. Référez-vous à ce document 1 fois par semaine, pour suivre vos progrès. C'est un formidable outil de motivation. Utilisez également la check-list (dans *Outils et références*, p. 194) pour vérifier que vous respectez bien les conseils d'hygiène de vie de la première partie. Notez tous les soins en cours ou les compléments que vous prenez, le cas échéant. Les propositions de menus vous aideront à prendre de bonnes habitudes et à les conserver, et consignez vos pas en avant vers une santé optimale.

Important : ce programme n'est pas recommandé aux femmes enceintes. Si vous souffrez d'une maladie invalidante ou d'une addiction, si vous suivez un traitement médical ou si vous avez de sérieux problèmes de santé, demandez conseil à votre naturopathe ou à votre médecin avant de commencer.

Les fumeurs utiliseront de préférence des patchs à la nicotine pendant la détox, qui évitent l'exposition au goudron, cancérigène, et au monoxyde de carbone, toxique. Vous pourrez progressivement réduire la quantité de nicotine par patch (par exemple, passer de 15 mg à 10 mg, puis à 5 mg).

N.B. : Si vous souhaitez arrêter de fumer ou de consommer d'autres substances, la détox à l'australienne vous y aidera, à la fois sur le plan physique (plus on alcalinise l'organisme et plus on le purifie de son addiction, moins on ressent le besoin de fumer ou de consommer des substances nocives) et sur le plan mental, car vous y verrez plus clair sur les raisons qui vous incitent à ce comportement. Vous pourrez vous aider de la méthode des objectifs pour suivre vos progrès et prendre conscience du chemin parcouru.

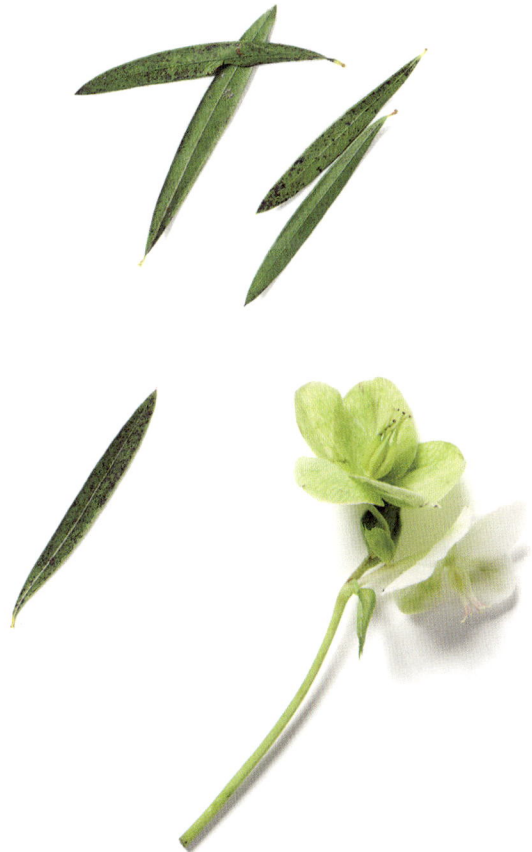

LES ALIMENTS À ÉVITER

Les céréales contenant du gluten pendant la phase de détoxification (semaine 1) ; le blé pendant la phase nutritive. Vous pourrez manger des céréales contenant du gluten (à l'exception du blé) la deuxième semaine (phase nutritive) ; par exemple : seigle, avoine, épeautre et orge.

Pommes de terre.

Sucre raffiné.

Alcool.

Caféine et boissons caféinées. Vous pouvez boire 2 tasses de thé vert par jour, avant midi.

Produits laitiers. Le yaourt au lait de vache nature, le yaourt à la grecque nature, le yaourt et le fromage au lait de brebis ou de chèvre bio, ainsi que le kéfir sont autorisés.

Soja et produits à base de soja (une exception : le miso bio non pasteurisé).

Maïs et produits à base de maïs.

Viande rouge (pour la phase de détoxification). Dans la phase nutritive, la seule viande rouge tolérée est l'agneau bio, jusqu'à 3 fois par semaine.

Aliments industriels : boissons pétillantes, condiments (sauce tomate, sauce soja, sauce barbecue, etc.) et tout produit contenant des conservateurs, ou en conserve (exceptions : le thon au naturel et certains haricots et légumineuses).

Le vinaigre et les aliments au vinaigre, comme les olives et les pickles.

Les aliments riches en moisissures, comme les champignons et les cacahuètes.

L'huile et les substituts de margarine autres que ceux énumérés dans le tableau ci-contre.

Fruits de mer et crustacés.

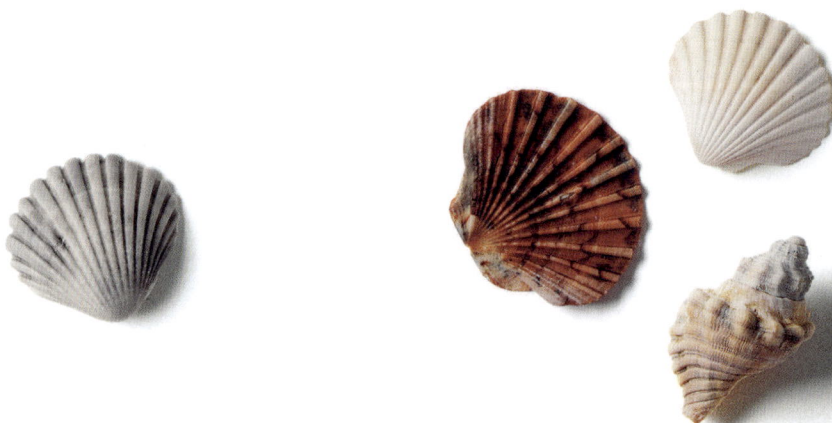

LES ALIMENTS QUE VOUS POUVEZ MANGER

Légumes	Asperge, aubergine, betterave, bok choy, blette, brocoli, carotte, céleri, chicorée, chou, chou de Bruxelles, chou frisé, chou-fleur, concombre, courge, courgette, cresson d'eau, endive, épinard, fenouil, germes (haricot mungo, tournesol et luzerne), gombo, haricot vert, laitue, oignon, oignons nouveaux, persil, piment, pissenlit, poireau, pois gourmand, poivron, feuille de betterave, pousses de moutarde, radis, roquette, tomate.
Fruits	Limitez-vous à 2 petits fruits pauvres en fructose par jour : ananas, citron, citron vert, kiwi, poire, pomme, ou 1 poignée de fruits rouges. Pas plus d'1 petite banane ou 1 c. à soupe de noix de coco râpée, de raisins secs ou de datte par jour. Pas plus d'1 petit avocat par jour. NB : essayez de ne pas manger de fruits directement après un repas principal.
Poissons	Uniquement maquereau, mulet, pompile bleu, sardine ou saumon. Si vous consommez du poisson en conserve, choisissez-le au naturel ou à l'huile d'olive (égoutté). NB : la deuxième semaine, tous les poissons sont autorisés, sauf l'espadon, le requin et le thon.
Viande	Poulet et dinde (poitrine et cuisse uniquement, sans la peau et uniquement bio). La deuxième semaine, l'agneau bio est autorisé.
Céréales sans gluten	Amarante, millet, quinoa, riz basmati, riz brun, riz rouge, riz sauvage, sarrasin, « spaghettis » aux haricots noirs, sorgho, stipe à glumes membraneuses et teff. NB : la deuxième semaine, le seigle, l'avoine, l'orge et l'épeautre sont autorisés.
Herbes aromatiques, épices et assaisonnements	Ail, basilic, cannelle, cardamome en gousse, coriandre, cumin, curcuma, dulse, fenouil, flocons de sel de mer, gingembre, kelp, kombu, menthe, nori, oignon, persil, piment de Cayenne, piment rouge, romarin, sel de mer celtique, sel rose de l'Himalaya, sels aux légumes comme Herbamare, et wakame.
Condiments	Condiments généralistes comme le Bragg's , eau de noix de coco, dukkah, gomasio (condiment japonais à base de sésame et de sel), vinaigre de cidre non pasteurisé, cacao brut, miso non pasteurisé, tahini, hoummous maison et tamari. 1 c. à café de sirop d'agave, de sirop de riz brun ou de miel non pasteurisé par jour.
Haricots et légumineuses	Haricots (azuki, de Lima, cannellini, commun, rouge et noir) et lentilles.
Œufs	Uniquement bio et provenant de poules élevées en liberté ; pas plus de 6 par semaine.
Produits laitiers et substituts	Uniquement yaourt nature ou à la grecque, yaourt et fromage de brebis et de chèvre. Uniquement des produits laitiers crus bio et fermentés, comme le kéfir. Utilisez du lait d'amande, de noisette, d'avoine, de quinoa, de riz et de graines à la place du lait de vache.
Noix et graines (maximum 20, entières et trempées de préférence, ou 2 c. à soupe de graines)	Amande, chia, farine de graines de lin, graines (de chanvre, de potiron, de sésame et de tournesol), noisettes, noix du Brésil, noix de cajou et tahini.
Huiles	Huile d'avocat, de noix de coco, d'olive vierge extra, de graines de lin, mélange d'oméga 3, 6 et 9 (ne pas chauffer cette huile), de graines de chanvre, de sésame.
Infusions et thés	Bardane, camomille, chai bio, citron, cynorrhodon, echinacea, fenouil, fleur de sureau, gingembre, gingko, millepertuis, menthe, ortie, réglisse et thé vert (uniquement 2 tasses, avant midi).

DÉTOX À L'AUSTRALIENNE : LA LISTE DE COURSES

- Filtre à eau (je recommande un filtre ionisé, comme Bluezone Water)

- Fruits (voir tableau p. 45 pour les diverses variétés)

- Légumes (voir tableau p. 45 pour les diverses variétés)

- Germes

- Herbes aromatiques et épices (voir tableau p. 45), surtout le piment de Cayenne

- Noix et graines (voir tableau p. 45)

- Huile (voir tableau p. 45)

- Protéines – poulet bio ; dinde, poisson, haricots, légumineuses, lentilles (et agneau si vous le souhaitez, la deuxième semaine)

- Yaourt nature ou à la grecque, yaourt et fromage de brebis et de chèvre

- Vinaigre de cidre bio non pasteurisé et non filtré

- Miel bio non pasteurisé ou sirop d'agave bio, « chocolat » au cacao brut

- Eau de noix de coco

- Miso bio non pasteurisé

- Gâteau ou crackers de riz brun ; crackers 100 % seigle (pendant la phase nutritive, si vous le souhaitez)

- Kéfir

- Lait de riz, d'amande, d'avoine, de quinoa ou de noisette (assurez-vous qu'ils ne contiennent pas de sucres ajoutés, y compris de la maltodextrine)

- Infusions bio, comme le thé vert (limitez-vous à 2 tasses par jour, avant midi), menthe, fenouil, ortie, gingembre, citron, fleur de sureau, camomille, réglisse, chai bio, cynorrhodon, mélange détox, etc.

- Céréales sans gluten (voir tableau p. 45). Seigle, orge, avoine et épeautre si vous le souhaitez, la deuxième semaine

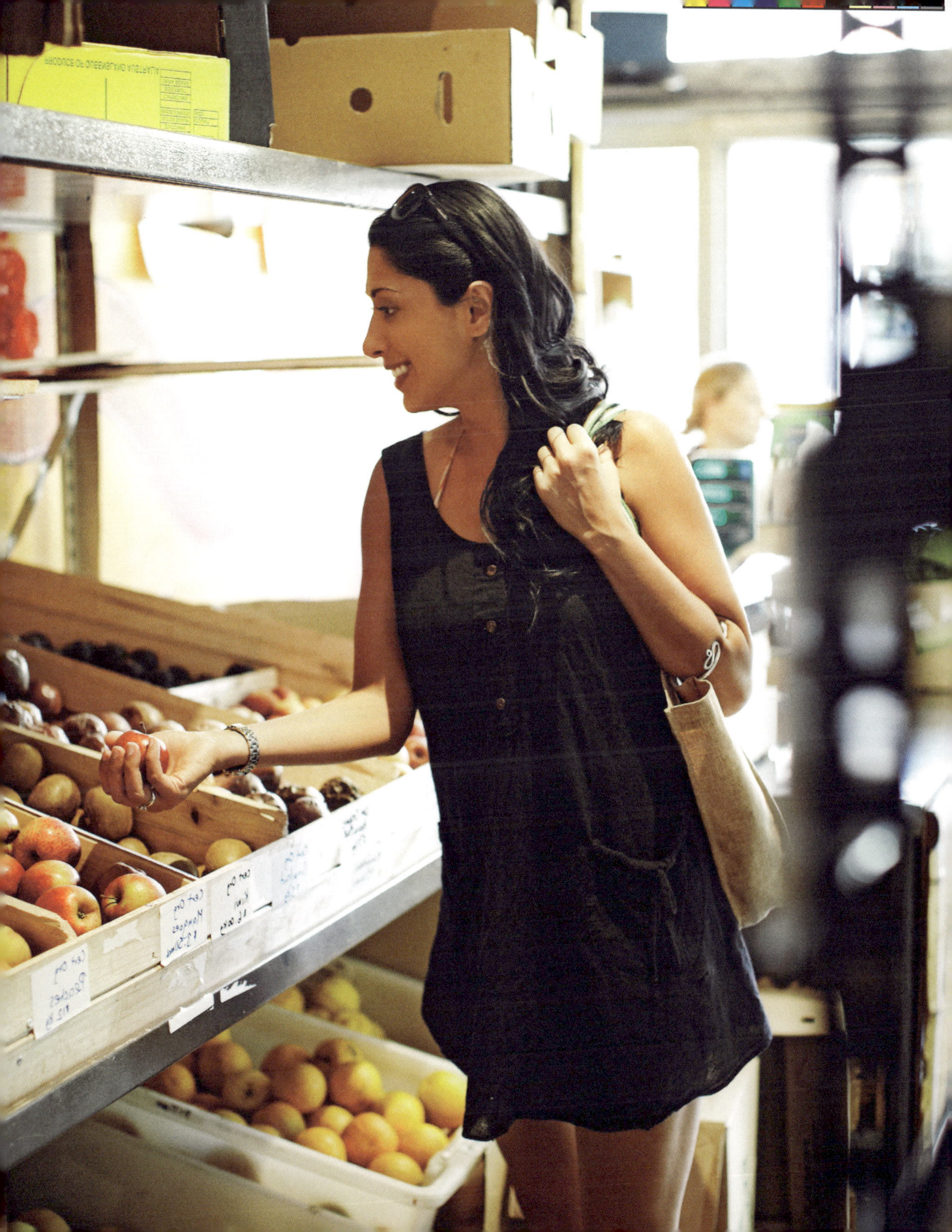

PREMIÈRE SEMAINE : PHASE DE DÉTOXIFICATION

L'art d'une détox réussie réside dans une bonne planification : préparation mentale, en vous fixant des objectifs et en allégeant le plus possible votre emploi du temps professionnel et social, et préparation physique en effectuant vos courses avant de démarrer, et en vidant placards et réfrigérateur des produits susceptibles de vous tenter pendant cette phase. Vous pensez avoir besoin d'aide ? Proposez à votre famille ou à vos amis de suivre le programme avec vous, ou expliquez-leur votre projet en leur demandant de vous aider en cas de tentation, ou de vous soutenir sur le plan émotionnel si nécessaire. Suggestion : pour un soutien supplémentaire, aller voir un naturopathe qui vous aidera (conseils, aide dans le lâcher-prise des symptômes et des émotions, préparation de mélanges de plantes personnalisés, recommandation de compléments spécifiques).

Pour un résultat optimal, la phase de détoxification doit durer 7 jours. Souvenez-vous : cela ne représente qu'une petite semaine de votre existence – il se peut que vous vous apitoyiez sur votre sort et que vous sentiez un peu abattu, mais à l'issue de ces 7 jours, vous aurez une meilleure santé qui vous aidera à être au top, de l'intérieur et de l'extérieur. Pensez aux résultats qui motivent : teint lumineux, yeux vifs, sensation de légèreté, humeur heureuse et positive, vitalité et énergie accrues, esprit clair, sens aiguisé de ce que vous êtes et bien sûr, gain de minceur – tout cela pour avoir pris sur vous pendant une petite semaine !

CONSEILS GÉNÉRAUX

1. Dans la mesure du possible, consommez des produits bio, pour limiter les résidus chimiques polluant votre organisme et la planète.

2. Buvez tous les jours de l'eau pure, de qualité – c'est essentiel pour la détoxification. Les infusions ne comptent pas dans la consommation totale d'eau. Pour un effet alcalinisant accru, achetez un ioniseur d'eau.

3. Brossez votre peau tous les jours, au réveil, pour la détoxifier, améliorer la circulation et stimuler le flux lymphatique. Pour connaître le type de brosse et les techniques, voir « les Soins » dans *Outils et références*, p. 195.

4. Commencez la journée avec un Shot au vinaigre de cidre et au piment de Cayenne (voir p. 140) pour lancer la digestion et la circulation.

5. Les en-cas (autres que le Jus Vert, voir p. 142) en milieu de matinée et d'après-midi sont facultatifs. Essayez de manger uniquement si vous avez faim.
   N.B. : Si vous souhaitez perdre du poids et que vous n'y arrivez pas, évitez de manger après le dîner et de grignoter. Buvez plutôt une infusion ou un verre d'eau avec de la chlorophylle (excellent aussi pour faire passer les envies de sucré !)

6. La première semaine est la plus difficile. Lorsque l'organisme passe en mode détox, on se sent un peu fatigué, sans énergie. Par conséquent, 20 à 30 minutes d'exercice en douceur par jour suffisent pendant cette semaine. Si vous pouvez faire un peu de yoga chez vous, c'est très bénéfique. Plus important encore, concentrez-vous sur la respiration – prenez le temps de méditer ou de pratiquer la respiration profonde ou des exercices de pleine conscience.

7. Effectuez divers soins (voir *Outils et références*, p. 195) pour atténuer les symptômes de la détox.

8. Tenez un journal de bord N. E. R. (nutrition, exercices, réflexions — voir *Outils et références*, p. 199) pour y consigner ce que vous mangez et buvez, ainsi que vos réflexions, vos sentiments et vos émotions. Cela permet d'avoir une vue d'ensemble et de suivre les progrès.

9. Fixez-vous 3 objectifs à court terme (à atteindre dans les 3 à 6 semaines) et 3 objectifs à long terme (à atteindre dans les 3 à 6 mois). Faire le point quotidiennement sur ces objectifs est très simple et efficace (voir *Se fixer des objectifs* dans la première partie, p. 27).

CONSEILS POUR UNE DÉTOX DOUCE

- Buvez 500 ml d'eau 4 fois par jour – au réveil, en milieu de matinée, en milieu d'après-midi et après dîner (en terminant de boire au moins 1 heure avant d'aller vous coucher). Buvez à 20 minutes d'intervalle des repas au minimum pour ne pas perturber les sucs digestifs.

- Buvez un verre de 250 ml de Jus vert ou de smoothie (ajoutez 1 c. à soupe de graines de chia, de graines de lin, de farine lin-tournesol-amande ou de flocons d'avoine et 1 c. à soupe d'acides gras essentiels liquides, comme expliqué dans la recette du Jus vert, p. 142). Le meilleur moment pour boire du Jus vert est au réveil, mais toute heure avant 16 heures convient.

- Essayez de prendre au moins un repas principal sous forme liquide, de préférence une soupe au dîner. Si vous sortez le soir, prenez la soupe à midi, et des protéines avec de la salade ou des légumes le soir (une seule fois au cours de la semaine).

- S'il vous faut impérativement du sucré après le dîner, ajoutez 1 petite c. à café de miel bio non pasteurisé à votre infusion, ou savourez 2 carrés (au maximum !) de chocolat au cacao brut (généralement fabriqué avec de l'huile de noix de coco et du sirop d'agave, relevé de menthe ou d'autres arômes naturels). Si vous n'avez pas mangé de yaourt de brebis ou de chèvre nature de la journée, dégustez-en 1 c. à soupe, avec 1 goutte de miel non pasteurisé ou de sirop d'agave.

CONSEILS POUR UNE DÉTOX AVANCÉE

Si vous avez une certaine expérience de la détox, peut-être aurez-vous envie d'essayer cette version avancée de la détox à l'australienne. La principale différence par rapport à la version douce est que pendant la phase de détoxification, on ne consomme ni céréales, ni produits laitiers.

Cette semaine, essayez de prendre chaque jour 2 repas sous forme liquide et 1 repas dissocié. Par exemple, Jus vert au petit déjeuner et soupe au dîner. Si vous sortez le soir, intervertissez : 1 soupe à midi et 1 repas dissocié le soir.

Vous pouvez ajouter à votre alimentation la Boisson détox, qui renforce considérablement le processus. Elle se prend 20 minutes avant le petit déjeuner, le déjeuner et le dîner (pour la recette, voir *Boissons pour toutes les phases*, p. 142). Cette boisson se prépare au dernier moment : si vous sortez toute la journée, emportez les ingrédients avec vous pour les mélanger juste avant de consommer la boisson.

- Buvez 750 ml d'eau 4 fois par jour — au réveil, en milieu de matinée, en milieu d'après-midi et après dîner (en buvant la dernière gorgée au moins 1 heure avant d'aller vous coucher). Buvez à 20 minutes d'intervalle des repas au moins pour ne pas perturber les sucs digestifs.
- Prenez la Boisson détox 3 fois par jour, de préférence 20 minutes avant les repas.
- Remplacez le petit déjeuner par un Jus vert (300 à 350 ml + 1 c. à soupe de graines de chia, de lin ou de farine de lin-tournesol-amande + 1 c. à soupe d'acides gras essentiels liquides). Essayez de ne rien absorber d'autre avant midi.
- Prenez le repas principal à midi, de préférence dissocié. Évitez les céréales : le déjeuner se composera de protéines et de légumes.
- Essayez de prendre l'autre repas liquide (soupe) au dîner.

TAILLE DES PORTIONS

Notre estomac n'est pas très grand. Si plus de l'équivalent de 2 poignées de nourriture y pénètre en une seule fois, il aura fort à faire. Un remplissage excessif entrave fortement sa capacité à brasser, c'est-à-dire à mélanger les aliments mastiqués aux sucs gastriques.

Par conséquent, manger moins permet d'avoir une belle silhouette sur la plage, mais c'est aussi meilleur pour la digestion. Je ne trouve pas utile de compter les calories ou de peser la nourriture.
Respectez cette règle tout simple et vous ne commettrez pas d'erreurs :

- taille d'un en-cas : 1 poignée
- taille d'un repas : 2 poignées
- quantité de céréales ou de viande à consommer lors d'un repas : la paume de la main.

LES RÉACTIONS

La détox peut entraîner la libération de toxines dans le flux sanguin, provoquant des symptômes appelés « crise de guérison ». Cela fait partie du processus : les choses empirent légèrement avant d'aller mieux. Ces symptômes désagréables disparaissent généralement le 5ᵉ ou le 6ᵉ jour. Ensuite, à vous le teint radieux et de l'énergie à revendre !

Ces toxines ont peut-être mis des années à s'accumuler. Ne vous attendez donc pas à vous en débarrasser en un après-midi. Cela peut prendre plusieurs semaines, ou le temps de plusieurs cures réparties sur l'année pour avoir le résultat escompté. Voici quelques conseils en cas de réactions.

Maux de tête : courants pendant une détox, surtout chez les personnes ayant l'habitude de boire du café. La douleur peut être sourde, aiguë ou lancinante.

Conseils :

- Buvez beaucoup d'eau : hy-dra-tez-vous !
- Veillez à dormir suffisamment (recommandation générale : 8 heures par nuit).
- Le magnésium décontracte les artères et les muscles, et permet de réduire stress, anxiété, dépression et insomnies.

Nausées : elles peuvent s'expliquer par une libération de toxines par les ganglions lymphatiques si rapide que le foie est contraint de traiter l'excédent excrété avec la bile dans l'estomac.

Conseils :

- Boire de l'eau avec du jus de citron fraîchement pressé et 1 pincée de sel.
- Infusion de gingembre ou de menthe.

Diarrhée : peut être un bon signe, sauf si elle est excessive (plus de 4 selles par jour).

Conseils :

- Les fibres provenant des céréales complètes, des légumes ou du psyllium solidifient les selles.
- Les probiotiques réduisent les inflammations et préservent la santé de l'appareil intestinal.

Constipation : très fréquente, elle est généralement due à un changement brusque d'alimentation.

Conseils :

- Augmentez votre consommation d'eau.
- Essayez de boire 1 litre d'eau tiède avec 1 c. à café de sel de mer, au réveil.
- L'huile de ricin est un remède ancestral, dont le dosage varie d'un individu à l'autre. Prenez 1 c. à soupe le soir ou le matin, avant de manger. Ensuite, buvez une tasse d'eau tiède. Si cela ne fonctionne pas, passez à 2 c. à soupe.

Mucosités : c'est un symptôme courant, car le système lymphatique expulse du mucus par le nez et la gorge.

Conseils :

- Utilisez un pot neti (en parapharmacie) pour évacuer le mucus provenant des sinus.
- Consommez de l'ail pour lutter contre les infections et renforcer le système immunitaire.

Odeur corporelle : elle est due à la libération de toxines par les ganglions lymphatiques et les pores des aisselles.

Conseils :

- Utilisez un savon et des produits de soin naturels et neutres. Prenez des bains dans de l'eau additionnée de 2 tasses de vinaigre de cidre, deux fois par semaine.

- La spiruline et la chlorophylle sont des déodorants naturels qui réduisent l'odeur corporelle et la mauvaise haleine. La luzerne et le persil sont d'excellentes sources de chlorophylle.

Rougeurs et boutons : comme la peau est l'un de nos plus vastes systèmes d'élimination, la libération de toxines entraîne fréquemment des problèmes dermatologiques.

Conseils :

- Augmentez votre consommation d'eau, et buvez 1 tasse d'eau chaude au lever.
- Le zinc répare les tissus endommagés, cicatrise et réduit les inflammations.
- En application locale, l'huile de *tea tree* dessèche les boutons.

Langue chargée : phénomène dû à la libération des toxines accumulées.

Conseils :

- Brossez votre langue avec une brosse à dents ou, mieux, avec un gratte-langue.

Vertiges, tête qui tourne : ils peuvent survenir en cas de changement radical d'alimentation.

Conseils :

- Augmentez votre consommation d'eau et ajoutez-y des électrolytes (sels pour éviter la déshydratation).
- Buvez de l'eau de coco.
- Ajoutez 1 c. de miel non pasteurisé à un verre d'eau tiède ou à une infusion.

Fatigue : comme vous mangez moins, il n'est pas rare de ressentir de la fatigue. C'est temporaire. Une fois la détox achevée, vous aurez plus d'énergie.

Conseils :

- Une activité physique, en douceur, est bénéfique pendant la détox, mais évitez l'exercice excessif.

- Couchez-vous tôt et reposez-vous.

Crampes et douleurs musculaires : elles peuvent révéler une redistribution dans le tissu conjonctif des toxines que l'organisme tente d'éliminer.

Conseils :

- Ajoutez des électrolytes à votre eau, car l'organisme a besoin de sel et de magnésium, ou buvez de l'eau de coco.
- Massage ou étirements en douceur, yoga.
- Le sauna et les bains au sel d'Epsom peuvent soulager.

Gaz et flatulences : ils sont courants en cas de changement soudain d'alimentation.

Conseils :

- Faites tremper des graines de fenugrec dans de l'eau une nuit entière et buvez le tout au réveil : c'est très efficace pour réduire les gaz.
- Infusion de fenouil.

Ballonnements : là aussi, un symptôme gastro-intestinal dû à un changement soudain d'alimentation.

Conseils :

- Infusion de gingembre ou de menthe.
- Probiotiques.
- Exercice pour soulager les ballonnements : allongez-vous sur le dos, puis ramenez le genou gauche sur votre poitrine, en gardant la jambe droite au-dessus du sol, le plus près possible. Serrez votre genou gauche contre vous, en comptant jusqu'à 20. Relâchez et faites la même chose de l'autre côté. Alternez les genoux cinq fois ou plus, en fonction de la sévérité des symptômes.

Envies d'uriner fréquentes : vous absorbez beaucoup de liquide pour éliminer les toxines. La fréquence des mictions deviendra normale une fois la détox achevée.

DAVID THOMPSON, *CHEF ET AUTEUR*

Il était temps. Au lendemain de mes cinquante ans, j'ai compris que pour rester en forme, il faut prendre soin de soi. L'un de mes amis qui avait les mains paralysées par l'arthrite a réussi, au bout de quelques mois de détox et de régime, à les libérer de leur emprise de pierre. Cela m'a persuadé de suivre son exemple. C'est ainsi que j'ai rencontré Saimaa. La consultation a conduit à un régime, inévitable : pas de produits laitiers, pas d'alcool, pas de blé ni de produits fermentés, pas de café. Un changement considérable pour moi qui carburait à 6 expressos par jour et qui terminait ma journée avec 1 bon verre de vin. Cependant, dans l'ensemble, le régime était assez peu contraignant : un peu de viande bio, du poisson, des céréales – pas de blé, ni de riz blanc – et beaucoup de fruits et de légumes. Le tout associé à des compléments alimentaires, des comprimés et une irrigation du colon, pour me débarrasser de mes péchés passés.

Comme c'était très facile, j'ai décidé de suivre un régime beaucoup plus strict, à base de légumes essentiellement crus, associés à une petite dose de « produits de contrebande ». Je m'y suis tenu pendant 4 semaines. Je suis aussi allé à la salle de sport pour faire de l'exercice environ 1 heure tous les matins, 6 jours par semaine. J'étais déterminé.

Le changement a été incroyablement rapide. Empli d'énergie et d'enthousiasme, j'ai ressenti une sensation de légèreté et de bien-être général, sur le plan émotionnel et physique. Mieux encore, je me suis senti régénéré, avec une joie de vivre et un optimisme fous. Ma mémoire à court terme, qui me jouait des tours, est revenue au niveau de mes trente ans.

À table, je faisais très attention. Je ne mangeais pas excessivement, sans pour autant ressentir d'insatisfaction. Il était rare que je me sente ballonné ou lourd. Tous les matins, je me réveillais les idées claires. Ce régime s'est révélé plus facile à suivre que prévu, ses bienfaits palpables l'emportant largement sur mes envies d'aliments interdits. La partie la plus restrictive du régime est maintenant terminée. Je continue à faire très attention, en veillant à ce que l'essentiel de mon alimentation soit saine, en grande partie composée de fruits et de légumes. Il m'arrive de manger chocolat, pain croustillant, fromage et charcuterie, mais cela reste occasionnel, sans effet néfaste. Et même lorsque je passe une soirée en compagnie de mon vieil ami le pinot noir, j'ai les idées claires le lendemain.

Cette détox et ce régime alimentaire ont purifié mon organisme, je me sens régénéré, résilient. Plusieurs fois par an, je voyage à l'étranger et je le confirme : le programme de Saimaa, son Spa, son soutien et le service qu'elle fournit sont uniques au monde.

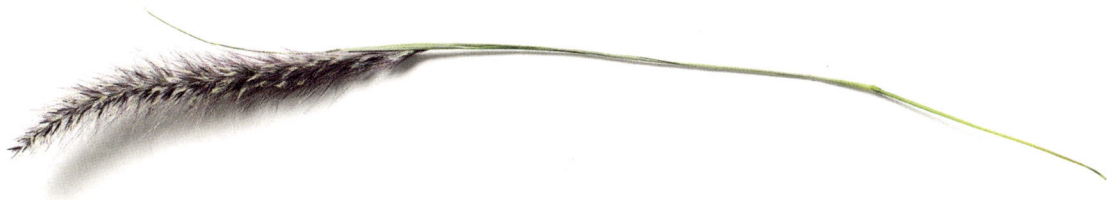

14 JOURS DE DÉTOX
À L'AUSTRALIENNE

LES RECETTES DE LA PHASE DE DETOXIFICATION

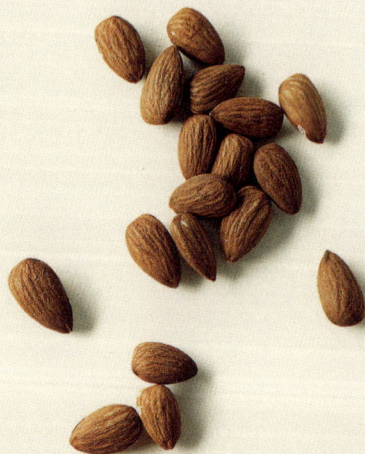

PETIT DÉJEUNER

DÉJEUNER

SOUPES ET BOUILLONS

PETIT DÉJEUNER

PORRIDGE AUX CÉRÉALES À L'ANCIENNE

Ce porridge réconfortant sans gluten est facile à préparer, consistant et nourrissant.

POUR 2 PERSONNES

250 ml d'eau
250 ml de lait d'amande ou de lait de riz
2 c. à soupe de flocons d'amarante
2 c. à soupe de flocons de quinoa
1 poire de taille moyenne bien mûre, grossièrement râpée
2 c. à soupe de graines de chia, trempées une nuit entière
2 c. à café de miel non pasteurisé ou de sirop d'agave
Cannelle en poudre

Dans une petite casserole, chauffez l'eau et le lait à feu moyen, jusqu'à ce qu'ils commencent à frémir. Ajoutez les flocons d'amarante et de quinoa, ainsi que la poire râpée.

Laissez frémir 3 ou 4 minutes, en remuant régulièrement, jusqu'à ce que le porridge ait une consistance épaisse.

Servez dans des bols et parsemez de chia. Arrosez de miel, puis saupoudrez de cannelle.

MÜESLI SANTÉ >

Ce müesli sans gluten peut se déguster directement après avoir été préparé, agrémenté d'une banane coupée en rondelles pour l'adoucir légèrement et de 2 cuillerées à soupe de yaourt nature, de brebis ou de chèvre. Il se conserve aussi 3 ou 4 jours au réfrigérateur, dans un récipient hermétique. Pour varier les saveurs, utilisez différents laits végétaux. Pendant la phase de détoxification, vous pouvez prendre du lait de quinoa, de noix ou de graines.

POUR 4 PERSONNES

20 g de quinoa soufflé
20 g d'amarante soufflée
40 g de son de riz
30 g de graines de potiron
30 g de noix de coco râpée
30 g de graines de chia
30 g de dattes
30 g de baies de goji (ou tout type de baie)
250 ml de lait de riz
Yaourt, pour servir (facultatif)
Rondelles de banane ou baies, pour servir (facultatif)

Réunissez tous les ingrédients dans un saladier et mélangez soigneusement. Ajoutez le yaourt, et les rondelles de banane ou les baies si vous le souhaitez.

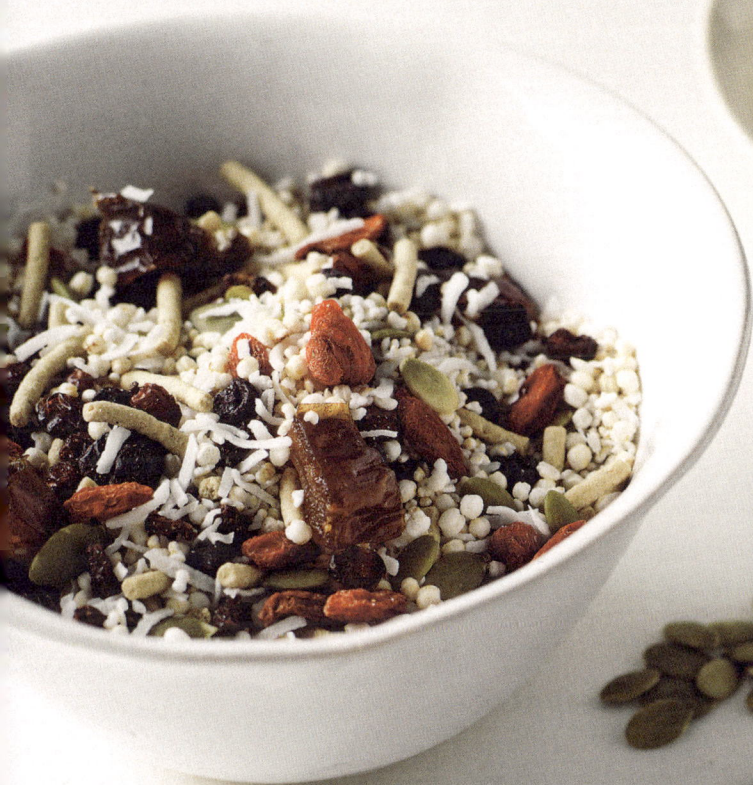

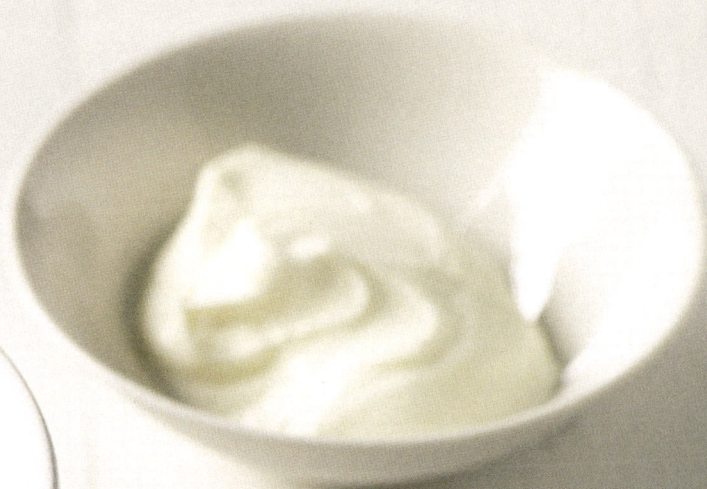

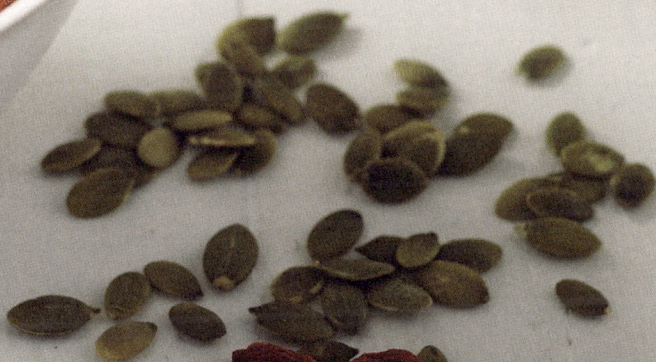

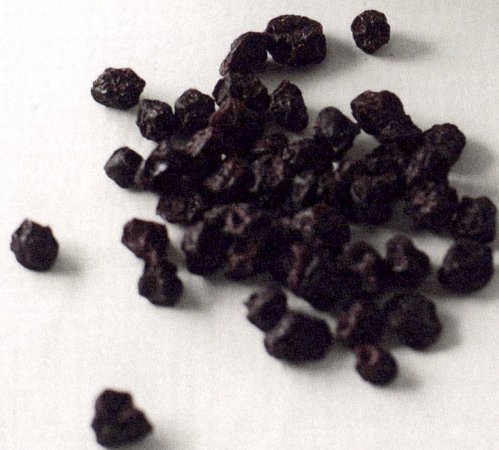

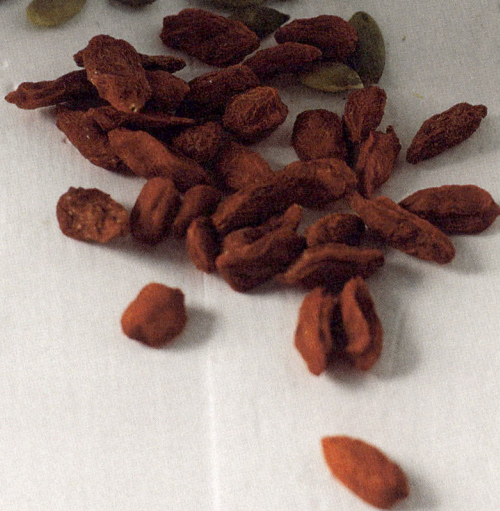

GALETTES AUX ŒUFS BIO ET À LA COURGETTE

Une recette ultra-facile à préparer, riche en protéines. Pendant la phase de détoxification, préférez les œufs bio de poules élevées en liberté, pour réduire votre exposition aux toxines. Arrosez d'un trait de citron avant de servir accompagné, si vous le souhaitez, d'épinards sautés et de tomates.

POUR 1 PERSONNE

2 œufs
1 courgette de taille moyenne (120 g), râpée
Huile d'olive, pour la cuisson
Sel de mer et poivre noir du moulin

Dans un saladier, fouettez vigoureusement les œufs, puis ajoutez la courgette râpée. Salez et poivrez la pâte obtenue.

Dans une petite poêle, chauffez un peu d'huile à feu moyen, puis versez-y 3 à 4 c. à soupe de pâte. Laissez cuire environ 1 minute, jusqu'à ce que la galette soit bien dorée. Retournez et laissez cuire l'autre côté pendant 1 minute. Faites de même avec le reste de la pâte.

GALETTES DE SARRASIN >

Il va vous falloir un blender ou un robot pour réduire la chair de la noix de coco. Si vous n'en avez pas, utilisez de la crème de coco. Ces galettes se dégustent sucrées ou salées, avec du yaourt de brebis, des fruits frais et du beurre d'amande, ou bien avec de l'avocat, des épinards sautés et des tomates cerises.

POUR 2 PERSONNES

1 noix de coco verte de taille moyenne
80 g de farine de sarrasin
30 g de graines de lin
1 c. à café de beurre de coco, fondu
1 pincée de sel de mer ou de sel gemme de l'Himalaya
2 c. à soupe (30 g) de graines de potiron
2 c. à soupe (30 g) de graines de tournesol
Huile d'olive, pour la cuisson

Mixez au robot 175 g de chair et 250 ml de jus de noix de coco, jusqu'à obtention d'un mélange homogène.

Dans un saladier, mélangez tous les ingrédients, à l'exception des graines de potiron et de tournesol : la pâte doit être lisse, assez gélatineuse et collante.

Mélangez les graines de potiron et de tournesol dans un bol. Réservez 1,5 c. à soupe du mélange et ajoutez le reste à la pâte. Remuez.

Chauffez un peu d'huile d'olive à feu moyen dans une poêle, puis versez-y 3 à 4 cuillerées à soupe de pâte. Laissez cuire 1 minute, puis ajoutez 1 c. à café de mélange de graines. Prolongez la cuisson de 30 secondes, puis retournez. Laissez cuire 2 ou 3 minutes, jusqu'à ce que la galette soit bien dorée. Répétez l'opération avec le reste de la pâte.

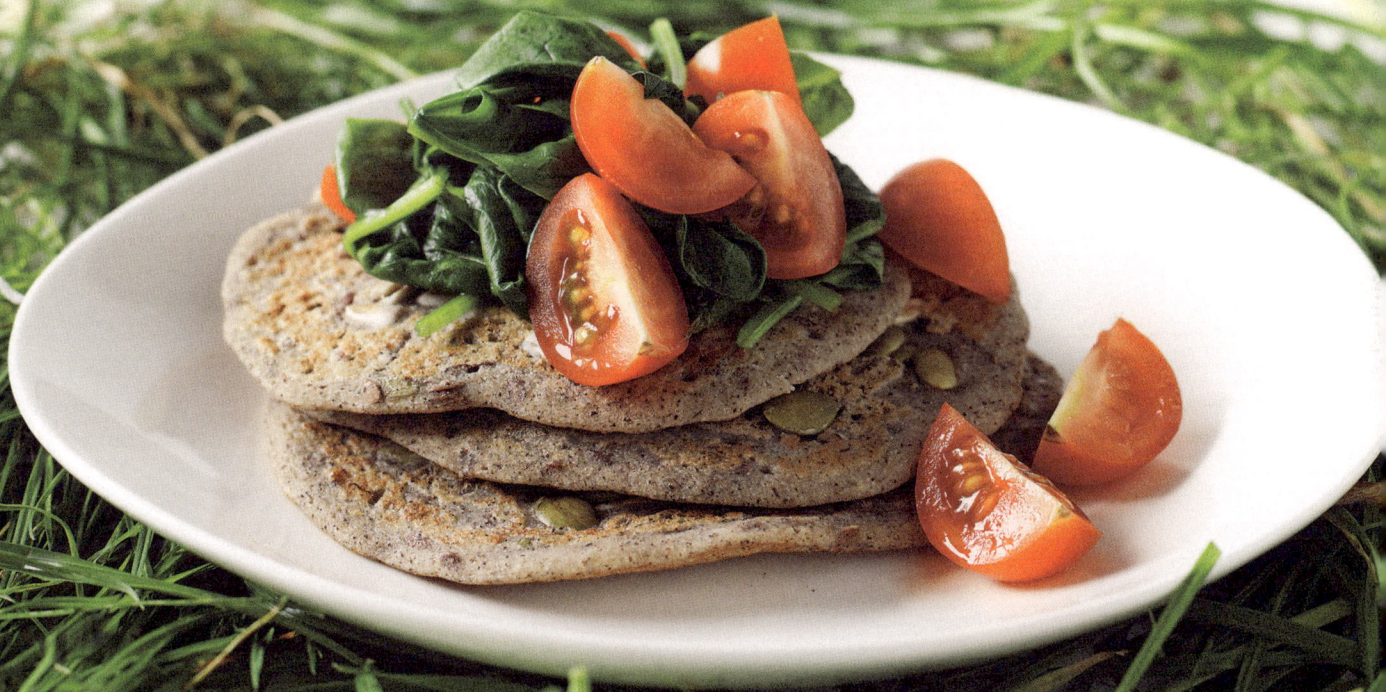

DÉJEUNER

POIVRONS FARCIS

Une recette appréciée des végétariens. Ajoutez du fromage de chèvre pour enrichir ce plat en protéines et en saveurs pendant la phase de détoxification.

POUR 6 PERSONNES

3 petits poivrons rouges
2 courgettes de taille moyenne, coupées en dés
4 oignons nouveaux (+/- 300 g), finement émincés
100 g d'haricots verts, coupés en morceaux de 5 cm
300 g de haricots *cannellini* en conserve, égouttés
1 c. à soupe d'huile d'olive
2 c. à soupe de pignons de pin

POUR LA SAUCE

800 g de tomates concassées en conserve
2 gousses d'ail, hachées
1 c. à soupe de vinaigre de cidre non pasteurisé
Sel de mer et poivre noir du moulin
1 poignée de feuilles de basilic frais, déchiquetées

Préchauffez le four à 200 °C.

Coupez les poivrons en deux dans le sens de la longueur, enlevez les graines et les membranes. Posez-les dans un grand plat à four, la partie coupée tournée vers le haut.

Réunissez tous les ingrédients de la sauce dans une casserole (à l'exception du basilic), puis chauffez à feu moyen. Lorsque le mélange frémit, baissez le feu et laissez réduire 15 minutes Réservez un peu de basilic, et incorporez le reste à la sauce.

Mélangez les dés de courgette, les oignons, les 2 types de haricots et l'huile d'olive, puis garnissez les poivrons avec cette farce. Parsemez de pignons de pin. Enfournez pour 30 minutes. Ajoutez le reste de basilic et servez avec la sauce.

SALADE DE SAUMON AUX ASPERGES ET AUX TOMATES GRILLÉES >

À base de saumon et d'œufs, cette délicieuse salade est riche en acides essentiels gras et en acides aminés.

POUR 2 PERSONNES

2 filets de saumon (+/- 400 g), sans peau et sans arêtes
250 g de tomates cerises, coupées en deux
2 c. à soupe d'huile d'olive
170 g d'asperges vertes, nettoyées et coupées en morceaux de 5 cm
50 g de pousses de roquette
Le jus de ½ citron
1 c. à soupe de vinaigre de cidre non pasteurisé
1 c. à soupe d'huile de graines de lin
2 œufs durs (pas trop cuits), écalés et coupés en quatre
Sel de mer et poivre noir du moulin

Préchauffez le four à 200 °C.

Posez les tomates cerises, partie coupée vers le haut, sur une plaque de cuisson. Arrosez-les d'un filet d'huile d'olive et enfournez pour 12 à 15 minutes Laissez refroidir.

Plongez les asperges dans une casserole d'eau bouillante pendant une minute, puis refroidissez-les sous l'eau froide. Égouttez.

Faites cuire le saumon sous le gril ou au barbecue pendant 4 minutes. Émiettez-le grossièrement, puis mélangez-le dans un saladier aux tomates, aux asperges et à la roquette. Dans un bol, fouettez le jus de citron, le vinaigre et l'huile de graines de lin. Servez la salade dans des bols, nappez de sauce, puis garnissez avec les œufs. Salez et poivrez.

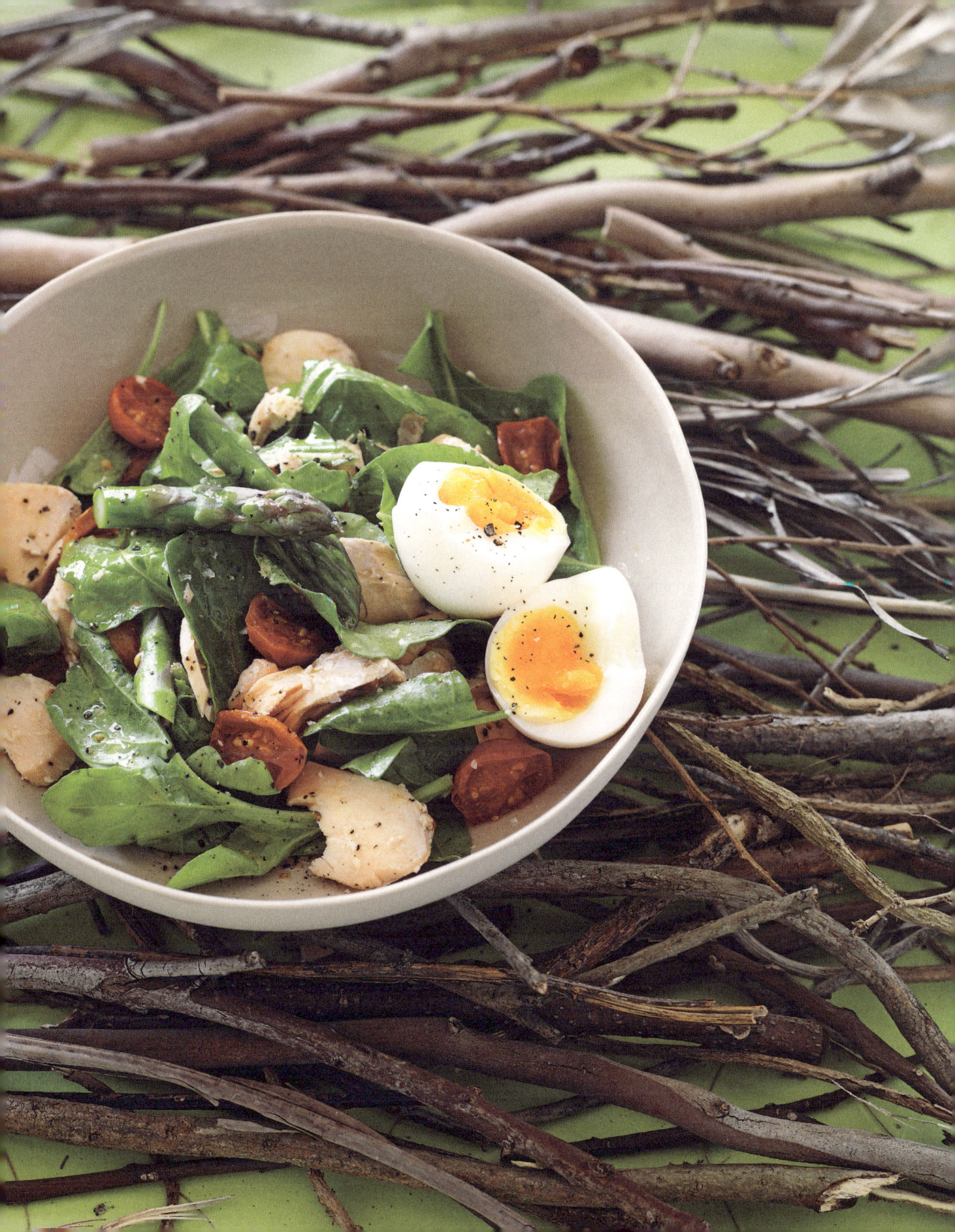

POISSON ET SALSA DE TOMATES FRAÎCHES

Pour la phase de détoxification, je vous propose de réaliser cette
recette avec du pompile bleu, mais elle est délicieuse avec tous
les poissons à chair blanche. Si vous le souhaitez, vous pouvez
le faire griller au barbecue.

POUR 4 PERSONNES

3 tomates (450 g), finement hachées ou
   450 g de tomates cerises, coupées en quartiers
1 poivron rouge de taille moyenne (200 g),
   épépiné et finement haché
1 c. à soupe (15 g) de basilic ou de persil plat
   finement ciselé
½ oignon rouge de taille moyenne (170 g),
   finement haché
1 piment rouge frais, épépiné et finement haché
1 gousse d'ail, finement hachée
2 c. à café d'origan séché
2 c. à soupe de vinaigre de cidre non pasteurisé
60 ml d'huile d'olive
Sel de mer et poivre noir du moulin
4 filets de pompile bleu d'env.185 g chacun
Sauce salsa
200 g d'assortiment de salade verte

Réunissez les tomates, le poivron, les herbes
aromatiques et l'oignon dans un saladier.
Ajoutez le piment, l'ail, l'origan, le vinaigre
et l'huile d'olive, puis mélangez. Salez et
poivrez. Réservez.

Faites cuire les filets de poisson au barbecue
ou à la poêle, 3 à 4 minutes de chaque côté,
jusqu'à ce qu'ils soient tout juste cuits.

Servez accompagné de salsa et de salade verte.

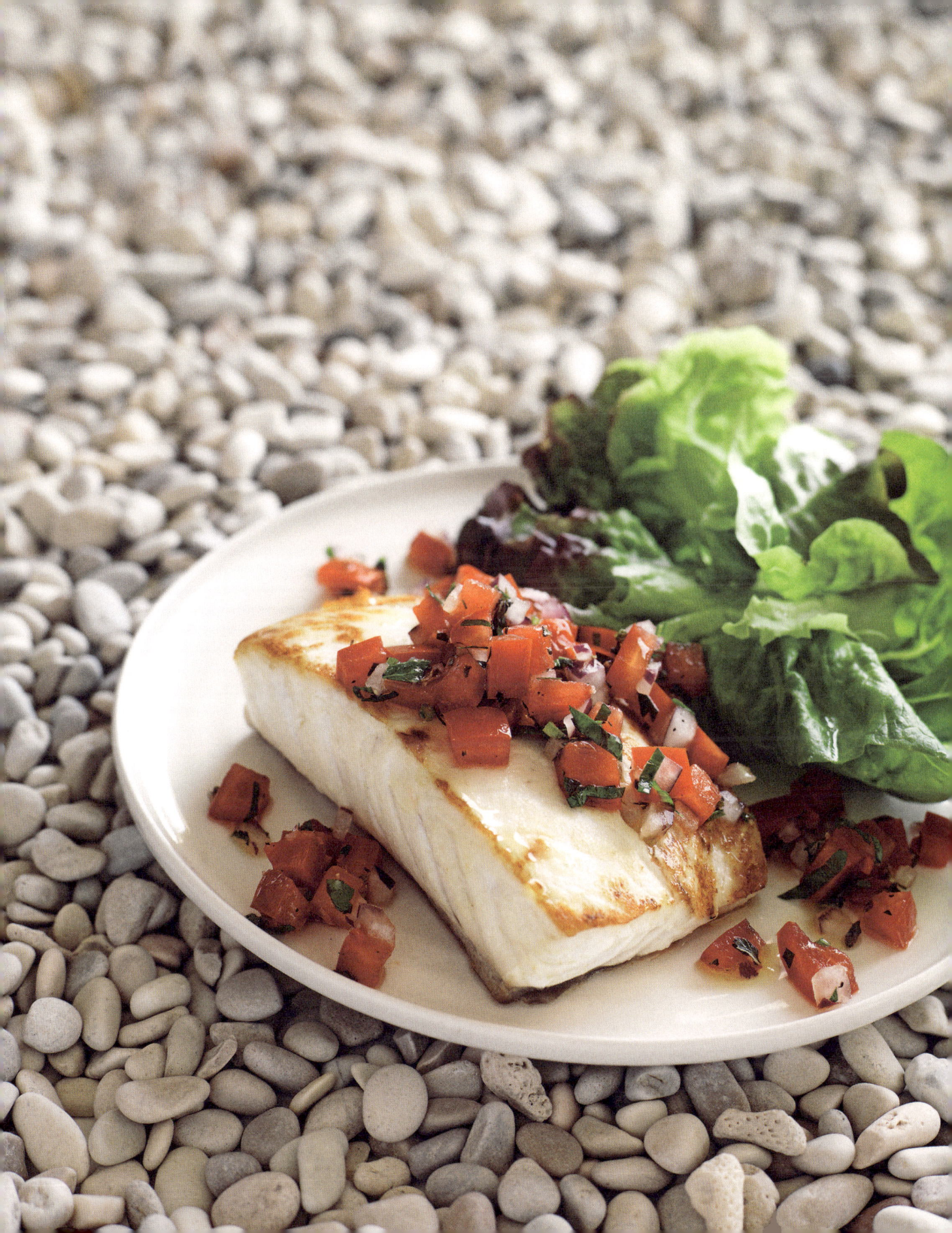

CURRY DE POULET LADAKHI

Je tiens cette recette tout simple mais délicieusement parfumée de Christine Manfield, chef, auteur et championne de la détox. Ce curry, tiré de son livre *Tasting India*, est une spécialité de la région indienne du Ladakh.

POUR 4 PERSONNES

2 oignons rouges, grossièrement hachés
8 gousses d'ail, grossièrement hachées
1 c. à soupe de gingembre frais, grossièrement haché
2 piments verts, grossièrement hachés
3 tomates bien mûres, grossièrement concassées
1 c. à café de piment en poudre
2 c. à soupe d'huile végétale
800 g de filets de poitrine de poulet bio, coupés en fines lanières
2 c. à café de sel marin
2 c. à soupe de feuilles de coriandre ciselées
Riz vapeur ou légumes, en accompagnement

Réunissez les oignons, l'ail, le gingembre, les piments, les tomates et le piment en poudre dans le bol d'un robot et mixez jusqu'à obtention d'un mélange homogène.

Chauffez l'huile dans une poêle, puis faites revenir le poulet à feu moyen pendant 1 minute seulement. Retirez le poulet de la poêle et réservez.

Versez la préparation à l'oignon et à la tomate dans la même poêle et laissez réduire 40 minutes à feu moyen, jusqu'à ce que le mélange forme une sauce. Ajoutez éventuellement un peu d'eau si nécessaire.

Ajoutez le poulet dans la sauce et mélangez. Laissez revenir 3 minutes, jusqu'à ce que la viande soit cuite. Salez et poivrez. Retirez du feu. Incorporez la coriandre et servez chaud, accompagné de riz vapeur.

« SPAGHETTIS » DE COURGETTES, SAUCE CRÉMEUSE >

Un plat incroyablement nourrissant, après lequel les pâtes traditionnelles paraîtront bien lourdes ! Pour ajouter des protéines, garnissez de chèvre émietté.

POUR 4 PERSONNES

4 grosses courgettes (600 g)
2 c. à soupe d'huile d'olive
10 g de feuilles de basilic déchiquetées (réservez quelques feuilles entières)

POUR LA SAUCE

150 g de noix de macadamia
15 g de tomates séchées au soleil
Le jus de ½ citron
2 gousses d'ail, hachées
1 c. à café de sel de mer
Poivre noir du moulin

Préparez la sauce : mettez les noix dans un bol, les tomates dans un autre. Couvrez d'eau et laissez tremper 30 minutes.

À l'aide d'un épluche-légumes, réalisez de longues lamelles de courgette, puis tranchez-les dans la longueur pour créer des « spaghettis ». Mettez-les dans un saladier, avec l'huile d'olive et le basilic déchiqueté. Mélangez et réservez.

Égouttez les noix de macadamia et les tomates (réservez l'eau des tomates) et mettez-les dans le bol d'un robot, avec le jus de citron, l'ail, du sel et du poivre. Mixez. Laissez tourner le moteur lentement, puis ajoutez progressivement l'eau de trempage des tomates, jusqu'à obtention d'une consistance crémeuse.

Mélangez soigneusement les « spaghettis » et la sauce, garnissez de quelques feuilles de basilic et servez.

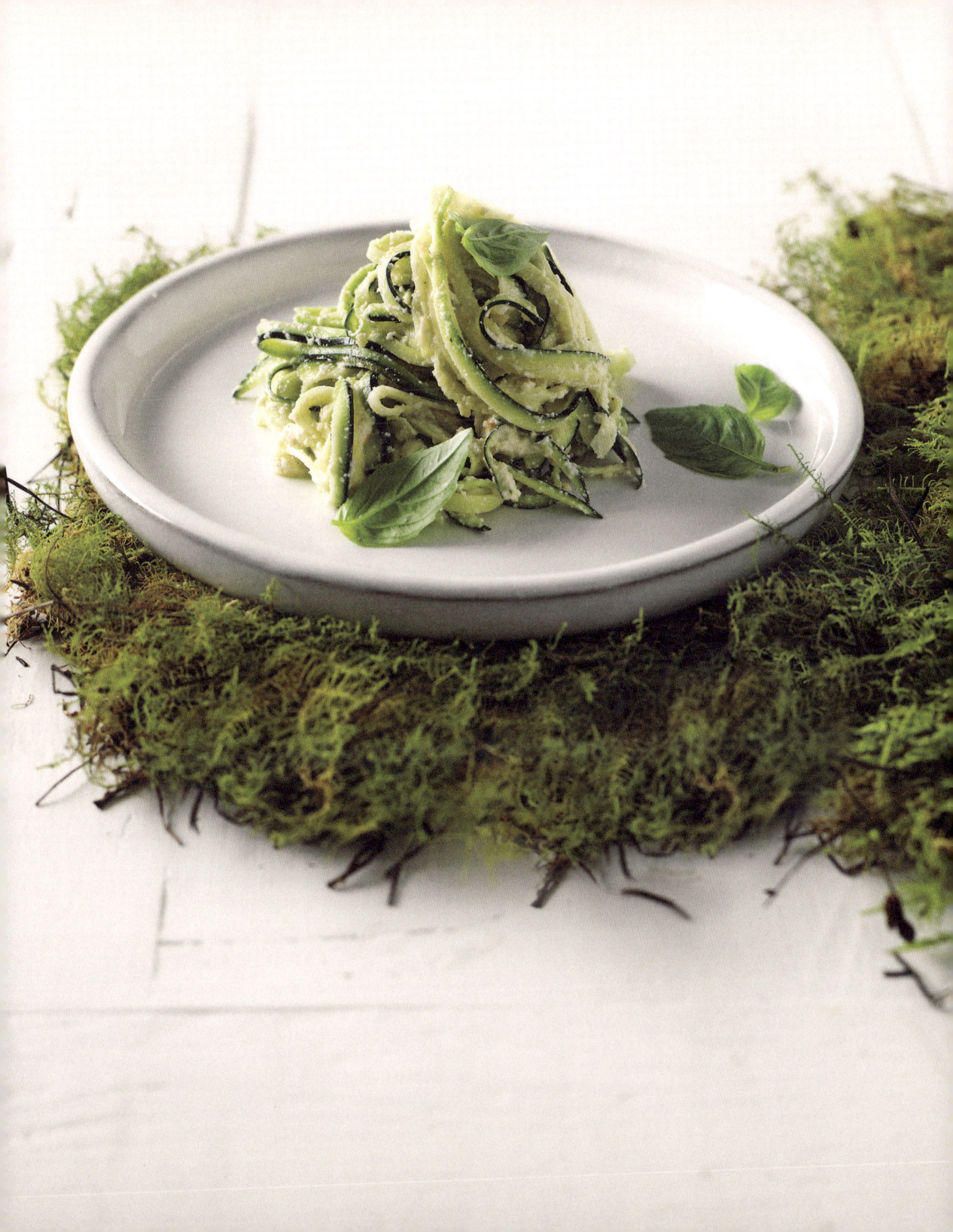

SOUPES ET BOUILLONS

BOUILLON DE LÉGUMES

Ce bouillon peut servir de base à la Soupe parfumée, ci-contre, ou s'utiliser pour parfumer des ragoûts. Il se déguste aussi tel quel : dans ce cas, gardez les légumes. Il se conserve 3 jours au réfrigérateur ou 3 mois au congélateur.

POUR 1,5 LITRE

1 c. à soupe d'huile d'olive
2 oignons (300 g), finement hachés
3 gousses d'ail, très finement hachées
2 carottes (env. 240 g), grossièrement hachées
2 tiges de céleri (200 g), grossièrement hachées
1 navet (env. 230 g), grossièrement haché
1 panais (env. 250 g), grossièrement haché
2 feuilles de laurier
6 grains de poivre noir
3 c. à café de pâte de miso
Sel de mer et poivre noir du moulin

Chauffez l'huile d'olive dans une grande casserole à feu moyen. Faites revenir l'ail et les oignons pendant 2 minutes, jusqu'à ce qu'ils soient fondants. Ajoutez les autres légumes, couvrez et laissez cuire 10 minutes, en secouant régulièrement la casserole.

Couvrez les légumes avec 3 litres d'eau. Portez à ébullition, puis ajoutez le laurier et les grains de poivre. Laissez mijoter à couvert pendant 1 heure 30. Éteignez le feu, retirez les légumes à l'aide d'une écumoire, puis incorporez la pâte de miso. Salez et poivrez.

SOUPE PARFUMÉE >

Avec ses légumes croquants servis dans un bouillon parfumé relevé de curcuma, ce plat est aussi léger que nourrissant.

POUR 2 PERSONNES

1 carotte (env. 120 g), coupée en dés
45 g de brocoli, détaillé en fleurettes
50 g de chou-fleur, coupé en fleurettes
85 g d'asperges, coupées en morceaux de 5 cm
1 échalote brune (40 g), pelée, entière
500 ml d'eau bouillante
500 ml d'eau glacée
600 ml de bouillon de légumes (voir ci-contre)
1 morceau de galanga (25 g) de 5 cm, grossièrement haché
1 tige de citronnelle, grossièrement hachée
1 piment rouge
1 morceau de racine de curcuma fraîche (25 g) de 5 cm, grossièrement hachée
2 c. à soupe de feuilles de coriandre, + quelques feuilles pour servir
2 feuilles de combava (un agrume proche du citron vert)

Réunissez la carotte, le brocoli, le chou-fleur, l'asperge et l'échalote dans une casserole. Ajoutez l'eau bouillante et blanchissez les légumes 15 secondes environ. Égouttez-les, puis plongez-les dans l'eau glacée.

Réchauffez le bouillon jusqu'à ce qu'il commence à frémir. Ajoutez le galanga, la citronnelle, le piment, le curcuma, la coriandre et les feuilles de combava dans un sachet de mousseline. Plongez-le dans le bouillon et laissez frémir 2 minutes.

Ajoutez les légumes dans la soupe et laissez-les réchauffer 30 secondes. Retirez les épices. Garnissez de coriandre et servez.

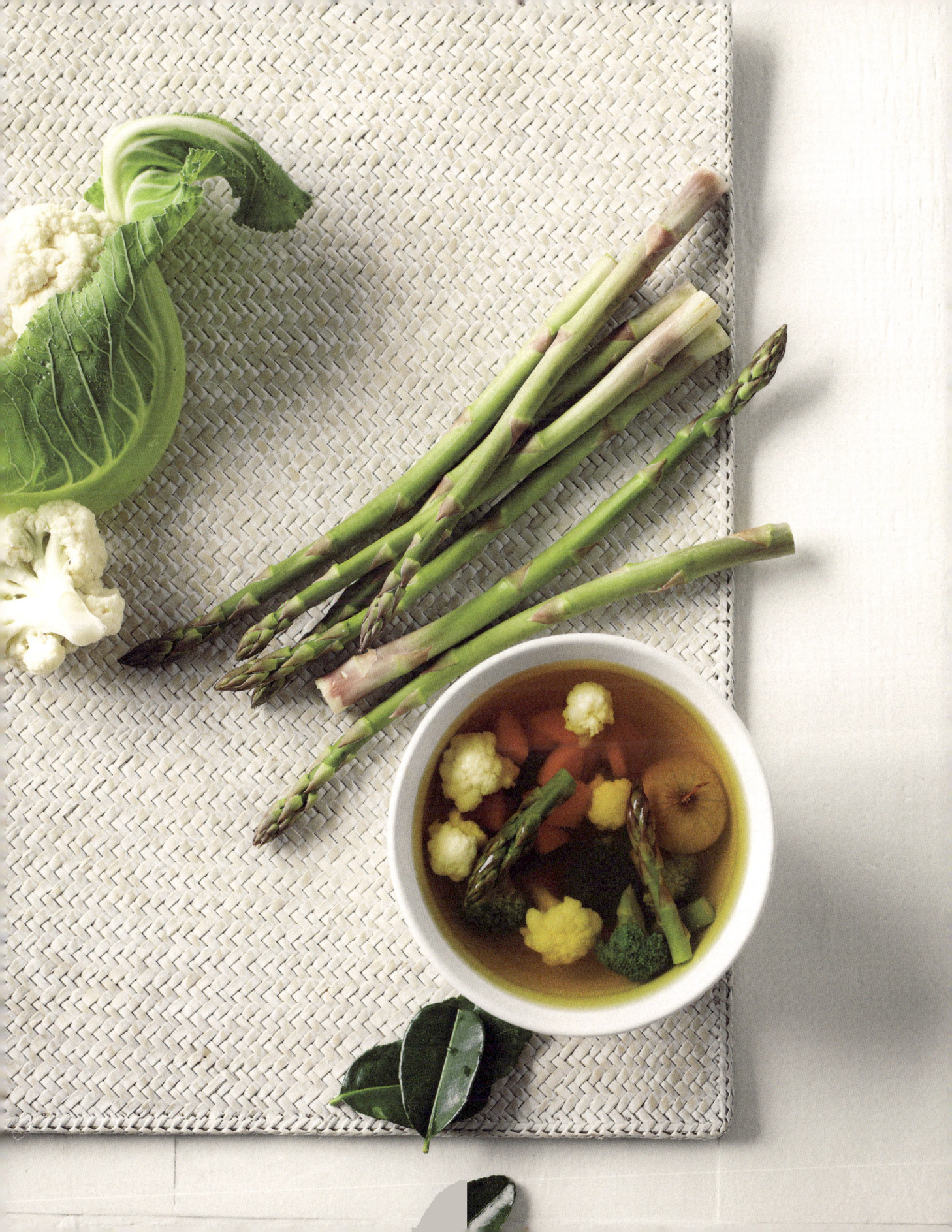

SOUPE ÉNERGISANTE

Ce plat contient de la dulse, un légume marin gorgé de vitamines et de sels minéraux qui s'achète en flocons ou en morceaux. La Soupe énergisante peut être servie avec les garnitures les plus variées : dés d'avocat, ail haché, tomates séchées au soleil réhydratées, oignons nouveaux émincés, dés de poivrons ou poudre de spiruline.

POUR 2 PERSONNES

Le jus de 1 citron
125 ml d'huile d'olive ou d'huile de graines de lin
50 g de dulse en morceaux ou en flocons
1 feuille de nori cru, déchiquetée en petits
    morceaux
2 tomates de taille moyenne (300 g),
    coupées en quartiers
125 g d'épinards, lavés et grossièrement hachés
2 tiges de céleri (200 g), grossièrement haché
1 concombre de taille moyenne (170 g),
    pelé et grossièrement haché
40 g de feuilles de basilic ou de coriandre frais
    (ou un mélange des deux)
40 g de graines de chanvre ou de pignons de pin
    non grillées (80 g)
1 c. à café de sel de mer ou de sel de d'Himalaya
½ c. à café de piment en poudre ou de piment de
    Cayenne, selon votre goût

Réunissez tous les ingrédients dans le bol d'un robot, ajoutez une tasse d'eau filtrée, puis mixez à vitesse élevée jusqu'à obtention d'une texture crémeuse. Servez dans des bols, avec les garnitures de votre choix.

SOUPE À LA COURGETTE ET À LA CORIANDRE

Une soupe résolument détox car très riche en coriandre, une herbe aromatique renommée pour sa capacité à débarrasser l'organisme des métaux lourds.

POUR 2 PERSONNES

1 courgette (env. 120 g), coupée en dés
1 carotte (env. 120 g), coupée en dés
1 tige de céleri (env. 150 g)
¼ d'oignon rouge (60 g), finement haché
1 c. à soupe d'huile de graines de lin
80 g de feuilles de coriandre, déchiquetées
    + quelques-unes finement ciselées pour garnir
½ c. à café de sel de mer
¼ avocat de taille moyenne (30 g)
Poivre noir du moulin

Dans le bol d'un robot, réunissez tous les ingrédients et 1 litre d'eau filtrée et mixez à vitesse élevée jusqu'à obtention d'un mélange homogène. Réchauffez le tout dans une casserole, garnissez de coriandre et servez aussitôt.

SOUPE AUX ÉPINARDS ET AUX ALGUES

Une soupe exquise gorgée de nutriments et d'acides gras essentiels, grâce aux algues qu'elle contient.

POUR 2 PERSONNES

1 courgette (env. 120 g), coupée en dés

1 carotte (env. 120 g), coupée en dés

1 tige de céleri (env. 100 g), grossièrement hachée

1 poireau (env. 350 g), nettoyé et grossièrement haché

1 c. à soupe d'huile de graines de lin + un peu pour assaisonner

¼ d'avocat de taille moyenne (65 g)

125 g d'épinards, lavés et grossièrement hachés

2 c. à soupe de poudre de kelp (algue)

Sel de mer

1 c. à soupe de dulse en flocons

Réunissez tous les ingrédients dans le bol d'un robot, à l'exception du sel et de la dulse. Ajoutez 1 litre d'eau filtrée et mixez 3 minutes, jusqu'à ce que le mélange soit homogène.

Salez, poivrez et parsemez de dulse. Arrosez d'un trait d'huile d'olive.

SOUPE FROIDE D'AVOCAT

Ajustez la quantité de piment jalapeno selon vos préférences. Cette soupe se déguste accompagnée de graines germées ou de coriandre.

POUR 2 PERSONNES

2 avocats de taille moyenne (500 g), coupés en dés de 1 cm de côté

½ à 1 piment jalapeno, épépiné et finement haché

1 c. à café de coriandre en poudre

1 c. à café de tamari (sauce de soja fermentée) sans blé

¼ c. à café de poivre noir du moulin

½ c. à café de sel de mer ou de sel gemme de l'Himalaya

La chair de 1 citron vert, coupée en dés

Feuilles de coriandre, pour garnir

Mélangez tous les ingrédients dans un saladier, à l'exception du citron vert et de la coriandre. Mettez la moitié de la préparation dans le bol d'un robot, et mixez jusqu'à obtention d'un mélange homogène.

Versez la préparation dans le saladier et mélangez.

Pour obtenir une texture plus liquide, ajoutez 125 ml d'eau.

POTAGE DE COURGE ÉPICÉ

Dans ce potage original, la courge et les autres légumes restent crus, pour préserver tous leurs nutriments. En garniture, je propose du persil, mais vous pouvez utiliser les herbes aromatiques de votre choix.

POUR 2 PERSONNES

500 g de courge butternut (dite aussi doubeurre), pelée et coupée en dés
4 carottes (env. 480 g), coupées en dés
1 poivron rouge (150 g), épépiné et coupé en dés
½ oignon rouge (170 g), finement haché
1 gousse d'ail, très finement hachée
½ tige de céleri (50 g), finement émincée
2 c. à soupe d'huile de graines de lin
    + un peu pour assaisonner
1 ½ c. à soupe de vinaigre de cidre non pasteurisé
1 c. à café de tamari (sauce de soja fermentée)
    sans blé
1 c. à café de sel de mer
le jus d'un morceau de gingembre frais de 5 cm
    (25 g), passé à la centrifugeuse
1 pincée de piment de Cayenne
persil plat ciselé, pour garnir

Réunissez tous les ingrédients, à l'exception du persil, dans le bol d'un robot, et ajoutez 1 litre d'eau filtrée. Mixez à vitesse élevée pendant 3 minutes environ, jusqu'à ce que le mélange soit homogène.

Servez légèrement tiède ou à température ambiante, accompagné de persil.

VELOUTÉ DE CONCOMBRE AUX HERBES AROMATIQUES >

Une soupe rafraîchissante, parfaite pour les mois d'été. Ce velouté est à servir de préférence très frais.

POUR 2 PERSONNES

3 concombres (500 g), pelés et épépinés
1 citron (140 g), pelé et coupé en morceaux
    (ôtez les pépins)
200 g de yaourt de brebis nature
1 gousse d'ail, très finement hachée
40 g de noix concassées
1 c. à café d'huile de graines de lin
10 g de persil plat, ciselé
10 g de feuilles de menthe, ciselées
Ciboulette ciselée, pour garnir (facultatif)

Réunissez tous les ingrédients, à l'exception de la menthe et de la ciboulette, dans le bol d'un robot, ajoutez 1 litre d'eau et mixez à vitesse élevée pendant 3 minutes ou jusqu'à obtention d'un mélange homogène. Ajoutez la menthe et mixez encore 15 secondes. Réservez 1 heure au réfrigérateur, puis servez, parsemé de ciboulette si vous le souhaitez.

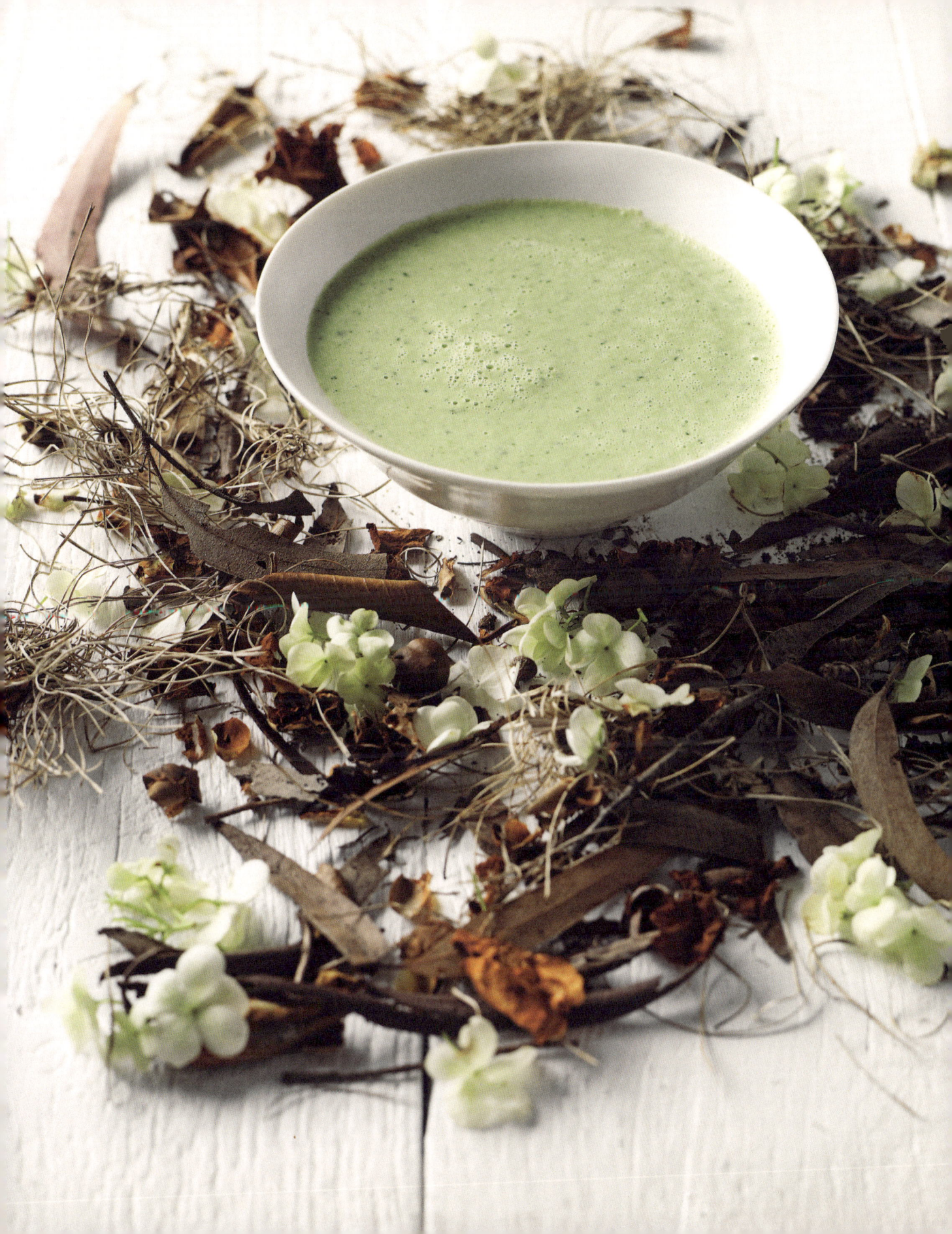

PREMIÈRE SEMAINE

	LUNDI	MARDI	MERCREDI	JEUDI	VENDREDI	SAMEDI	DIMANCHE
Au réveil	500 ml d'eau Shot au vinaigre de cidre et au piment de Cayenne	500 ml d'eau Shot au vinaigre de cidre et au piment de Cayenne	500 ml d'eau Shot au vinaigre de cidre et au piment de Cayenne	500 ml d'eau Shot au vinaigre de cidre et au piment de Cayenne	500 ml d'eau Shot au vinaigre de cidre et au piment de Cayenne	500 ml d'eau Shot au vinaigre de cidre et au piment de Cayenne	500 ml d'eau Shot au vinaigre de cidre et au piment de Cayenne
Petit déjeuner	Müesli santé Infusion	Smoothie salut du soleil Infusion	Smoothie salut du soleil Infusion	Galettes aux œufs bio et à la courgette Infusion	Müesli santé Infusion	Smoothie du yogi Infusion	Galettes de sarrasin Infusion
Milieu de matinée	250 ml de Jus vert 500 ml d'eau	250 ml de Jus vert 500 ml d'eau	250 ml de Jus vert 500 ml d'eau	250 ml de Jus vert 500 ml d'eau	250 ml de Jus vert 500 ml d'eau	250 ml de Jus vert 500 ml d'eau	250 ml de Jus vert 500 ml d'eau
Déjeuner	Poivrons farcis	Salade de saumon aux asperges et aux tomates grillées	Curry de poulet ladakhi	Frittata au saumon et à la courgette	Spaghettis de courgettes, sauce crémeuse	Poulet à la *cacciatore*	Poisson et salsa de tomates fraîches
En-cas (si nécessaire)	500 ml d'eau 1 poignée d'assortiment de noix	Crudités avec dip onctueux à l'avocat	Galettes de riz brun avec du tahini	1 portion de fruit	Crudités avec houmous	Crackers de riz avec de l'avocat	2 c. à soupe de kéfir ou de yaourt nature
Dîner	Soupe parfumée 500 ml d'eau	Soupe énergisante 500 ml d'eau	Velouté de concombre aux herbes aromatiques 500 ml d'eau	Soupe aux épinards et aux algues 500 ml d'eau	Soupe froide d'avocat 500 ml d'eau	Soupe à la courgette et à la coriandre 500 ml d'eau	Potage de courge épicé 500 ml d'eau
Après le dîner (facultatif, uniquement si nécessaire)	1 tasse d'infusion gingembre, citron et miel	1 tasse de thé à la menthe avec 1 c. à café de miel non pasteurisé	2 carrés de chocolat au cacao brut	2 c. à soupe de kéfir ou de yaourt nature	1 tasse de thé à la menthe avec 1 c. à café de miel non pasteurisé	1 tasse d'infusion gingembre, citron et miel	2 carrés de chocolat au cacao brut

PHASE DE DÉTOXIFICATION : MENUS – DÉTOX AVANCÉE

	LUNDI	MARDI	MERCREDI	JEUDI	VENDREDI	SAMEDI	DIMANCHE
Au réveil	750 ml d'eau Shot au vinaigre de cidre et au piment de Cayenne	750 ml d'eau Shot au vinaigre de cidre et au piment de Cayenne	750 ml d'eau Shot au vinaigre de cidre et au piment de Cayenne	750 ml d'eau Shot au vinaigre de cidre et au piment de Cayenne	750 ml d'eau Shot au vinaigre de cidre et au piment de Cayenne	750 ml d'eau Shot au vinaigre de cidre et au piment de Cayenne	750 ml d'eau Shot au vinaigre de cidre et au piment de Cayenne
Petit déjeuner	Boisson détox 300 à 350 ml de Jus vert	Boisson détox 300 à 350 ml de Jus vert	Boisson détox 300 à 350 ml de Jus vert	Boisson détox 300 à 350 ml de Jus vert	Boisson détox 300 à 350 ml de Jus vert	Boisson détox 300 à 350 ml de Jus vert	Boisson détox 300 à 350 ml de Jus vert
Milieu de matinée	750 ml d'eau	750 ml d'eau	750 ml d'eau	750 ml d'eau	750 ml d'eau	750 ml d'eau	750 ml d'eau
Déjeuner	Boisson détox Poivrons farcis	Boisson détox Salade de saumon aux asperges et aux tomates grillées	Boisson détox Curry de poulet ladakhi (avec des légumes)	Boisson détox Frittata au saumon et à la courgette	Boisson détox Spaghettis de courgettes, sauce crémeuse	Boisson détox Galettes aux œufs bio et à la courgette	Boisson détox Poisson et salsa de tomates fraîches
Milieu d'après-midi	750 ml d'eau	750 ml d'eau	750 ml d'eau	750 ml d'eau	750 ml d'eau	750 ml d'eau	750 ml d'eau
Dîner	Boisson détox Soupe parfumée 750 ml d'eau	Boisson détox Soupe parfumée 750 ml d'eau	Boisson détox Velouté de concombre aux herbes aromatiques 750 ml d'eau	Boisson détox Soupe aux épinards et aux algues 750 ml d'eau	Boisson détox Soupe froide d'avocat 750 ml d'eau	Boisson détox Soupe à la courgette et à la coriandre 750 ml d'eau	Boisson détox Potage de courge épicé 750 ml d'eau

NB : Vous pouvez boire du Jus vert soit en milieu de matinée, soit en milieu d'après-midi.

DEUXIÈME SEMAINE :
PHASE NUTRITIVE

Félicitations ! Le plus dur est fait – cela n'était pas si difficile que ça, n'est-ce pas ? À compter de maintenant, vous allez partir sur de bonnes bases – votre organisme a naturellement moins faim, il a envie d'aliments alcalinisants sous leur forme complète et vous n'avez pas besoin de compter les calories ou de maîtriser la taille des portions. Tout cela parce que vous avez pris soin de vous détoxifier et de réveiller l'instinct de votre corps pour une saine alimentation. Il réagit déjà avec gratitude – les douleurs musculaires sont peut-être en train de s'estomper, voire de disparaître, votre teint est probablement plus net, vous avez davantage de vitalité, vous vous sentez plus calme, plus heureux et le matin, vous prenez plaisir à sortir du lit.

Avant d'aborder la deuxième semaine, faites le point sur vos objectifs, si ce n'est déjà fait. Passez en revue la liste de vos symptômes – pensez aux maux qui touchaient votre santé et voyez s'ils sont en train de disparaître. Peut-être ne sont-ils déjà plus qu'un mauvais souvenir ?

Aborder la phase nutritive, c'est un peu comme ensemencer un jardin après avoir désherbé. Vous pourrez manger davantage, sans prendre de poids. En réalité, peut-être continuez-vous même à en perdre (car les canaux d'élimination sont libérés et l'efficacité du métabolisme améliorée). En outre, l'effet de chaque aliment est visible, votre organisme étant désormais capable de montrer plus efficacement des signes de détresse.

Durant cette semaine, vous pourrez commencer à faire davantage d'exercice : avec une énergie décuplée et un mental revigoré, vous êtes plus discipliné, plus motivé. N'oubliez pas que votre organisme est toujours en train de se remettre. Octroyez-vous le temps de la réflexion et de la contemplation. Levez le pied et reposez-vous quand vous en avez besoin.

CONSEILS GÉNÉRAUX

1. Voir les points 1 à 5 des *Conseils généraux* de la phase de détoxification, p. 49.

2. Augmentez la durée de l'exercice physique, qui passe à 45 minutes, voire 1 heure au minimum, cinq fois au cours de cette semaine. Prévoyez au moins une séance de yoga.

3. Tenez un journal de bord N. E. R. (voir *Outils et références*, p. 199) pour suivre vos progrès.

4. Faites le point concernant vos objectifs et utilisez votre check-list hebdomadaire pour suivre vos progrès.

5. Pensez à respirer profondément, aidez-vous des soins (voir p. 195) et passez du temps au soleil et dans la nature, pour vous en nourrir.

CONSEILS POUR LA DÉTOX DOUCE

- Toutes les céréales complètes, à l'exception du blé, sont désormais autorisées. Commencez à réintroduire le seigle, l'épeautre, l'avoine et l'orge si vous le souhaitez. Le maïs reste proscrit.

- Pour la viande rouge, cantonnez-vous à l'agneau bio, jusqu'à trois fois par semaine. Vous pouvez manger du poisson, du poulet et de la dinde bio.

- Il est possible d'intervertir déjeuner et dîner, mais essayez de prendre un repas liquide et un repas dissocié par jour (voir les *Suggestions de menu* pour la phase nutritive, p. 98).

CONSEILS POUR LA DÉTOX AVANCÉE

Suivez les mêmes conseils que pour la détox douce, en vous cantonnant aux céréales sans gluten au cours de cette semaine. Continuez à éviter tous les laitages.

Cette semaine, essayez de prendre un repas liquide par jour et deux repas dissociés. Vous pouvez aussi boire, en plus, la Boisson aux algues, formidablement nutritive, qui renforce l'effet de la détox. La Boisson aux algues (voir recette p. 140) se prend 20 minutes avant le petit déjeuner, le déjeuner et le dîner. Elle se prépare à la dernière minute : emportez les ingrédients avec vous si vous sortez, pour les mélanger au dernier moment.

Les micro-algues sont les aliments les plus riches en nutriments qui soient : antioxydants, caroténoïdes, vitamines, sels minéraux, acides aminés, polysaccharides, acides essentiels gras, chlorophylle et phyto-nutriments – en un mot, ce sont des superaliments, qui fertiliseront votre « jardin intérieur ». La spiruline et le phytoplancton marin (*Dunaliella salina*) en font partie.

- Buvez 750 ml d'eau quatre fois par jour – au lever, en milieu de matinée, en milieu d'après-midi et après le dîner (en buvant la dernière gorgée au moins 1 heure avant d'aller vous coucher). Buvez à 20 minutes d'intervalle au moins des repas, pour ne pas perturber les sucs digestifs.

- Buvez de la Boisson aux algues trois fois par jour, de préférence 20 minutes avant le petit déjeuner, le déjeuner et le dîner.

- Remplacez le petit déjeuner par un Jus vert (un verre de 300 à 350 ml + 1 c. à soupe de graines ou de farine de graines + 1 c. à soupe d'acides gras essentiels liquides). Essayez de ne rien consommer d'autre avant midi.

- Prenez le repas principal à midi, de préférence dissocié.

PHASE NUTRITIVE : LES RECETTES

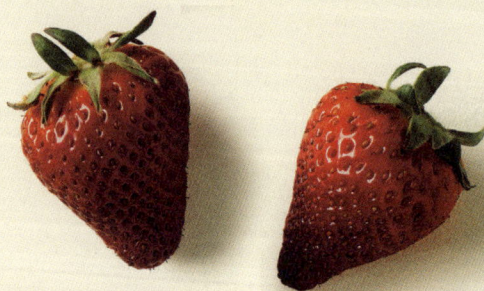

PETIT DÉJEUNER

MÜESLI EXPRESS

Un délicieux Bircher müesli (du nom du Dr Bircher, qui l'a inventé) vraiment facile à préparer : mélangez les ingrédients, laissez-les gonfler une nuit entière au réfrigérateur et le tour est joué. Servez accompagné de yaourt nature ou d'un peu de lait.

POUR 2 PERSONNES

45 g de flocons d'avoine
2 c. à soupe de son d'avoine
1 c. à soupe de graines de tournesol
1 c. à soupe de graines de chia
1 c. à soupe de vinaigre de cidre non pasteurisé
70 g d'assortiment de fruits rouges (baies de goji, baies d'açaï, myrtilles)
1 petite banane (75 g)
1 c. à soupe (20 g) de noix de coco râpée
1 c. à soupe (20 g) de raisins secs
500 ml de lait de riz ou autre lait végétal

Mélangez tous les ingrédients et laissez gonfler une nuit entière.

SALADE DE FRUITS >

Préparez cette salade de fruits fraîche qui permet de bien commencer la journée avec les baies de votre choix : myrtilles, framboises, fraises, mais aussi des variétés plus exotiques comme les baies de goji ou d'açaï, ou le physalis. Tous les fruits rouges sont gorgés de vitamine C et d'antioxydants puissants. Servez la salade telle quelle ou accompagnée de yaourt nature. Pour la sucrer un peu, nappez-la d'une demi-cuillerée à café de miel non pasteurisé ou de sirop d'agave.

POUR 1 PERSONNE

½ petite banane (35 g), coupée en rondelles
70 g de fruits rouges
1 c. à soupe de graines de tournesol
1 c. à soupe de graines de potiron
1 c. à soupe d'amandes
1 c. à soupe de raisins secs
cannelle en poudre

Mélangez tous les ingrédients dans un saladier, puis saupoudrez d'une pincée de cannelle en poudre.

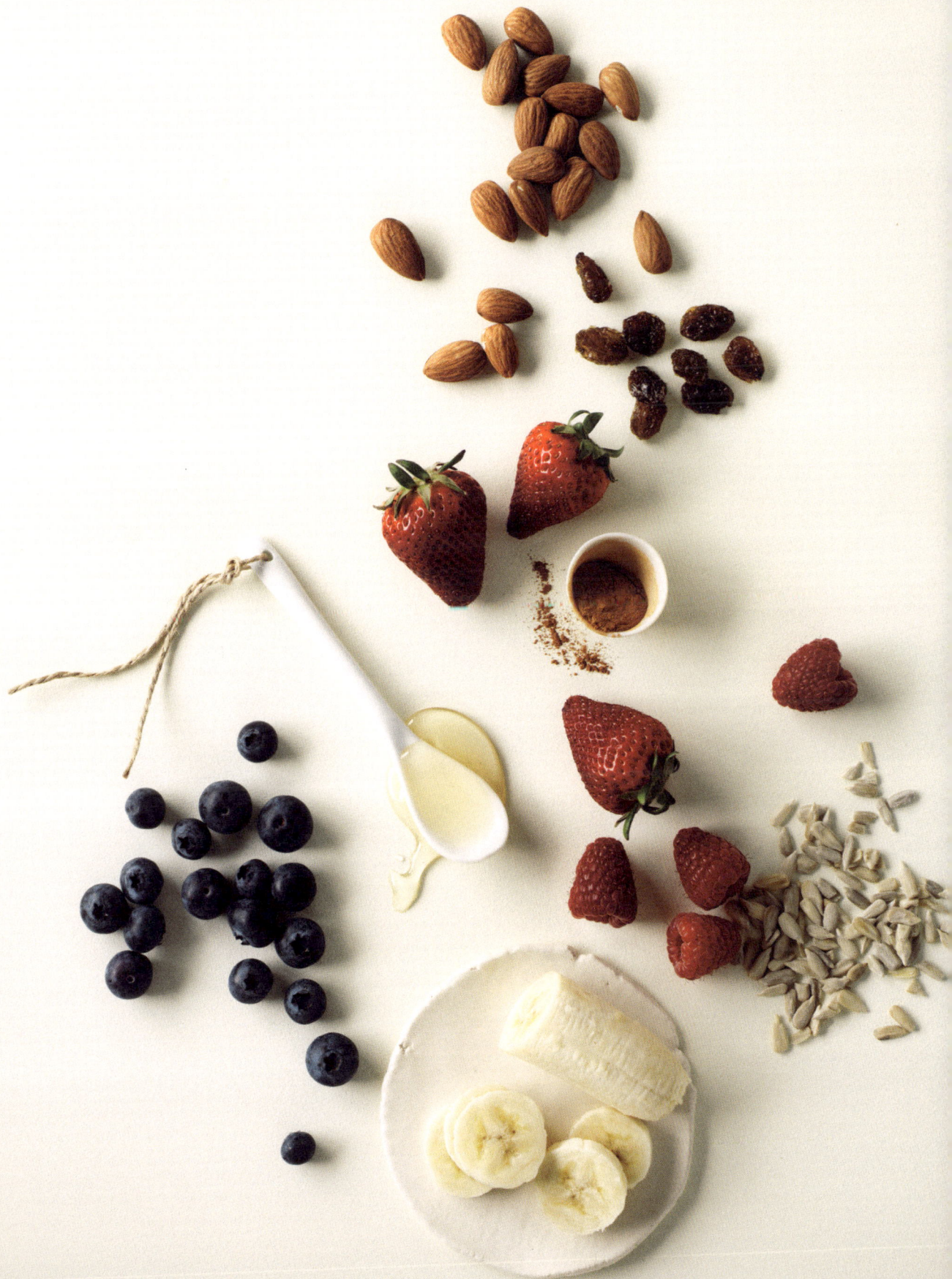

FRITTATA AU SAUMON ET À LA COURGETTE

Associant persil et coriandre, deux agents chélateurs (qui se fixent aux métaux lourds pour les éliminer), ce petit déjeuner riche en protéines est parfait pour une détox. Pour faire dégorger les courgettes, râpez-les sur un grand torchon, puis torsadez-le jusqu'à ce que la chair de courgette soit bien sèche. Vous n'êtes pas fan de courgettes ? Remplacez-les par le légume de votre choix. Servez accompagné de salade verte.

POUR 4 PERSONNES

1 gros oignon (220 g), grossièrement haché

1 gousse d'ail, très finement hachée

80 ml d'huile d'olive vierge extra
  + un peu pour huiler le plat

10 petites courgettes (1 kg), grossièrement râpées
  et dégorgées

6 gros œufs

170 g de saumon en conserve (au naturel ou en
  saumure) ; écrasez la chair à la fourchette, avec les
  arêtes et la peau

1 c. à soupe de feuilles de coriandre ciselées

1 c. à soupe de persil plat ciselé

Sel de mer et poivre noir du moulin

Préchauffez le four à 180 °C. Huilez le fond et les parois d'un grand plat à four.

Faites revenir l'oignon avec un peu d'huile d'olive dans une grande casserole profonde ou dans une petite poêle, à feu moyen, jusqu'à ce qu'il soit bien doré (5 minutes environ). Ajoutez l'ail et les courgettes, puis faites revenir à feu moyen pendant 10 minutes, en remuant de temps en temps.

Éteignez le feu et laissez refroidir 20 minutes.

Dans un saladier, battez légèrement les œufs à la fourchette, puis ajoutez le saumon, la coriandre et le persil. Complétez avec la préparation à base de courgette et d'oignon. Salez, poivrez, puis mélangez soigneusement.

Versez le tout dans le plat. Enfournez pour 40 à 45 minutes, ou jusqu'à ce que le dessus soit bien doré. Pour vérifier la cuisson, piquez au milieu avec un couteau.

Sortez le plat du four, laissez refroidir 10 à 15 minutes avant de couper la frittata en parts.

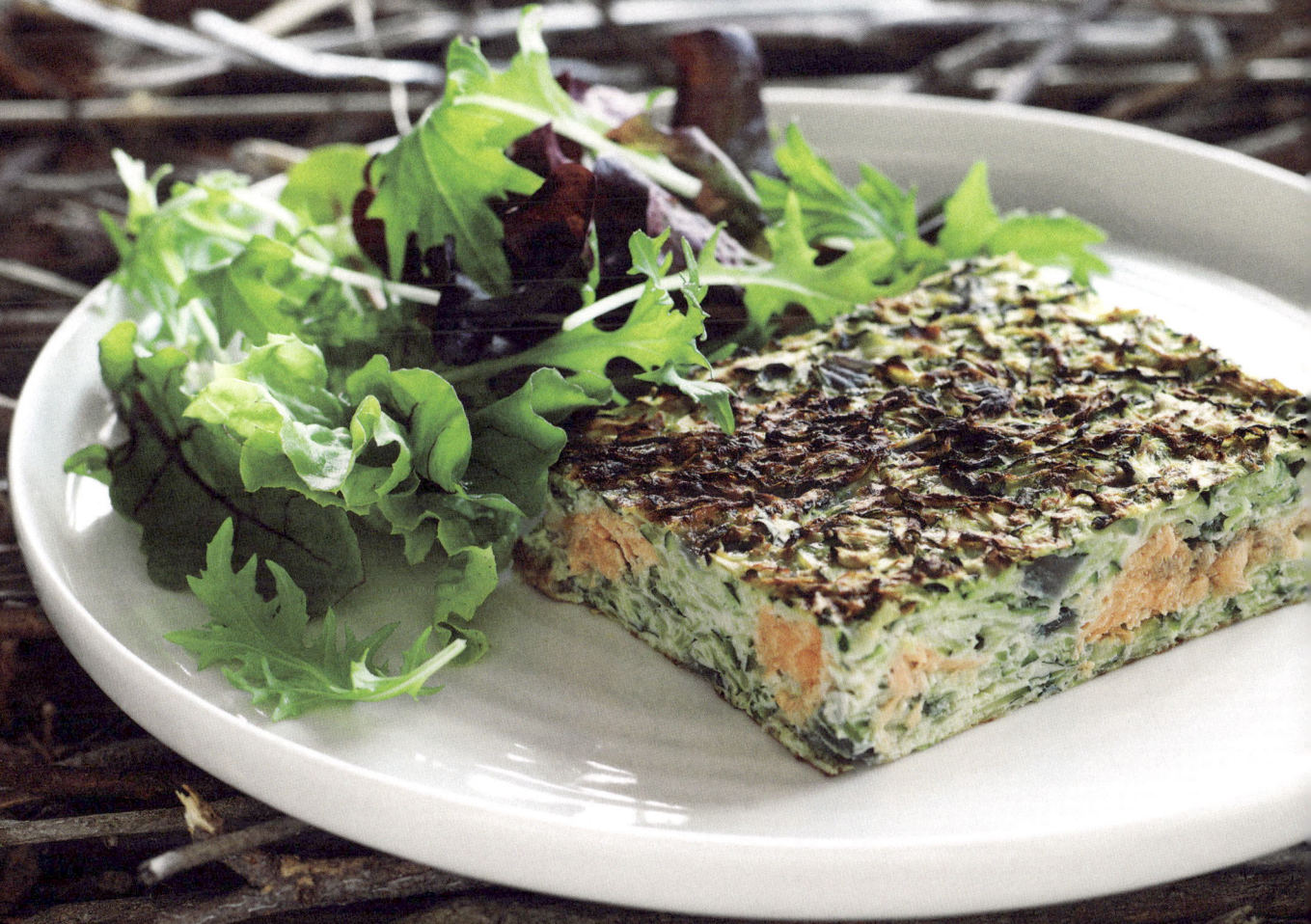

DÉJEUNER

RISOTTO DE QUINOA AU POULET ET AUX POIREAUX

Parfait pour un déjeuner à emporter :
ce que vous ne consommez pas tout de
suite se conservera 1 mois au congélateur.
Servez avec une salade de roquette.

POUR 2 PERSONNES

2 petits poireaux (200 g)
1 gousse d'ail, très finement hachée
2 c. à soupe d'huile d'olive
400 g de poitrine de poulet bio en filet, coupée en
    fines lamelles
250 ml de Bouillon de légumes (voir p. 66) ou de
    Bouillon éclat du teint (voir p. 95)
2 c. à café de coriandre en poudre
1 c. à soupe de purée de tomate (sans sucre)
100 g de quinoa
1 c. à soupe de persil plat ciselé
le jus de ½ citron
sel de mer et poivre noir du moulin

Émincez les poireaux en rondelles de 1 cm.
Lavez-les soigneusement, puis séchez-les en les
tamponnant. Faites revenir les poireaux et l'ail
dans de l'huile d'olive pendant 5 minutes, puis
ajoutez le poulet et prolongez la cuisson de
10 minutes, jusqu'à ce que le poulet soit doré.

Versez 250 ml d'eau dans une casserole
de taille moyenne, et ajoutez le bouillon.
Rajoutez la préparation à base de poulet, la
coriandre et la purée de tomate, puis portez
à ébullition. Baissez le feu, laissez frémir
5 minutes, puis ajoutez le quinoa. Prolongez
la cuisson de 15 minutes environ, jusqu'à
absorption du liquide. Incorporez le persil
et le jus de citron. Salez et poivrez.

PÂTÉS IMPÉRIAUX DE LÉGUMES, SAUCE AU SÉSAME >

Parfait si vous avez des invités : ils ne
se rendront même pas compte qu'ils
dégustent une recette détox !

POUR 2 PERSONNES

8 feuilles de papier de riz de 20 cm
8 grandes feuilles de menthe
1 poivron rouge, épépiné et finement émincé
1 carotte, coupée en fins bâtonnets
1 concombre libanais, coupé en bâtonnets
½ gros avocat bien mûr, coupé en 8 lamelles
    dans la longueur
50 g de germes de haricots mungo
2 c. à café de graines de sésame, grillées

POUR LA SAUCE DE SÉSAME

60 ml de tamari (sauce de soja fermentée) sans blé
1 petite gousse d'ail, très finement hachée
½ c. à café d'huile de sésame grillé
Le jus de ½ citron vert
½ c. à café de sirop d'agave

Plongez une feuille de papier de riz dans un
grand saladier rempli d'eau tiède pendant
5 secondes, puis posez-la sur un torchon
propre. Placez une feuille de menthe
au milieu, puis garnissez avec quelques
bâtonnets de poivron, de carotte et de
concombre et un morceau d'avocat. Ajoutez
des germes de haricots mungo.

Rabattez les côtés sur les légumes puis
formez un rouleau, en partant de la partie
la plus proche de vous. Formez les autres
rouleaux avec le reste des ingrédients.

Préparez la sauce : fouettez tous les
ingrédients dans un bol.

Garnissez les pâtés impériaux de sésame,
puis servez sans attendre.

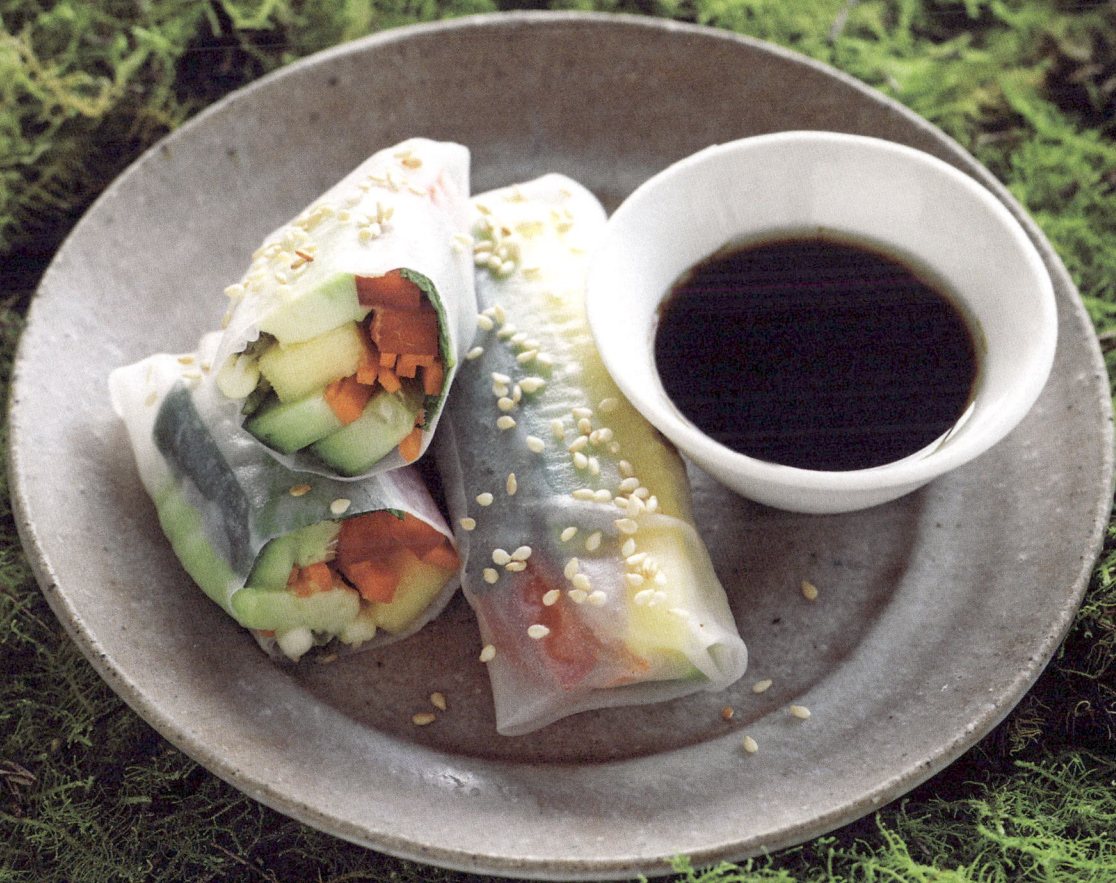

SALADE SAUCE NOIX DE COCO

Une salade accompagnée d'une sauce délicieusement onctueuse,
qui reste très légère.

POUR 2 PERSONNES

200 g d'assortiment de salade verte
2 tomates de taille moyenne (300 g), coupées
    en rondelles
2 concombres libanais (260 g), coupés en rondelles
1 avocat de taille moyenne bien mûr (250 g),
    coupé en morceaux
1 grosse carotte (180 g), râpée
1 betterave de taille moyenne (170 g), pelée et râpée
¼ de chou rouge de taille moyenne (300 g),
    finement émincé
Graines de potiron et de tournesol, pour garnir

POUR LA SAUCE NOIX DE COCO

1 c. à soupe d'aneth, ciselé
La chair de 1 noix de coco verte
1 gousse d'ail
Le jus de ½ citron
Sel de mer
1 à 2 c. à soupe d'eau de noix de coco verte

Réunissez tous les ingrédients de la salade dans un grand saladier, à l'exception des graines de potiron et de tournesol, et mélangez.

Préparez la sauce : mettez tous les ingrédients dans le bol d'un robot, sauf l'eau de noix de coco. Mixez à vitesse maximale jusqu'à obtention d'un mélange homogène, puis ajoutez ce qu'il faut d'eau de noix de coco pour obtenir une consistance crémeuse.

Nappez la salade de sauce, mélangez, puis parsemez de graines de potiron et de tournesol.

PURÉE À LA NOIX

Une délicieuse recette pour changer de la traditionnelle purée de
pommes de terre, à servir avec du poisson grillé, du poulet, de l'agneau
ou de la poitrine de dinde et une salade composée bien fraîche.

POUR 4 PERSONNES EN ACCOMPAGNEMENT

35 g de noix de macadamia
1 chou-fleur de taille moyenne (1,2 à 1,5 kg), nettoyé
    et grossièrement haché
1 gousse d'ail, très finement hachée
Sel de mer
250 ml à 300 ml d'eau de noix de coco ou de
    lait d'amande

Faites tremper les noix de macadamia dans de
l'eau pendant 20 minutes, puis égouttez-les.
Mettez-les dans le bol d'un robot ou dans un
blender avec le chou-fleur, l'ail et 1 c. à café
de sel de mer.

Mixez les ingrédients, puis laissez tourner le
moteur et ajoutez lentement l'eau de noix de
coco ou le lait d'amande, jusqu'à obtention
d'une texture crémeuse.

BROCHETTES DE POISSON À LA MAROCAINE ET SALADE DE MILLET

Un plat exotique si délicieux qu'on a du mal à croire qu'il s'agit d'une recette détox ! Grâce au millet, c'est un véritable repas consistant. Vous pouvez aussi servir les brochettes de poisson accompagnées de salade verte, pour une version dissociée. Utilisez le poisson à chair blanche de votre choix, du moment qu'il est pauvre en mercure.

POUR 4 PERSONNES

700 g de filets épais de poisson blanc (comme du vivaneau)
8 piques en bambou, à tremper dans de l'eau froide
Huile d'olive, pour arroser

POUR LA MARINADE

400 g de tomates concassées en conserve
½ c. à café de cumin en poudre
½ c. à café de curcuma
2 c. à café de paprika
1 c. à café de curry en poudre doux
2 gousses d'ail, très finement hachées
1 morceau de gingembre frais de 4 cm (20 g), râpé
2 c. à soupe de jus de citron vert

POUR LA SALADE

200 g de millet décortiqué
1 c. à café de safran en filaments
100 g de pousses d'épinards
1 oignon rouge, finement haché
5 g de feuilles de persil plat, ciselé
40 g de pignons de pin, grillés
2 c. à soupe d'huile d'olive
2 c. à soupe de jus de citron

Détaillez le poisson en gros dés, piquez-les sur les brochettes et placez-les dans un grand plat à four peu profond. Dans un bol, mélangez tous les ingrédients de la marinade, puis nappez-en le poisson, en le recouvrant bien. Réservez les brochettes au réfrigérateur.

Préparez la salade : mettez le millet dans une casserole, avec le safran et 625 ml d'eau. Portez à ébullition, puis couvrez et laissez frémir 25 minutes à feu doux, jusqu'à absorption du liquide.

Retirez du feu, aérez à l'aide d'une fourchette et laissez tiédir.

Réunissez le millet et les autres ingrédients de la salade dans un grand saladier, mélangez et réservez.

Préchauffez le gril du four à la puissance maximale, puis faites griller les brochettes pendant 2 à 3 minutes de chaque côté, jusqu'à ce qu'elles soient cuites à cœur. Servez accompagné de salade.

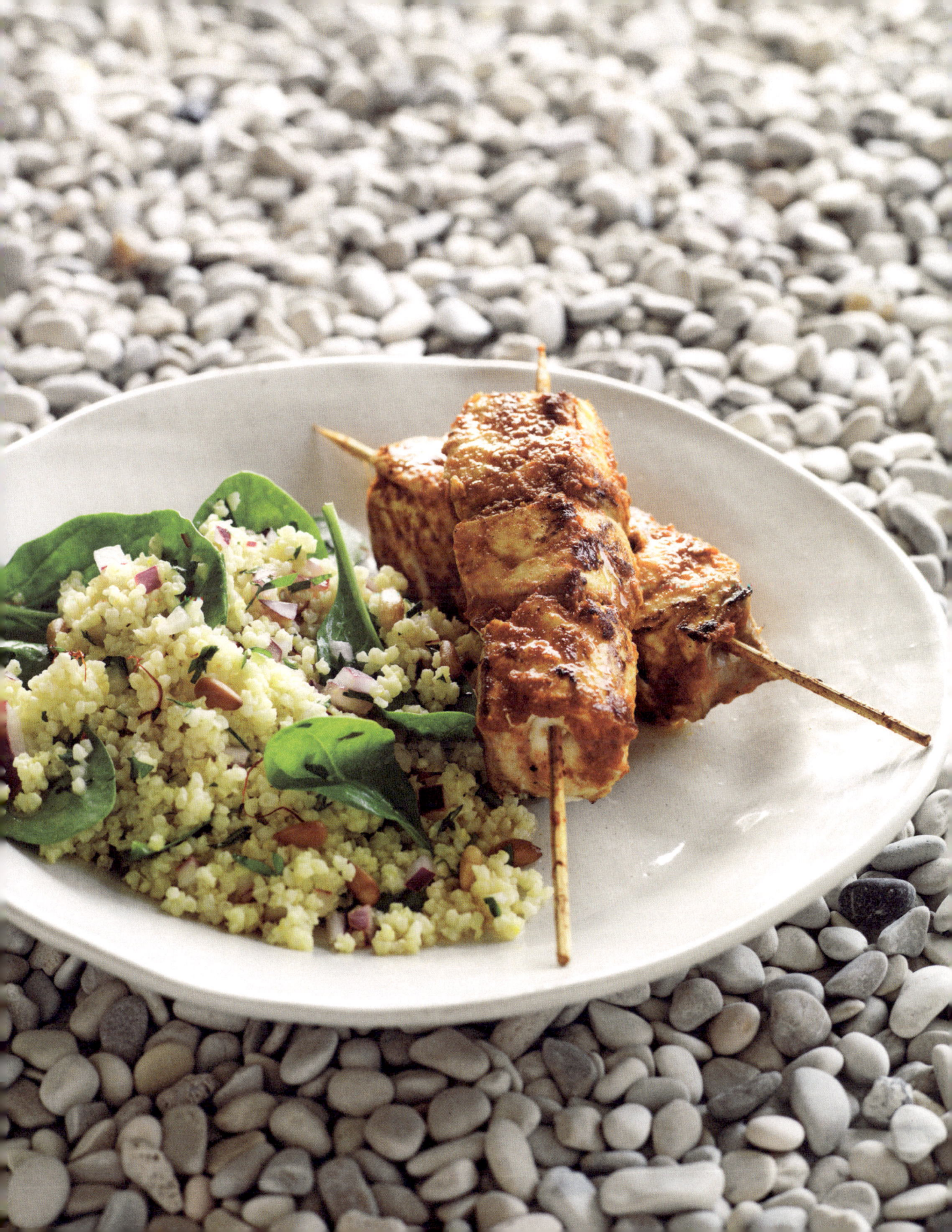

DÎNER

POULET À LA *CACCIATORE*

Une spécialité italienne traditionnelle revisitée, pour en faire un plat-santé. Servez accompagné de quinoa, de riz brun ou de pain rustique sans blé.

POUR 4 PERSONNES

2 c. à soupe d'huile d'olive
8 pilons de poulet
Sel de mer et poivre noir du moulin
1 poivron rouge
1 poivron vert
1 courgette
1 oignon, finement émincé
2 gousses d'ail, très finement hachées
½ c. à café de paprika
½ c. à café de flocons de piment
400 ml de bouillon de légumes (voir p. 66)
1 c. à soupe de vinaigre de cidre non pasteurisé
400 g de tomates roma, concassées
2 c. à soupe de persil plat ciselé

Mettez l'huile d'olive à chauffer à feu moyen dans une grande poêle. Salez et poivrez les pilons de poulet, et faites-les revenir 10 minutes dans la poêle en les retournant de temps de temps, jusqu'à ce qu'ils soient dorés et croustillants sur toutes les faces. Retirez-les de la poêle, puis mettez-y les poivrons, la courgette, l'oignon, l'ail, le paprika et le piment. Laissez revenir 10 minutes à feu doux, jusqu'à ce que les légumes soient tendres. Augmentez le feu, puis ajoutez le bouillon, le vinaigre, les tomates et le poulet. Lorsque le mélange commence à frémir, couvrez et baissez le feu pour laisser mijoter, à feu doux, 20 à 25 minutes. Mélangez de temps en temps, jusqu'à ce que poulet soit cuit à cœur. Ajoutez le persil, salez et poivrez.

CÔTELETTES D'AGNEAU ACIDULÉES >

Ces succulentes côtelettes se marient parfaitement à une salade de roquette et de concombre. Elles sont également exquises froides, pour un en-cas riche en protéines.

POUR 4 PERSONNES

12 côtelettes d'agneau maigre
200 g de yaourt de brebis nature
2 gousses d'ail, très finement hachées
1 c. à café de coriandre en poudre
Le jus et le zeste de 1 citron
½ oignon rouge, coupé en petits dés
1 c. à soupe de persil plat ciselé
1 c. à soupe de menthe ciselée

Réunissez tous les ingrédients dans un saladier, mélangez et laissez mariner la viande 30 minutes. Au bout de 20 minutes, préchauffez le gril du four à la puissance maximale.

Retirez les côtelettes du saladier, enlevez l'excédent de marinade et passez-les sous le gril du four, 4 à 5 minutes de chaque côté, en les retournant une seule fois, jusqu'à ce que la cuisson soit à votre goût.

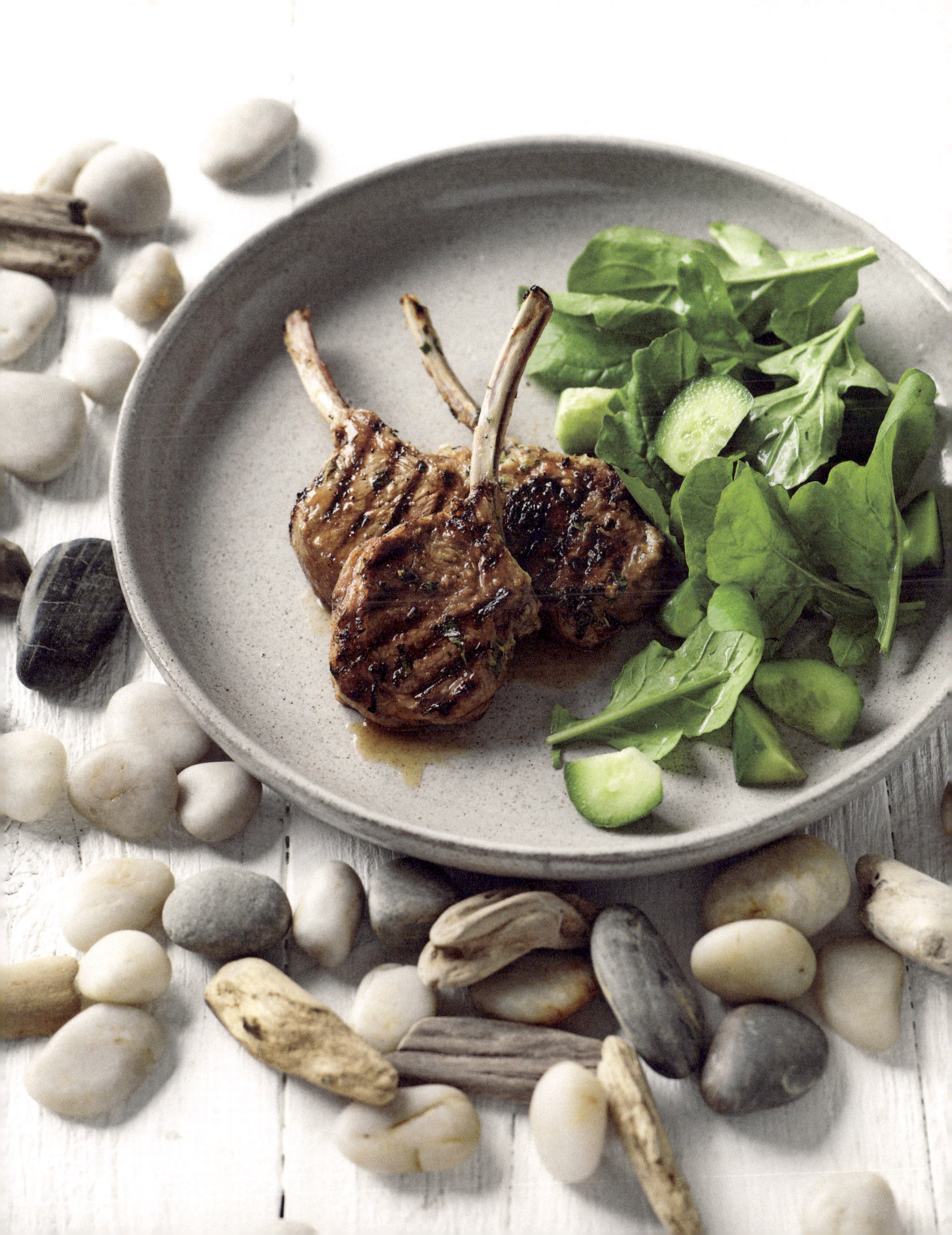

DINDE RÔTIE AUX SAVEURS D'ASIE

Une recette extraordinaire à préparer au four, mais que vous pouvez aussi faire mijoter à la cocotte. Servez accompagné de riz brun ou de nouilles.

POUR 4 PERSONNES

1 c. à soupe d'huile de sésame
2 pilons de dinde
1 poivron vert (210 g), épépiné et coupé en dés
1 poivron rouge (220 g), coupé en dés
1 oignon rouge (175 g), coupé en dés
1 oignon blanc (160 g), coupé en dés
4 gousses d'ail, pelées
1 long piment vert, finement haché
1 long piment rouge avec ses pépins, finement haché
½ chou chinois de taille moyenne (600 g), émincé
2 grandes tiges de céleri (180 g), coupées en dés
1 poignée de feuilles de coriandre, ciselées
1 poignée de feuilles de menthe, ciselées
½ aubergine (215 g), finement hachée
1 morceau de gingembre frais de 4 cm (20 g), râpé
1 c. à soupe de tamari (sauce de soja fermentée)
   sans blé
1 c. à soupe de vinaigre de cidre non pasteurisé
400 ml de lait de coco, en conserve
400 ml d'eau

Préchauffez le four à 150 °C. Réunissez tous les ingrédients dans un grand plat à four et mélangez (les légumes doivent couvrir la viande, afin d'éviter qu'elle se dessèche). Couvrez avec une feuille de papier de cuisson, puis avec une double épaisseur de feuille d'aluminium. Enfournez pour 4 heures, ou jusqu'à ce que les légumes et la dinde soient très tendres et que la sauce ait réduit.

POISSON TANDOORI

Servez accompagné de légumes vapeur arrosés de jus de citron
et parsemés de menthe ciselée, pour faire un repas complet.

POUR 4 PERSONNES

200 g de yaourt de brebis nature
2 c. à soupe de mélange d'épices tandoori
1 gousse d'ail, très finement hachée
10 g de feuilles de coriandre ciselées
4 filets de poisson à chair blanche de 200 g pièce
   (comme du vivaneau)
huile d'olive, pour la cuisson

Réunissez le yaourt, les épices tandoori, l'ail
et la coriandre dans un saladier. Mélangez
bien, ajoutez le poisson et enrobez-le
soigneusement de la préparation. Laissez
mariner 20 minutes.

Mettez l'huile d'olive à chauffer dans une
poêle à feu moyen, puis faites revenir le
poisson, 10 minutes de chaque côté, ou
jusqu'à ce qu'il soit cuit à point. Servez
sans attendre.

SOUPES ET BOUILLONS

SOUPE DE LENTILLES,
COURGETTES GRILLÉES AU CHÈVRE

Cette soupe consistante se déguste aussi bien en été qu'en hiver.
Elle permet de faire le plein d'énergie, grâce aux vitamines B des lentilles.

POUR 4 PERSONNES

1 c. à soupe d'huile d'olive

1 oignon brun, finement haché

2 tiges de céleri, nettoyées et coupées en dés

1 carotte, coupée en dés

2 gousses d'ail, très finement hachées

100 g de lentilles corail

800 g de tomates concassées en conserve

2 c. à café de cumin en poudre

1 c. à café de coriandre en poudre

2 c. à soupe de tamari (sauce de soja fermentée)
    sans blé

2 courgettes, coupées en deux dans le sens
    de la longueur

100 g de chèvre frais

10 g de ciboulette finement ciselée

Mettez l'huile d'olive à chauffer dans une casserole, à feu moyen, puis faites fondre l'oignon jusqu'à ce qu'il soit translucide. Ajoutez le céleri, la carotte et l'ail. Laissez revenir 5 minutes, en remuant souvent, puis ajoutez les lentilles, les tomates, les épices, 500 ml d'eau et le tamari. Portez à ébullition, puis laissez frémir 20 minutes, jusqu'à ce que les légumes soient tendres.

Pendant ce temps, préchauffez le gril du four à température maximale. Placez les courgettes sur une plaque de cuisson, partie coupée vers le haut, et faites-les griller jusqu'à ce qu'elles soient dorées. Dans un bol, mélangez le chèvre et la ciboulette, puis parsemez-en les courgettes.

Répartissez la soupe dans des bols et servez accompagné d'une demi-courgette grillée au chèvre.

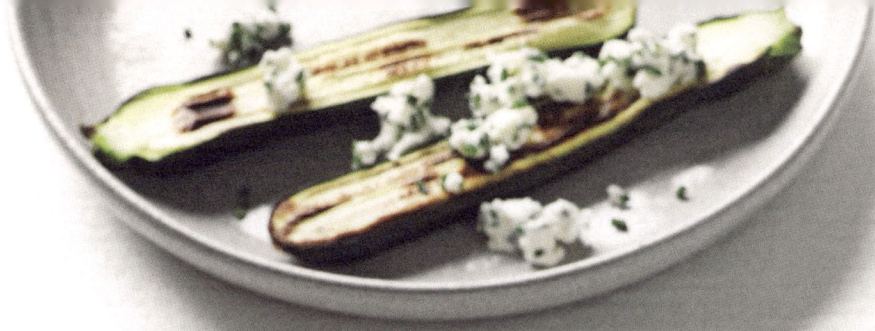

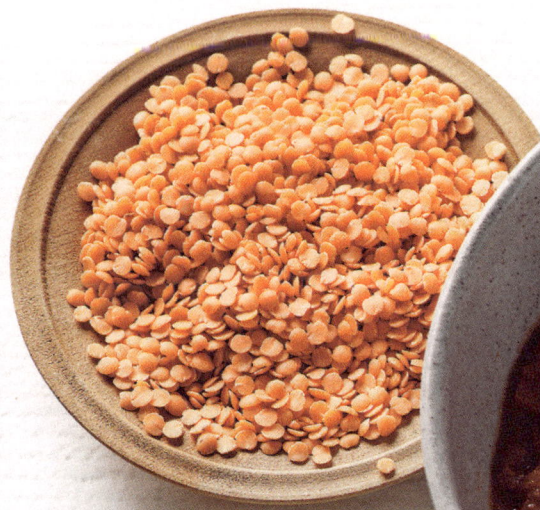

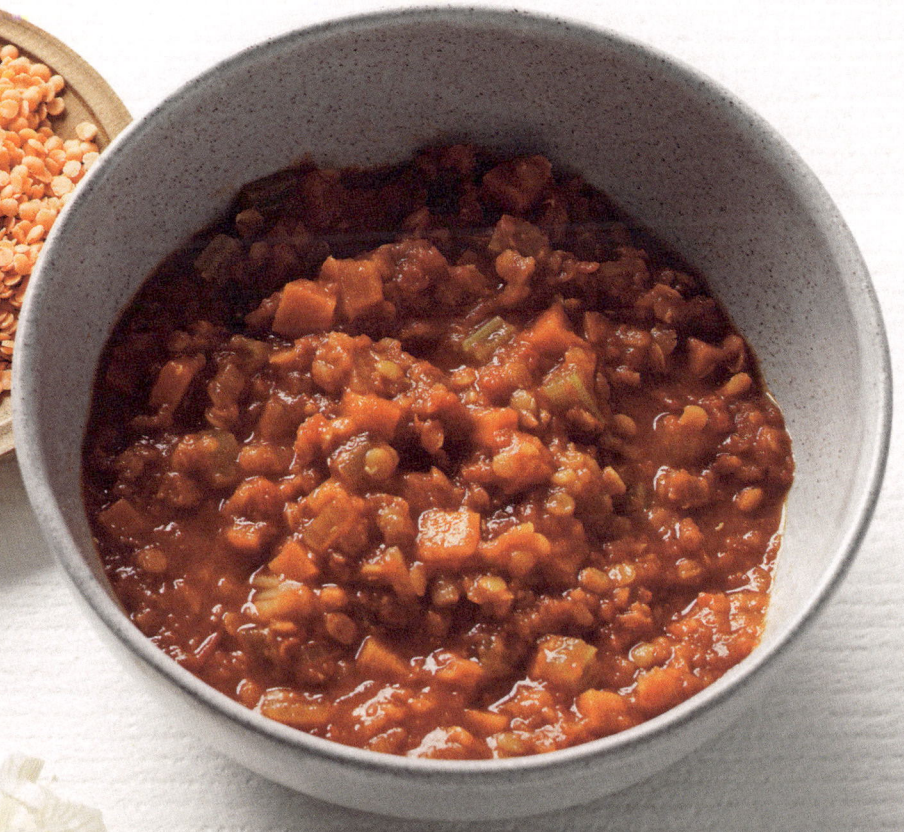

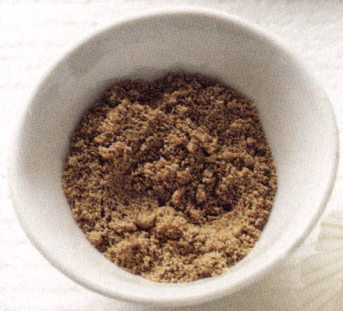

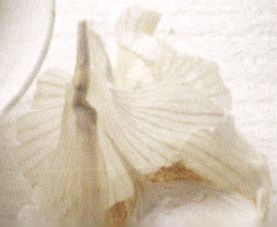

RAGOÛT D'AGNEAU BIEN-ÊTRE

Plus vous laisserez mijoter ce plat excellent pour la santé, meilleur
il sera. En plus, il rassasie formidablement.

POUR 4 PERSONNES

2 gousses d'ail, hachées
1 oignon, haché
1 poireau, nettoyé et émincé en rondelles de 1 cm
2 c. à soupe d'huile d'olive
500 g d'agneau coupé en dés
½ c. à café de garam masala
½ c. à café de cumin en poudre
½ c. à café de gingembre en poudre
½ c. à café de poivre noir moulu
3 tiges de céleri, hachées
2 carottes, coupées en dés
400 g de tomates concassées en conserve
50 g de lentilles corail
50 g de lentilles brunes
1,5 litre de Bouillon de légumes (voir p. 66)
   ou de Bouillon éclat du teint (voir p. 95)
15 g de feuilles de coriandre, ciselées
½ c. à café de sel de mer

Mettez à chauffer de l'huile d'olive dans une
grande casserole à feu moyen, puis faites
fondre l'ail, l'oignon et le poireau jusqu'à ce
qu'ils soient translucides. Ajoutez la viande et
laissez-la revenir 10 à 15 minutes. Incorporez
le garam masala, le cumin, le gingembre et le
poivre, et prolongez la cuisson de 5 minutes.

Ajoutez le céleri, les carottes, les tomates,
les deux variétés de lentilles, le bouillon, la
coriandre et le sel de mer. Baissez le feu et
laissez mijoter 1 heure à feu doux.

BOUILLON ÉCLAT DU TEINT

Le kombu, qui est une algue, est facultatif – il apporte toutefois des sels minéraux supplémentaires. Les temps de cuisson indiqués ici sont des durées minimales. Vous pouvez faire mijoter les os de poulet et les arêtes de poisson jusqu'à 48 heures, les os d'agneau jusqu'à 72 heures pour en extraire toute la gélatine. Le bouillon se conserve environ 5 jours au réfrigérateur, davantage au congélateur.

POUR 3,5 LITRES ENVIRON

1 ou 2 carcasses de poulet, arêtes de poisson ou os d'agneau (environ 1 kg)

1 à 2 c. à soupe de jus de citron

½ c. à café de thym séché

½ c. à café d'origan séché

½ c. à café de romarin séché

2 feuilles de laurier

Épluchures de légumes (toutes les pelures et extrémités de légumes bio que vous avez sous la main)

1 oignon, finement haché

1 poireau (uniquement le blanc), coupé en dés

5 gousses d'ail, hachées

25 g de persil plat ciselé

1 bande de kombu, coupée en lanières au ciseau

80 g de chou haché

Sel de mer et poivre noir du moulin

Mettez les os ou les arêtes, le jus de citron et les herbes aromatiques dans un grand faitout, puis couvrez d'eau. Portez à ébullition. Couvrez, baissez le feu et laissez frémir à feu doux au moins 6 heures pour des os de poulet ou des arêtes, au moins 12 heures pour des os d'agneau. Pour réduire le temps de cuisson, coupez les os en petits morceaux quand ils sont devenus un peu plus mous (après 2 heures de cuisson au moins). Si nécessaire, remettez de l'eau pour que les os restent entièrement couverts.

Ajoutez les autres ingrédients, à l'exception du sel et du poivre, pour les 2 dernières heures de cuisson (ou lorsque cela vous convient). Enlevez l'écume en surface. Ajoutez de l'eau pour que les os restent couverts (jusqu'à 3 litres pour obtenir au moins 3,5 litres de bouillon).

Retirez les plus gros os, puis versez le tout dans un grand saladier en le passant au chinois. Pressez le reste pour en extraire le liquide, puis jetez-le.

Laissez refroidir le bouillon, puis dégraissez la surface. Il se figera s'il contient suffisamment de gélatine (si ce n'est pas le cas, ce n'est pas grave).

Pour servir, portez à ébullition, puis salez et poivrez.

POT-AU-FEU DE POULET RÉCONFORTANT

Une spécialité renommée pour son action dopante sur le système
immunitaire. Si vous aimez les plats relevés,
ajoutez un peu de piment de Cayenne.

POUR 4 PERSONNES

2 oignons rouges, finement coupés en dés

6 gousses d'ail, très finement hachées

1 c. à café d'huile d'olive

2 litres de Bouillon de légumes (voir p. 66)
   ou Bouillon éclat du teint (voir p. 95)

4 filets de cuisse de poulet, sans la peau

1 morceau de gingembre frais de 3 cm,
   pelé
   et finement haché

1 bande de kombu (algue), coupée en
   bandes de 1 cm

3 tiges de céleri, finement hachées

200 g de chou-fleur, haché

1 carotte, coupée en dés

40 g de chou, finement haché

40 g de chou vert, grossièrement haché

Piment de Cayenne (facultatif)

Poivre noir du moulin

Dans une grande marmite, faites revenir les oignons et l'ail dans de l'huile d'olive pendant 5 minutes. Ajoutez le bouillon, 1 litre d'eau, le poulet, le gingembre et le kombu. Couvrez et portez à ébullition. Baissez le feu et ajoutez les légumes. Couvrez de nouveau et laissez frémir 2 heures à feu doux, en remuant de temps en temps.

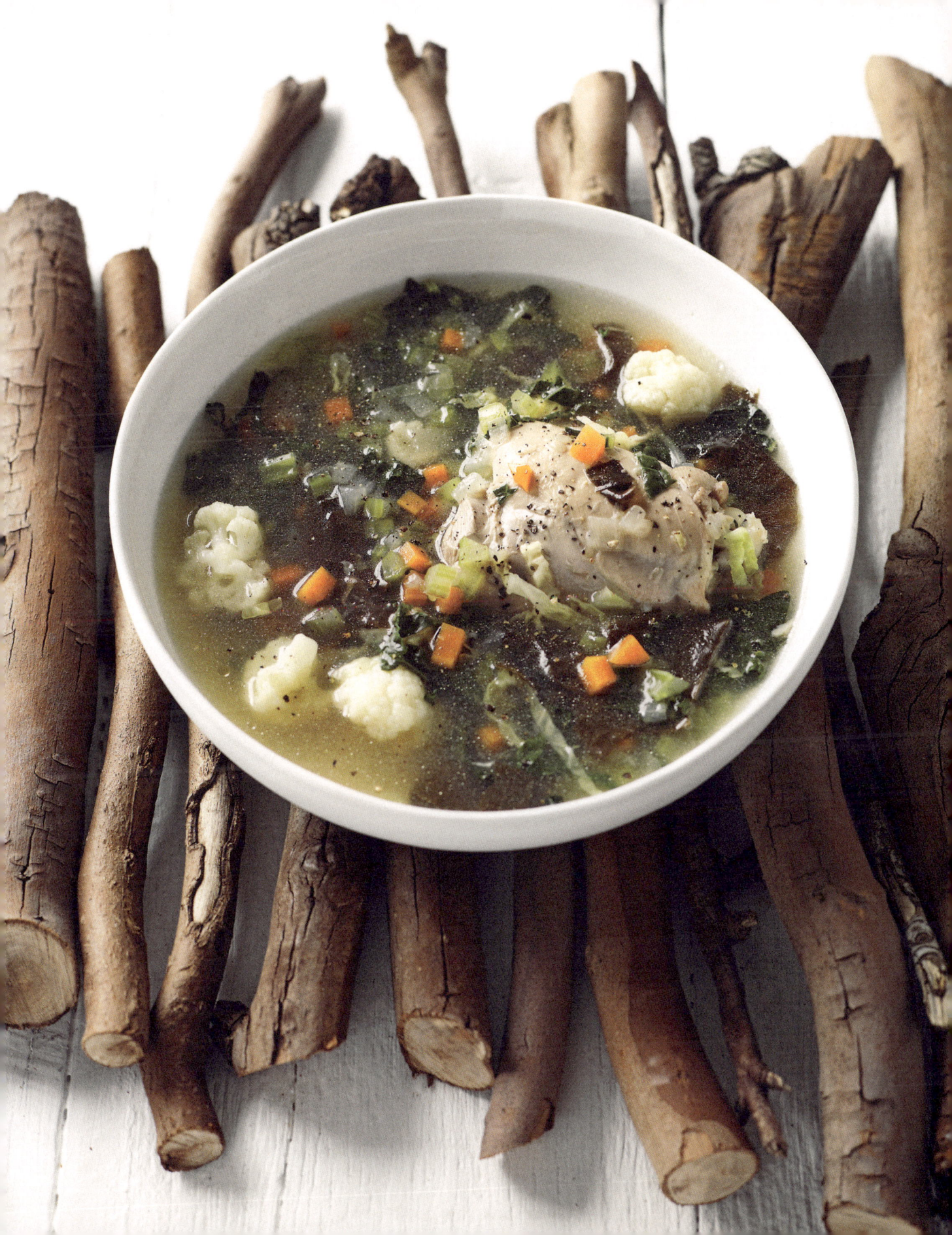

PHASE NUTRITIVE : MENUS – DÉTOX DOUCE

	LUNDI	MARDI	MERCREDI	JEUDI	VENDREDI	SAMEDI	DIMANCHE
Au réveil	500 ml d'eau Shot au vinaigre de cidre et au piment de Cayenne	500 ml d'eau Shot au vinaigre de cidre et au piment de Cayenne	500 ml d'eau Shot au vinaigre de cidre et au piment de Cayenne	500 ml d'eau Shot au vinaigre de cidre et au piment de Cayenne	500 ml d'eau Shot au vinaigre de cidre et au piment de Cayenne	500 ml d'eau Shot au vinaigre de cidre et au piment de Cayenne	500 ml d'eau Shot au vinaigre de cidre et au piment de Cayenne
Petit déjeuner	Müesli express Infusion	Smoothie cacao-cajou Infusion	Salade de fruits Infusion	Frittata au saumon et à la courgette Infusion	Smoothie du yogi Infusion	Porridge aux céréales à l'ancienne Infusion	Galettes aux œufs bio et à la courgette Infusion
Milieu de matinée	250 ml de Jus vert 500 ml d'eau	250 ml de Jus vert 500 ml d'eau	250 ml de Jus vert 500 ml d'eau	250 ml de Jus vert 500 ml d'eau	250 ml de Jus vert 500 ml d'eau	250 ml de Jus vert 500 ml d'eau	250 ml de Jus vert 500 ml d'eau
Déjeuner	Pâtés impériaux de légumes, sauce au sésame	Pot-au-feu de poulet réconfortant	Poisson tandoori	Brochettes de poisson à la marocaine et salade de millet	Risotto de quinoa au poulet et au poireau	Soupe de lentilles, courgettes grillées au chèvre	Bouillon éclat du teint
En-cas (uniquement si nécessaire)	500 ml d'eau 1 poignée d'assortiment de noix	500 ml d'eau Crudités avec dip onctueux à l'avocat	500 ml d'eau Galettes de riz brun avec du tahini	500 ml d'eau 1 portion de fruit	500 ml d'eau Crudités avec du houmous	500 ml d'eau Crackers de riz avec de l'avocat	500 ml d'eau 2 c. à soupe de kéfir ou de yaourt nature
Dîner	Soupe aux épinards et aux algues 500 ml d'eau	Dinde rôtie aux saveurs d'Asie (sans céréales) 500 ml d'eau	Ragoût d'agneau bien-être 500 ml d'eau	Velouté de concombre aux herbes aromatiques 500 ml d'eau	Bouillon éclat du teint 500 ml d'eau	Côtelettes d'agneau acidulées 500 ml d'eau	Poulet à la *cacciatore* (sans céréales) 500 ml d'eau
Après le dîner (facultatif, uniquement si nécessaire)	1 tasse d'infusion gingembre, citron et miel	1 tasse de thé à la menthe avec 1 c. à café de miel non pasteurisé	2 carrés de chocolat au cacao brut	2 c. à soupe de kéfir ou de yaourt nature	1 tasse de thé à la menthe avec 1 c. à café de miel non pasteurisé	1 tasse d'infusion gingembre, citron et miel	2 carrés de chocolat au cacao brut

PHASE NUTRITIVE : MENUS – DÉTOX AVANCÉE

	LUNDI	MARDI	MERCREDI	JEUDI	VENDREDI	SAMEDI	DIMANCHE
Au réveil	750 ml d'eau Shot au vinaigre de cidre et au piment de Cayenne	750 ml d'eau Shot au vinaigre de cidre et au piment de Cayenne	750 ml d'eau Shot au vinaigre de cidre et au piment de Cayenne	750 ml d'eau Shot au vinaigre de cidre et au piment de Cayenne	750 ml d'eau Shot au vinaigre de cidre et au piment de Cayenne	750 ml d'eau Shot au vinaigre de cidre et au piment de Cayenne	750 ml d'eau Shot au vinaigre de cidre et au piment de Cayenne
Petit déjeuner	Boisson aux algues 300 à 350 ml de Jus vert	Boisson aux algues 300 à 350 ml de Jus vert	Boisson aux algues 300 à 350 ml de Jus vert	Boisson aux algues 300 à 350 ml de Jus vert	Boisson aux algues 300 à 350 ml de Jus vert	Boisson aux algues 300 à 350 ml de Jus vert	Boisson aux algues 300 à 350 ml de Jus vert
Milieu de matinée	750 ml d'eau	750 ml d'eau	750 ml d'eau	750 ml d'eau	750 ml d'eau	750 ml d'eau	750 ml d'eau
Déjeuner	Boisson aux algues Poisson et salsa de tomates fraîches	Boisson aux algues Poivrons farcis	Boisson aux algues Pâtés impériaux de légumes, sauce au sésame	Boisson aux algues Salade de légumes rôtis	Boisson aux algues Poisson tandoori	Boisson aux algues Côtelettes d'agneau acidulées	Boisson aux algues Salade de saumon aux asperges et aux tomates grillées
Milieu d'après-midi	750 ml d'eau	750 ml d'eau	750 ml d'eau	750 ml d'eau	750 ml d'eau	750 ml d'eau	750 ml d'eau
Dîner	Boisson aux algues Soupe de lentilles, courgettes grillées au chèvre 750 ml d'eau	Boisson aux algues Soupe froide d'avocat 750 ml d'eau	Boisson aux algues Ragoût d'agneau bien-être 750 ml d'eau	Boisson aux algues Pot-au-feu de poulet réconfortant 750 ml d'eau	Boisson aux algues Bouillon éclat du teint 750 ml d'eau	Boisson aux algues Potage de courge épicé 750 ml d'eau	Boisson aux algues Soupe à la courgette et à la coriandre 750 ml d'eau

NB : Vous pouvez boire du Jus vert soit en milieu de matinée, soit en milieu d'après-midi.

TROISIÈME SEMAINE : PHASE DE MAINTIEN

À l'heure qu'il est, vous devriez vous sentir formidablement bien, et fier du chemin parcouru. Votre corps nouvellement alcalinisé vous submerge de cadeaux : teint rayonnant, yeux brillants, encore plus d'énergie à revendre et une forme extraordinaire.

La phase de maintien des 14 jours de détox à l'australienne va permettre de préserver les acquis et de conserver les bonnes habitudes pour votre santé. Métamorphosé sur le plan cellulaire, vous avez réveillé votre intelligence corporelle et relancé votre métabolisme. Désormais, il va falloir rester sur cette lancée.

La règle la plus simple est celle des « 18/21 » : si vous prenez 3 repas par jour, 7 jours par semaine, essayez de consommer des produits complets, alcalinisants, à 18 repas sur 21. Ça laisse une journée « libre » par semaine pour manger ce qui vous chante. L'organisme pourra gérer ce petit afflux de toxines : les canaux d'élimination, qui sont ouverts, fonctionnent efficacement et les organes vitaux reçoivent une alimentation adéquate.

Autre manière de respecter la règle des 18/21 : en prenant des repas sains et alcalinisants 85 % du temps, on peut faire des folies les 15 % restants. Vous verrez qu'alors, votre corps montrera des signes de détresse beaucoup plus tôt qu'avant et que vous serez plus à l'écoute – tout simplement en raison de votre mode de vie plus sain. Par exemple, cessez un temps de boire de l'alcool et vous verrez qu'après un verre vous vous sentirez sans doute un peu ivre, avant d'être fatigué et paresseux le lendemain, car le corps a besoin d'énergie pour éliminer l'alcool. La « gueule de bois » et ses effets ont une finalité – c'est ainsi que le corps signale ce qui est bon pour vous et ce qu'il serait préférable de réserver aux occasions exceptionnelles.

Bien. Que faut-il manger 85 % du temps ? En deux mots, essentiellement des aliments complets et alcalinisants, non industriels.

L'eau de qualité, les fibres et les acides gras essentiels doivent faire partie de l'alimentation quotidienne. Les aliments industriels, le sucre, le blé, les laitages, l'alcool et la viande rouge sont à réserver aux 15 %, car ils produisent de l'acidité (pour la liste détaillée, référez-vous au tableau des aliments acidifiants et alcalinisants dans *Outils et références*, p. 196).

Peut-être avez-vous constaté, ces deux dernières semaines, qu'il vous faut moins de nourriture que vous ne le pensiez. Sans doute vos portions sont-elles devenues beaucoup plus petites, en raison de l'important volume de liquide prévu par le programme. Souvent, on pense avoir faim alors qu'en réalité on a soif. Désormais, le corps sait reconnaître la faim plus efficacement. En outre, en préparant les recettes présentées ici (et en inventant les vôtres), vous avez découvert que la nourriture est bien meilleure lorsqu'elle ne sort pas de sachets et de bocaux, et que les herbes aromatiques et les saveurs naturelles remplacent avantageusement sauces et condiments. Les plats alcalinisants, composés de 50 % de produits crus, sont faciles à préparer, savoureux et porteurs de bien-être.

Les en-cas sont une option, mais pas une nécessité (sauf si vous courez le marathon). Au cours de ces deux semaines, vous avez appris à écouter l'intuition de votre corps, qui vous dit quand vous avez assez mangé.

Dans la phase de maintien, appuyez-vous sur ce savoir. Si vous souhaitez prendre des repas consistants le soir – pour vous retrouver en famille, pour aller au restaurant ou pour prendre votre principal repas parce que vous travaillez beaucoup pendant la journée –, vous n'aurez guère envie de vous conformer à l'adage qui préconise « un petit déjeuner de roi, un déjeuner de reine, un dîner de pauvre ». Profitez du dîner, en essayant de manger avant 19 heures pour éviter tout impact négatif sur votre rythme circadien, et prenez un déjeuner léger.

Si vous faites des excès le soir, pensez au peu de temps dont dispose l'organisme pour consommer cette énergie. Si vous faites de surcroît un petit déjeuner pantagruélique le lendemain, et si vous poursuivez sur ce schéma, vous verrez que les kilos superflus s'installeront petit à petit, surtout avec l'âge et une activité physique insuffisante.

La phase de maintien permet d'atteindre un équilibre. Les restrictions et le fait de compter et mesurer ce qu'on mange ne sont pas viables sur la durée – cela encourage les pensées obsessionnelles concernant la nourriture, au lieu de veiller au bon équilibre entre les aliments et à la qualité des produits.

CONSEILS POUR LA PHASE DE MAINTIEN

1. Dans la mesure du possible, continuez à manger bio, pour limiter les résidus chimiques venant polluer votre organisme et la planète.

2. Buvez au moins 3 litres d'eau pure, de qualité, par jour.

3. Brossez votre peau tous les jours, pour la détoxifier, améliorer la circulation du sang et favoriser le flux lymphatique.

4. Continuez à prendre des shots au vinaigre de cidre et au piment de Cayenne au lever pour favoriser la digestion et la circulation. Si vous le souhaitez, vous pourrez arrêter au bout de 7 jours.

5. Les habitués de la détox continueront à prendre une Boisson à l'aloé 3 fois par jour, tous les jours, 20 minutes avant les repas, dans la première semaine qui suit le programme de 14 jours (voir *Boissons pour toutes les phases*, p. 138) pour stimuler le système digestif et nettoyer les intestins.

6. Mangez un aliment cru à chaque repas et veillez à ce que 50 % de votre alimentation soient composés de produits crus – consommez chaque jour un Jus vert (de préférence en début de journée) et mangez fruits, légumes crus, salades, germes, céréales trempées, noix, graines et aliments fermentés à chaque repas.

7 Ajoutez 1 c. à soupe de graines de chia ou de psyllium et 1 c. à soupe de « bonne » huile à votre Jus vert pour couvrir vos besoins en fibres et en acides gras essentiels. Vous pouvez aussi ajouter 1 c. à soupe de micro-algues.

8 Prenez un repas dissocié par jour – voir les règles de l'alimentation dissociée, ci-contre. (Pour la détox avancée, prenez un Jus vert au petit déjeuner et un repas dissocié par jour).

9 Consommez suffisamment de protéines pour équilibrer votre glycémie. (Voir *Calculez vos besoins en protéines*, p. 169 et le tableau *Teneur en protéines des aliments*, p. 197)

10 Faites 1 heure d'exercice par jour (au moins 6 jours par semaine). Variez le type d'activité, l'intensité et la durée. Incluez du cardio et du conditionnement physique, et au moins une séance de yoga par semaine. Pour perdre du poids, faites 45 minutes de cardio 6 fois par semaine.

11 Suivez le programme détox au moins une fois par an, deux fois pour une santé optimale. Le printemps et l'automne sont les saisons traditionnelles pour cela, mais vous pouvez le faire quand le cœur vous en dit, dès lors que vous vous y tenez une fois par an.

Pour perdre plus de 6 kilos, suivez les 14 jours de détox douce, puis faites une semaine de maintien, avant de passer à 14 jours de détox avancée. Répétez cette séquence jusqu'à obtention du poids souhaité.

LES RÈGLES DE L'ALIMENTATION DISSOCIÉE

- Tous les fruits, à l'exception du melon, se consomment uniquement avec d'autres fruits, et toujours 30 minutes avant d'autres aliments. N'en mangez pas après un repas dissocié.

- Toutes les variétés de melon se consomment seules, et non associées à d'autres fruits.

- Les aliments sucrés, eux aussi, se mangent seuls, avant d'autres aliments, et jamais directement après un repas. Cela recouvre les fruits, les sirops, le sucre raffiné, les confitures et le miel.

- Ne mélangez pas protéines et glucides dans un même repas.

- Consommez les protéines avec des légumes sans amidon (tous les légumes à l'exception des légumes-racines, des potirons et des courges). Les protéines recouvrent la viande rouge, la volaille, le poisson, les œufs, les laitages, les graines et les noix.

- Les glucides comme le pain, le riz, les pâtes, les pommes de terre et les légumineuses se mangent uniquement avec des légumes sans amidon.

ALIMENTATION DISSOCIÉE : QU'EST-CE QUE C'EST ?

Il s'agit d'une approche nutritionnelle reposant sur l'idée de consommer ensemble des aliments qui se digèrent de manière comparable pour permettre une digestion optimale. On associe certains aliments dont les composants se complètent pour améliorer l'absorption des nutriments et réduire les problèmes digestifs. Bien menée, l'alimentation dissociée comporte de nombreux avantages : moins de gaz et de ballonnement après les repas, meilleure digestion, élimination plus rapide et perte de poids, ou retour au poids optimal.

L'idée est la suivante : les protéines ont besoin d'acide chlorhydrique et d'une enzyme, la pepsine, pour être digérées dans l'estomac, tandis que les amidons ne sont pas métabolisés avant d'arriver dans l'intestin grêle, où ils sont digérés par des enzymes différentes. Les aliments riches en amidon exigent un environnement alcalin, contrairement aux protéines, qui ont besoin d'un milieu plus acide. La digestion est donc considérablement simplifiée si on mange à des repas différents des aliments faisant intervenir des enzymes dissemblables. Par ailleurs, certains aliments sont digérés plus rapidement, et plus facilement que d'autres. Il faut parfois plus d'une journée pour les protéines concentrées, tandis qu'un morceau de fruit se digère en quelques heures.

Consommer ensemble des aliments « antinomiques » peut ralentir la digestion, ce qui entraîne parfois fatigue, douleurs, brûlures d'estomac ou indigestions. En outre, une mauvaise digestion conduit à une fermentation des aliments et à leur putréfaction, ce qui alimente des agents pathogènes comme les *Candida*. Les naturopathes pensent que ces bactéries acidifient l'organisme, ce qui favorise encore leur développement. La modification de l'écosystème de notre organisme est néfaste aux bactéries bénéfiques, et favorise l'apparition de maladies.

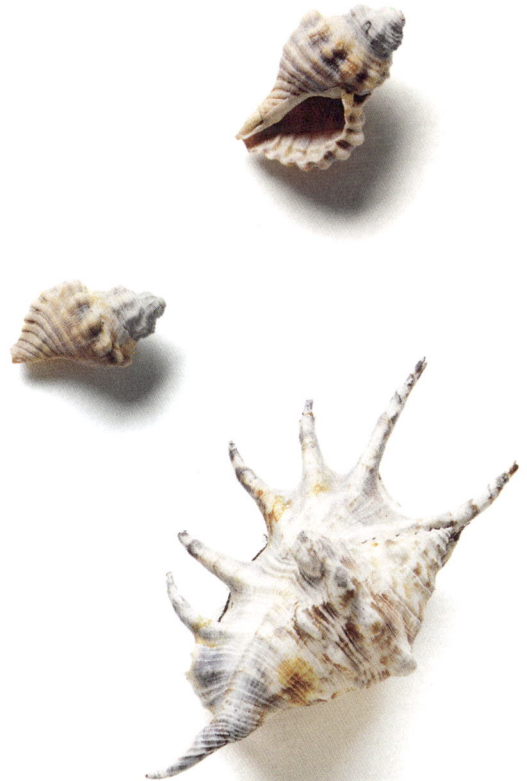

QUESTIONS-RÉPONSES POST-DÉTOX

Puis-je reprendre mon café quotidien? Tout à fait. Essayez de vous limiter à un seul café par jour, car cet aliment acidifiant peut perturber l'organisme. N'en buvez pas le ventre vide, car cela a un impact négatif sur la glycémie sanguine et incite à manger des sucreries dans l'après-midi, source de stress inutile pour les glandes surrénales.

Vais-je reprendre le poids perdu? Non, tant que vous respectez la règle des 18/21 (voir p. 100) et que vous faites une détox deux ou trois fois par an. Si cette perspective vous préoccupe, instituez une journée de purification hebdomadaire – un jour par semaine, mangez très léger et absorbez uniquement jus et soupes pour reposer le système digestif et détoxifier le corps. Ce rituel qui favorise l'élimination est extrêmement bénéfique pour poursuivre la perte de poids.

Par ailleurs, cantonnez-vous à 3 repas par jour, en limitant les en-cas (mangez uniquement quand vous avez faim, pas quand vous vous ennuyez!). L'organisme a besoin de temps pour digérer et le système digestif doit se reposer entre les repas. Si vous grignotez en permanence, votre système n'aura pas terminé de digérer un repas qu'il devra s'attaquer au suivant. Les naturopathes pensent que le grignotage permanent entraîne l'accumulation de toxines.

Respectez la règle des 50 % d'aliments crus et mangez au moins un repas dissocié par jour. Buvez beaucoup d'eau.

Dois-je continuer à prendre tous mes compléments? Tout dépend de vos besoins et de vos déséquilibres. Consultez votre naturopathe. En règle générale, si vous êtes en bonne santé, si vous mangez essentiellement bio, si vous faites de l'exercice modéré et si votre niveau de stress est bas, il suffit d'un

Jus vert avec un supplément de fibres sous forme de graines de chia ou de psyllium et de quelques acides gras essentiels pour être en pleine forme.

Des conseils pour aller au restaurant? Profitez des sorties et respectez la règle des 18/21 (si nécessaire, fractionnez votre journée libre en 2 demi-journées). Si les plats sont généralement meilleurs au restaurant, c'est parce qu'ils sont riches en beurre, en graisse, en condiments, en sel et en sucre. Plus on mange sainement, plus on est sensible à cela, ainsi qu'à la qualité des produits.

Respectez les règles de l'alimentation dissociée et mangez beaucoup de légumes et de salades. Si vous sortez le soir, oubliez pain, pâtes, riz, tortillas et naans. Essayez de commencer le repas par une salade et de le terminer avec une infusion digestive (gingembre, menthe ou fenouil).

Des conseils en matière de consommation d'alcool? Malheureusement, le champagne, le vin blanc et la bière sont les principaux responsables des troubles digestifs, notamment des ballonnements. Si vous êtes sujet à ces problèmes, évitez totalement ces boissons et cantonnez-vous aux spiritueux (dans lesquels la levure a en grande partie été brûlée lors de la fabrication). Ne les allongez pas avec des boissons sucrées, cantonnez-vous au jus de citron vert frais et à l'eau pétillante – ou buvez-les purs, avec des glaçons!

Comment stimuler mon métabolisme? Le piment de Cayenne, le piment, le gingembre et le thé vert augmentent la température corporelle, ce qui dope le métabolisme. Et rien ne remplace l'exercice.

Vais-je un jour pouvoir faire la fête de nouveau? Bien sûr! Ce qui est formidable, quand l'organisme est purifié régulièrement, c'est que le jour où l'on fait la fête ou des excès, il réagit mieux. La mauvaise nouvelle, c'est qu'on sent davantage les effets des abus, tout simplement parce que se sentir bien à 100 % est devenu une habitude. Par conséquent, lorsque vous n'êtes qu'à 75 % de bien-être, vous avez le sentiment d'être floué !

Maintenant, la bonne nouvelle : la vie est faite pour être croquée à pleines dents. De temps en temps, on peut donc faire des excès, sans se sentir coupable. En purifiant son organisme régulièrement, on élimine naturellement tout le mal commis et on fait naturellement moins d'excès. Une fois votre corps alcalinisé, vous aurez moins envie de commettre des excès, car vous serez impatient d'être de nouveau à 100 % de votre forme !

VICTORIA ALEXANDER, *ÉCRIVAIN ET PHOTOGRAPHE*

« C'était quand, la dernière fois où tu t'es sentie légère ? » m'a demandé mon extraordinaire beau-fils. Eh bien, cela faisait un certain temps déjà…

Quand je suis allée voir Saimaa, c'était surtout pour perdre le poids qui s'était accumulé au fil du temps. C'était après une période prolongée de douleurs musculaires dans les jambes, dues à des médicaments pour le cœur et à une glande thyroïde capricieuse qui avait eu raison de mes bonnes résolutions en matière d'exercice physique. J'avais pris l'habitude de travailler si tard le soir que j'entendais les oiseaux chanter au petit matin. Je ne mangeais pas à heures fixes et il n'était pas rare que je saute des repas.

Après avoir constaté le résultat sur une amie, j'ai eu envie de faire une détox. Je me suis donc lancée dans un programme de 6 semaines. Au début, je prenais tant de comprimés que j'avais peur qu'ils s'entrechoquent dans mon ventre ! En outre, je devais me coucher à 23 heures tous les soirs.

Le programme prévoyait de manger toutes les 3 à 4 heures, et je me suis surprise à penser « Oh mon Dieu, voilà qu'il faut que je mange de nouveau. » J'ai perdu 1 kilo par semaine et j'ai adoré la détox. Les 3 litres d'eau par jour ont aidé mon cerveau à fonctionner plus efficacement.

L'effet a été immédiat : plus de fringales. Plus de 3 mois plus tard, je suis déterminée à rester sur cette lancée, car je me sens divinement bien. Mon taux de cholestérol a baissé, c'est formidable de sentir cet équilibre.

Grâce à Saimaa, si encourageante, je me suis mise au yoga, chose que j'avais envie de faire depuis longtemps. Aujourd'hui, la détox fait partie de mon mode de vie. Je ne compte pas y renoncer, car les bienfaits sont palpables. Grâce à ma détermination, je me sens parfaitement bien. On sait qu'on est sur la bonne voie lorsqu'on vous demande en permanence les coordonnées de la personne qui vous suit pour votre détox !

PHASE DE MAINTIEN : LES RECETTES

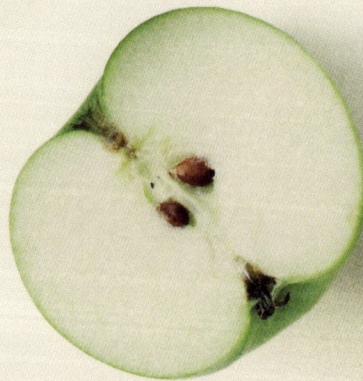

PETIT DÉJEUNER

DÉJEUNER

DÎNER

DOUCEURS

PETIT DÉJEUNER

TOFU BROUILLÉ AUX LÉGUMES

La version épicée d'un petit déjeuner très apprécié des végétaliens. À servir nature ou avec du pain grillé.

POUR 2 PERSONNES

¼ d'oignon rouge, finement haché
1 gousse d'ail, très finement hachée
1 poivron vert, coupé en dés
1 poivron rouge, coupé en dés
65 g de tomates cerises, coupées en deux
1 c. à soupe d'huile d'olive vierge extra, et un peu plus pour servir
250 g de tofu bio ferme, émietté
½ piment oiseau frais, finement haché
½ c. à café de cumin en poudre
½ c. à café de coriandre en poudre
1 c. à café de tamari sans blé
1 petite poignée de feuilles de coriandre
Sel de mer et poivre noir du moulin

Dans une poêle, faites revenir l'oignon, l'ail, les poivrons et les tomates dans l'huile d'olive, à feu moyen, pendant 5 minutes environ. Ajoutez le tofu, le piment, les épices, le tamari et la coriandre, et mélangez soigneusement. Laissez revenir 10 minutes, en remuant bien. Salez et poivrez. Arrosez d'un trait d'huile d'olive vierge extra avant de servir.

OMELETTE AU CHÈVRE, AUX ÉPINARDS ET AUX CHAMPIGNONS >

Appréciée dans les cafés et les restaurants servant une cuisine saine, cette omelette riche en protéines est très nourrissante. Proposez-la telle quelle ou accompagnée d'une salade de roquette.

POUR 1 PERSONNE

2 œufs
20 g de fromage de chèvre
1 gousse d'ail, très finement hachée
¼ d'oignon rouge, finement haché
½ botte d'épinards, finement hachés
¼ de tomate, finement hachée
4 champignons de Paris, finement hachés
1 c. à soupe d'origan frais ou séché
2 c. à soupe d'huile d'olive
Sel de mer et poivre noir du moulin

Cassez les œufs dans un saladier et fouettez-les jusqu'à obtention d'un mélange léger et aéré. Ajoutez tous les autres ingrédients et mélangez soigneusement.

Chauffez l'huile d'olive dans une poêle à feu moyen. Versez-y la préparation et faites cuire 3 à 5 minutes, jusqu'à ce que l'omelette soit à peine cuite. Salez, poivrez, puis servez sans attendre.

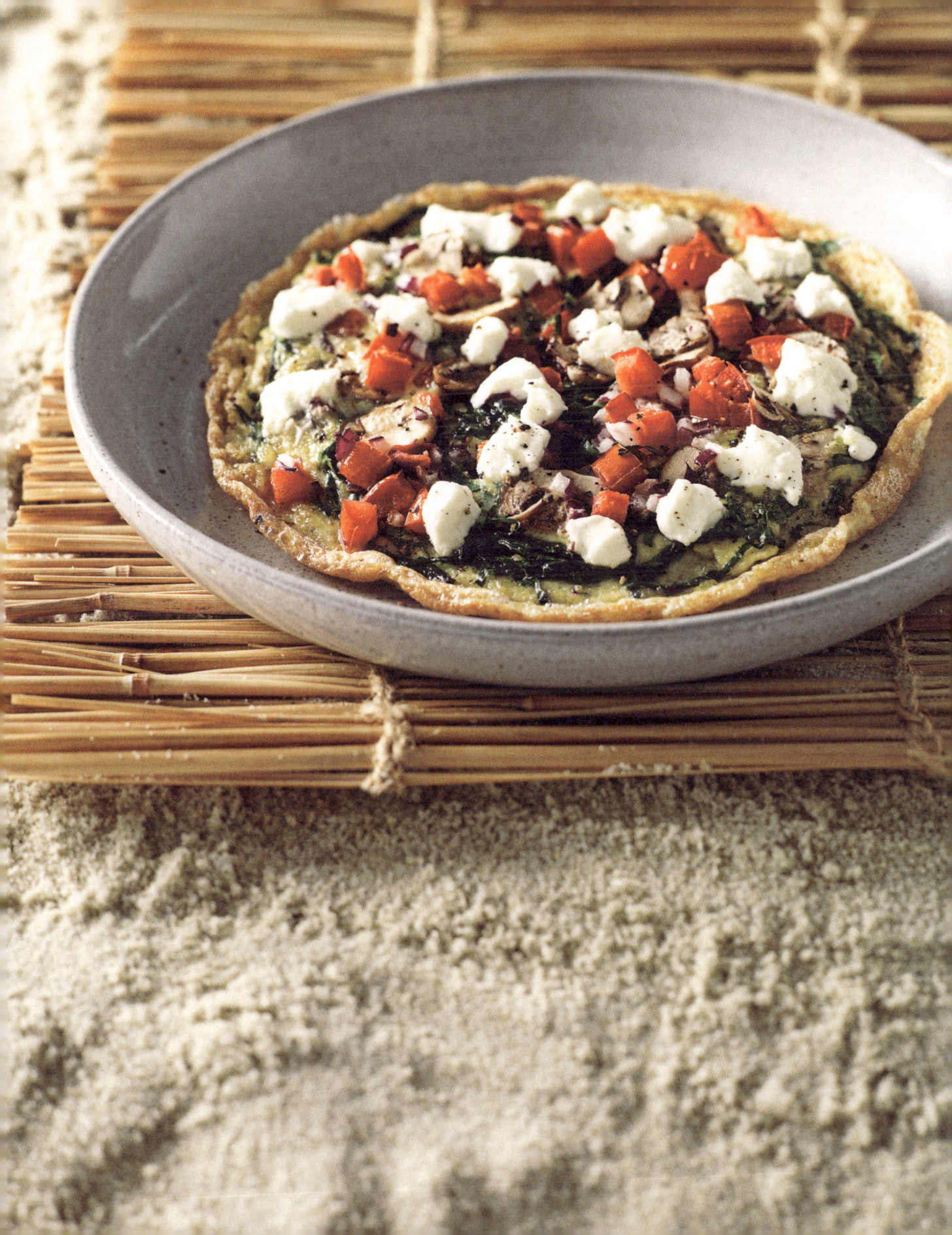

PORRIDGE AUX FRUITS ROUGES

Gorgés d'antioxydants, les fruits rouges sont de pures merveilles sur le plan nutritionnel. En outre, ils sont délicieux, ce qui ne gâche rien. Pour varier les saveurs, utilisez des fruits rouges différents : myrtilles, framboises, mûres et fraises, mais aussi baies de goji, physalis, baies d'açaï, baies de sumac et autres variétés exotiques. Servez saupoudré d'un peu de cannelle ou accompagné d'une ou deux cuillerées à soupe de yaourt nature.

POUR 1 PERSONNE

90 g de flocons d'avoine

1 c. à soupe de son d'avoine

250 ml de lait végétal (par exemple lait de noix, de graines, d'avoine, de riz ou de quinoa)

150 g de fruits rouges (par exemple myrtilles, framboise et fraises)

1/2 banane de taille moyenne (100 g)

1 c. à soupe de graines de chia

Dans une petite casserole, mélangez les flocons et le son d'avoine, le lait végétal et 250 ml d'eau, en remuant soigneusement. Portez à ébullition à feu moyen, puis baissez le feu et laissez frémir 5 minutes à feu doux, jusqu'à ce que le mélange soit épais et crémeux. Retirez la casserole du feu et laissez reposer 1 minute. Servez le porridge dans des bols, puis garnissez avec les fruits rouges, la banane et les graines de chia.

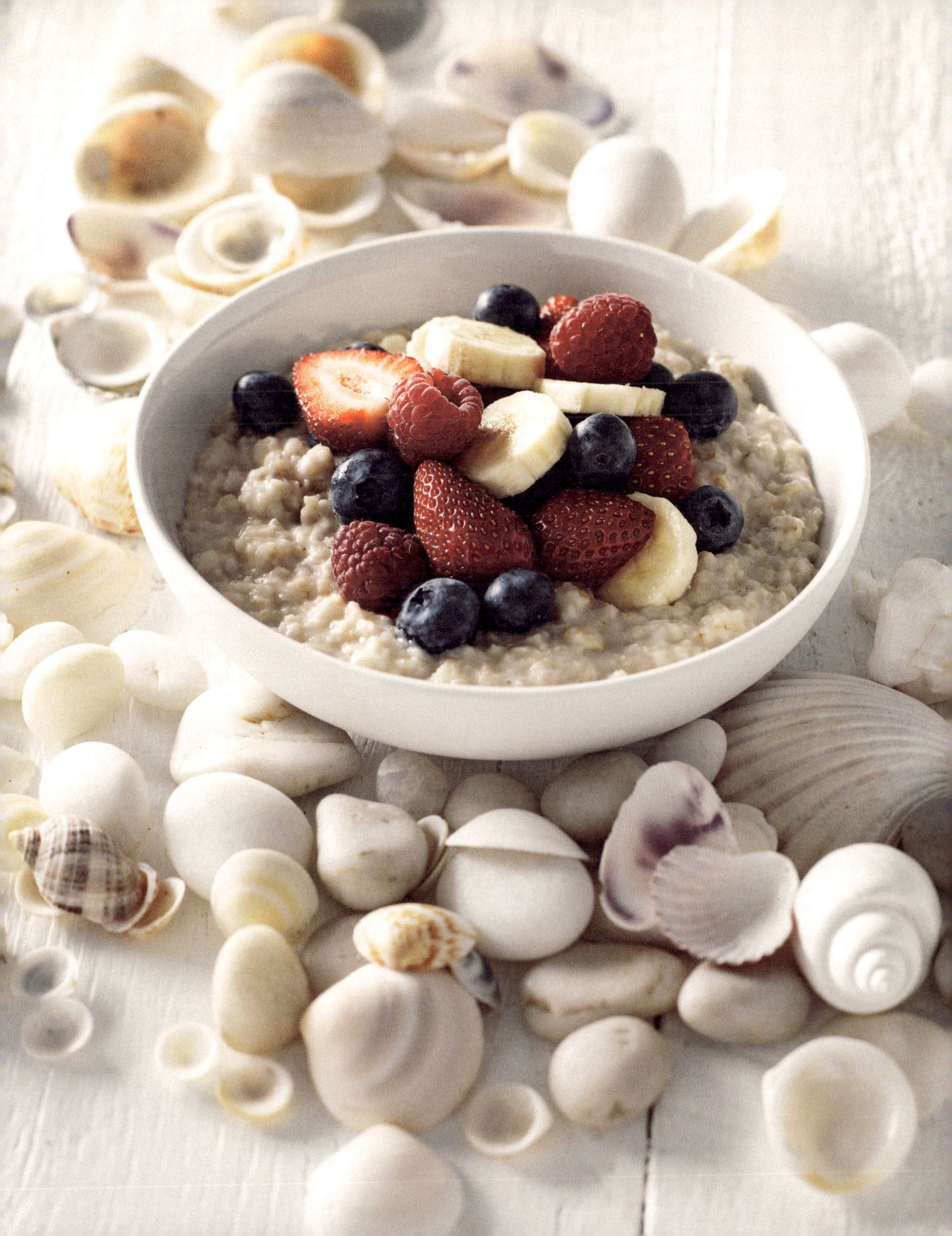

DÉJEUNER

AGNEAU AUX HERBES ET SALADE DE HARICOTS VERTS

L'huile de graines de lin aromatisée au citron s'achète en épicerie fine. Vous pouvez aussi la préparer vous-même en laissant infuser le zeste d'un citron bio quelques jours dans l'huile.

POUR 4 PERSONNES

60 ml d'huile d'olive
1 c. à café d'origan séché
1 c. à café de romarin séché
1 petite pincée de piment de Cayenne
Le jus de ½ citron
2 gousses d'ail, très finement hachées
4 tranches de filet d'agneau de 300 g chacune, dégraissées
Sel de mer et poivre noir du moulin
200 g de haricots verts, équeutés
1 petit concombre, coupé en fines rondelles
2 oignons nouveaux, finement émincés
10 g de menthe finement ciselée
10 g de persil plat finement ciselé
200 g de fromage de chèvre, émietté
2 c. à soupe d'huile de graines de lin au citron
4 quartiers de citron

Mélangez l'huile, les herbes, le piment, le jus de citron et l'ail dans un saladier. Ajoutez la viande et remuez. Salez et poivrez. Couvrez et réservez 1 heure au réfrigérateur.

Blanchissez les haricots verts à l'eau bouillante pendant 5 minutes, puis mettez-les dans un saladier avec tous les ingrédients restants, à l'exception du citron. Mélangez.

Faites rissoler l'agneau à feu vif 4 minutes de chaque côté pour une viande rosée ou plus, selon votre goût. Coupez en fines tranches et servez tiède sur la salade, avec les quartiers de citron.

SALADE DE LÉGUMES RÔTIS >

Vos invités vont adorer cette salade qui accompagne aussi très bien toutes les viandes.

POUR 4 PERSONNES

4 mini-betteraves
500 g de courge butternut, pelée et coupée en morceaux de 3 cm
300 g de pousses d'épinards
2 concombres libanais, coupés en fins rubans à l'aide d'un épluche-légumes
1 oignon nouveau, finement émincé
30 g de cerneaux de noix, coupés en quatre
1 c. à soupe d'huile de graines de lin
1 c. à soupe de vinaigre de cidre non pasteurisé
100 g de fromage de chèvre

Préchauffez le four à 220 °C.

Coupez les extrémités des betteraves et lavez-les, en conservant la peau. Entourez les betteraves de papier cuisson, puis posez-les sur une plaque de four. Enfournez pour 40 minutes. Ajoutez les morceaux de courge sur la plaque et enfournez pour 20 minutes supplémentaires. Lorsque les betteraves ont suffisamment refroidi, frottez-les pour enlever la peau.

Réunissez les épinards, le concombre et l'oignon nouveau dans un grand saladier. Ajoutez la betterave et la courge, mélangez soigneusement. Complétez avec les noix, l'huile et le vinaigre. Mélangez. Émiettez le fromage de chèvre par-dessus et servez.

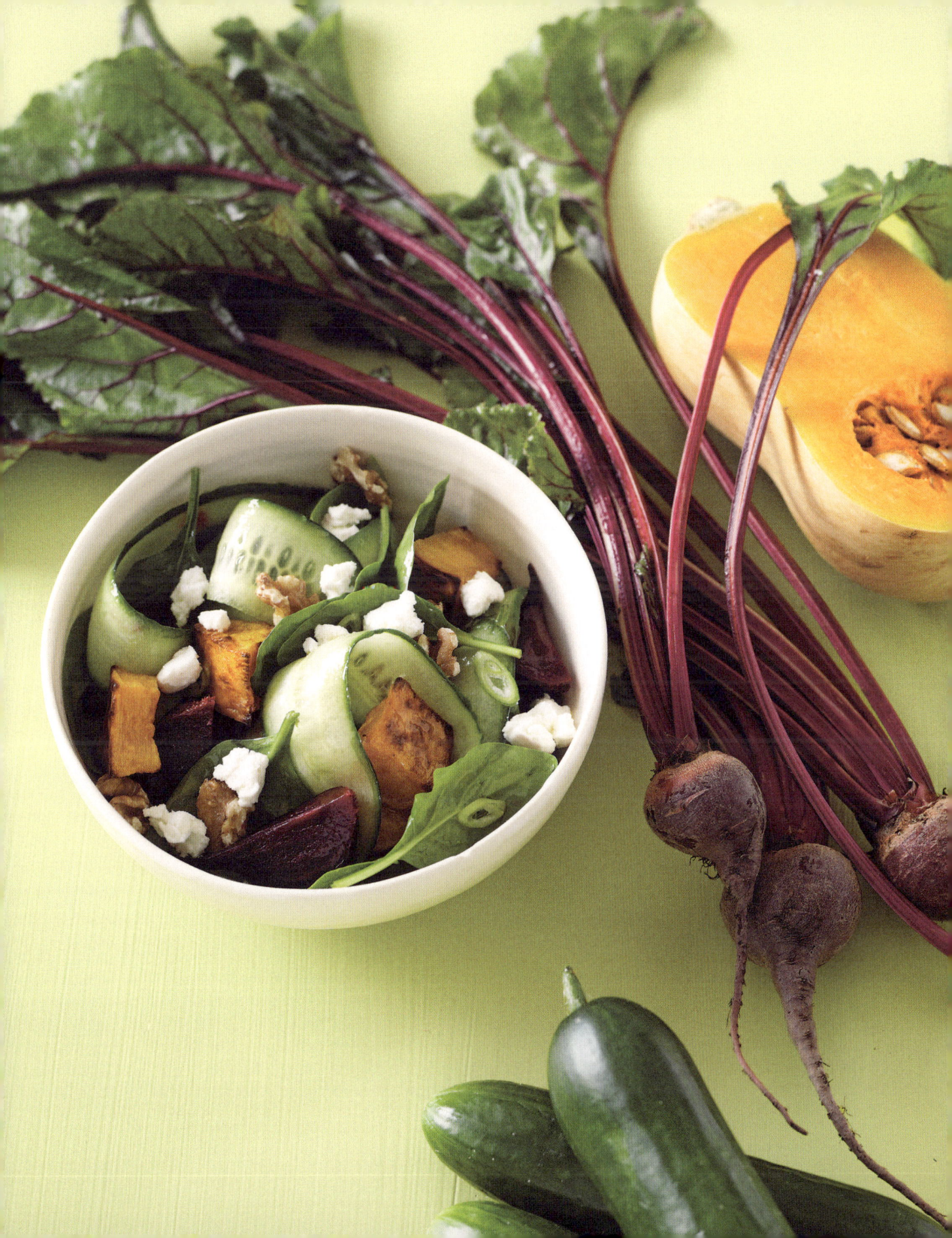

RIZ PILAF AU SAUMON ET PESTO À LA CORIANDRE

Ce plat d'inspiration persane, riche en nutriments, est servi avec le pesto à la coriandre des *Bonus exquis pour toutes les phases*, p. 130. Ajustez la quantité de pesto à votre goût.

POUR 4 PERSONNES

2 c. à café d'huile d'olive
1 oignon, finement haché
2 gousses d'ail, très finement hachées
2 c. à café de zeste de citron finement râpé
300 g de riz brun à grains moyens
1 c. à soupe de vinaigre de cidre non pasteurisé
700 ml de bouillon de légumes
250 g de brocoli, coupé en petites fleurettes
70 à 80 g de pesto à la coriandre, selon votre goût
100 g de pousses de roquette
1 filet de saumon fumé de 150 g, sans la peau et grossièrement émietté

Chauffez l'huile dans une casserole à feu moyen, puis faites fondre l'oignon, en remuant, pendant 5 minutes, jusqu'à ce qu'il soit translucide. Ajoutez l'ail et le zeste de citron, et prolongez la cuisson de 1 minute, jusqu'à ce que le parfum se développe.

Incorporez le riz et remuez pendant 2 minutes, jusqu'à ce que les grains commencent à devenir translucides. Mouillez avec le vinaigre et le bouillon, puis portez à ébullition.

Mélangez et couvrez. Baissez le feu, puis laissez frémir 35 minutes. Retirez du feu, posez les fleurettes de brocoli sur le riz et couvrez de nouveau. Laissez étuver 5 à 10 minutes, jusqu'à ce que le brocoli soit tendre et vert clair.

Aérez le riz, incorporez le pesto à la coriandre et à la roquette. Garnissez de saumon et servez.

SALADE DE SAUMON AU WASABI >

Le wasabi donne une petite touche japonaise à cette salade. Si vous n'appréciez pas le sucré-salé, ne mettez pas de fruits.

POUR 2 PERSONNES

1 betterave
2 filets de saumon de 200 g chacun
Huile d'olive, pour servir
Sel de mer et poivre noir du moulin
150 g d'assortiment de salade verte, déchiquetée en morceaux
1 pomme, vidée et coupée en fins quartiers
1 avocat bien mûr, coupé en dés de 2 cm
2 c. à soupe de graines de potiron
2 c. à soupe de graines de tournesol
1 c. à soupe de graines de lin, moulues
2 c. à soupe de baies de goji

POUR LA SAUCE AU WASABI

2 c. à soupe de vinaigre de cidre non pasteurisé
1 c. à café de wasabi
Le jus de 1 citron vert
60 ml d'huile d'olive vierge extra

Dans une casserole, faites cuire la betterave dans de l'eau bouillante pendant 1 h à 1 h 30. Laissez-la refroidir un peu, puis frottez la peau pour l'ôter. Coupez la chair en dés de 2 cm.

Préchauffez le four à 180 °C. Préparez la sauce : réunissez le vinaigre, le wasabi et le jus de citron vert dans le bol d'un robot. Mixez 30 secondes à vitesse moyenne. Réduisez la vitesse pour ajouter l'huile lentement.

Arrosez le saumon de quelques gouttes d'huile, salez et poivrez. Couvrez d'une feuille de papier cuisson, puis enfournez sur une plaque de four pour 15 minutes.

Mettez la salade dans un grand saladier, puis ajoutez les ingrédients restants. Mélangez et émiettez le saumon avec une fourchette sur le dessus. Nappez de sauce.

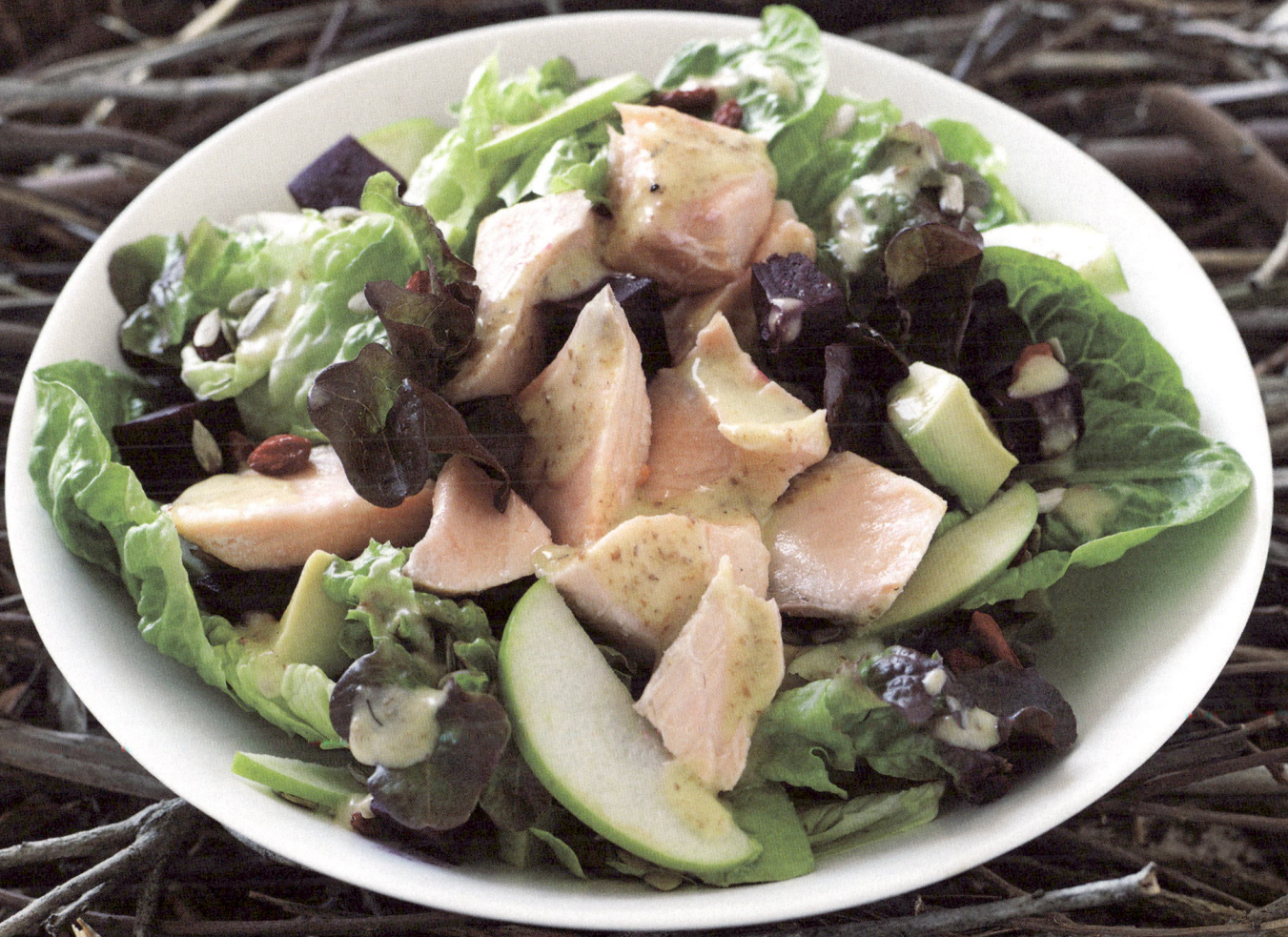

DÎNER

TORTILLAS AU POULET

Si vous mangez ce plat pendant la phase de détoxification, choisissez des tortillas ou des pitas sans levure et sans gluten.

POUR 2 PERSONNES

350 g de poitrine de poulet, sans la peau
1 c. à soupe d'huile d'olive
1 c. à café de piment en poudre
1 c. à café de cumin en poudre
Sel de mer et poivre noir du moulin
6 tortillas de maïs
4 piments verts frais
1 oignon rouge de taille moyenne (150 g), émincé
150 g de salade verte

POUR LE GUACAMOLE

1 avocat de taille moyenne bien mûr (150 g), dénoyauté
Le jus de 1 citron vert
1 gousse d'ail, très finement hachée
2 c. à soupe de coriandre finement ciselée
1 petite pincée de paprika

Préchauffez le four à 120 °C et un gril à feu moyen. Badigeonnez le poulet d'huile, frottez-le avec les épices, salez et poivrez. Réchauffez les tortillas au four.

Faites cuire le poulet, le piment et l'oignon sur le gril pendant 4 à 5 minutes de chaque côté, jusqu'à ce que la viande soit ferme et légèrement striée. Retournez régulièrement les piments et l'oignon. Retirez du feu lorsque le poulet est cuit.

Préparez le guacamole : mettez la chair de l'avocat dans un saladier, ajoutez le reste des ingrédients et écrasez le tout à la fourchette jusqu'à obtention d'un mélange homogène.

Servez le poulet dans les tortillas, accompagné du guacamole, des légumes grillés et de la salade.

STEAK AU CHIMICHURRI >

En Argentine, le steak est toujours accompagné de chimichurri, qui est aussi une excellente marinade pour le bœuf ou le poulet.

POUR 2 PERSONNES

350 g de rumsteak ou d'aloyau
Sel de mer et poivre noir du moulin
Huile d'olive, pour la cuisson
½ botte de *cavalo nero* (chou cavalier), finement émincé

POUR LA SAUCE CHIMICHURRI

15 g de persil plat ciselé
4 gousses d'ail, très finement hachées
1 c. à café de feuilles d'origan fraîches ou séchées
½ c. à café de flocons de piment
60 ml de vinaigre de cidre non pasteurisé
1 c. à café de jus de citron
2 c. à soupe d'eau
60 ml d'huile d'olive
½ c. à café de sel de mer
Poivre noir du moulin

Préparez le chimichurri : réunissez tous les ingrédients dans le bol d'un robot ou d'un blender et mixez.

Chauffez à feu vif un peu d'huile d'olive dans une poêle. Salez et poivrez la viande, puis faites-la revenir 3 à 4 minutes de chaque côté pour une cuisson à point (ou selon votre goût). Réservez la viande.

Mettez le *cavalo nero* dans la poêle, ajoutez 1 c. à soupe d'eau et faites revenir 2 à 3 minutes, en remuant régulièrement, jusqu'à ce que le chou ait légèrement fondu. Coupez la viande en tranches, nappez-la de sauce et servez accompagnée de chou.

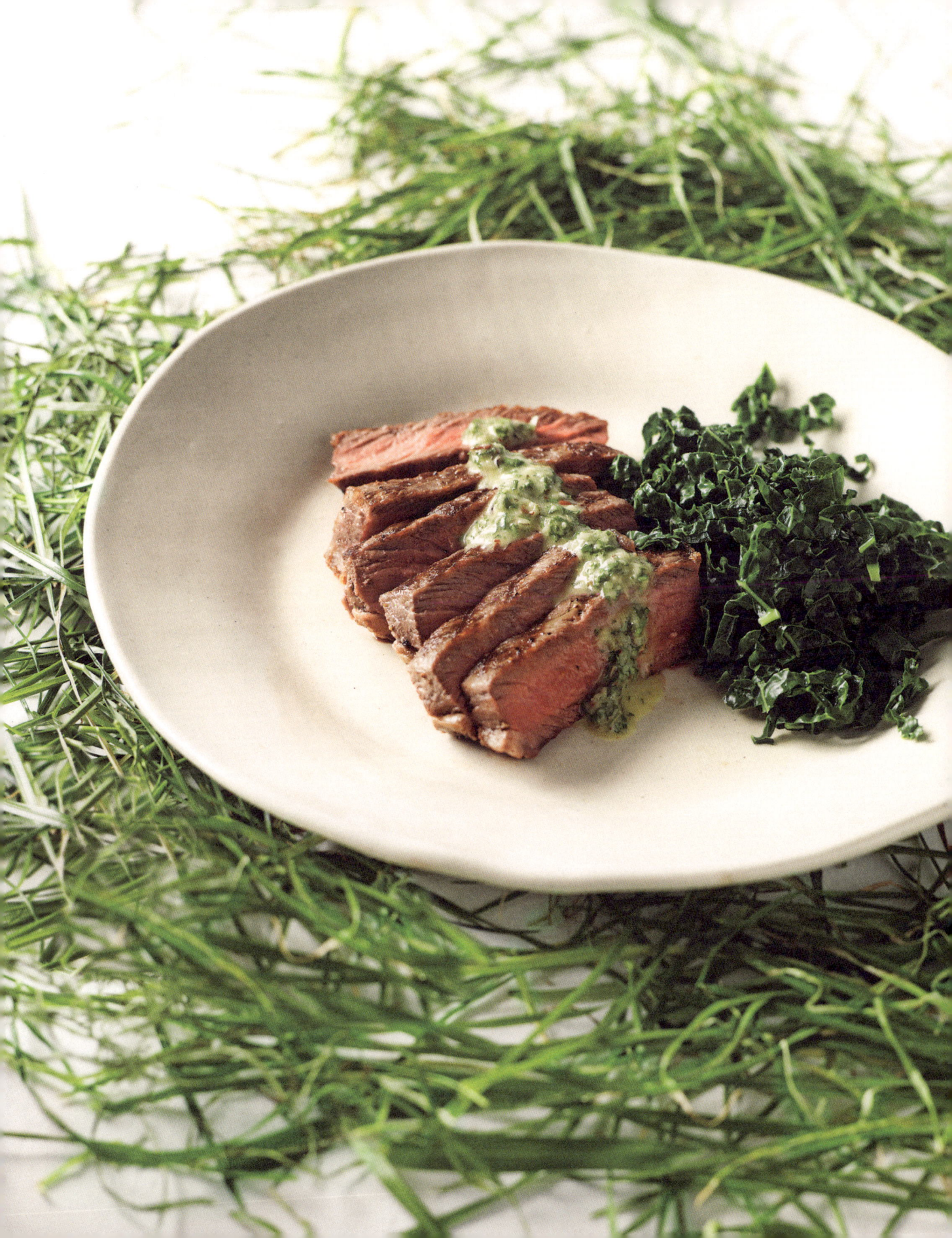

JARRETS D'AGNEAU MIJOTÉS

Une recette idéale pour la mijoteuse électrique. Préparez-la le matin,
elle sera prête le soir lorsque vous rentrerez du travail. Ce plat complet
ne nécessite pas d'accompagnement.

POUR 2 PERSONNES

2 jarrets d'agneau de 250 g chacun
2 tiges de céleri, coupées en dés
1 oignon brun (150 g), coupé en dés
2 carottes, coupées en dés
1 panais, coupé en dés
1 navet, coupé en dés
1 rutabaga, coupé en dés
1 pomme de terre, coupée en dés
1 tête d'ail (séparez les gousses)
375 g de tomates concassées en conserve
2 c. à soupe de tamari sans blé
1 c. à soupe de vinaigre de cidre non pasteurisé
50 g d'orge perlé
1 poignée de persil plat, grossièrement haché

Placez les jarrets d'agneau dans une mijoteuse électrique, puis ajoutez tous les légumes.

Mettez les gousses d'ail dans un bol, puis couvrez-les d'eau bouillante. Laissez-les tremper 2 minutes, égouttez-les, pelez-les et ajoutez-les dans la mijoteuse.

Complétez avec les tomates, le tamari, le vinaigre et l'orge. Couvrez d'eau. Mettez le couvercle et allumez l'appareil, en mode auto. Laissez mijoter à feu doux et vérifiez la cuisson au bout de 6 heures. La viande doit se détacher des os, ce qui peut prendre jusqu'à 8 heures.

OSSO-BUCO EXQUIS

La version santé d'une spécialité traditionnelle italienne.

POUR 4 PERSONNES

2 morceaux de jarret de bœuf (700 g)
1 oignon brun, coupé en dés
1 carotte, coupée en dés
1 pomme de terre, coupée en dés
300 g de potiron kabocha, pelé et coupé en dés
1 poivron vert, coupé en dés
1 long piment rouge frais, finement haché
4 tomates, coupées en dés
4 feuilles d'épinards, hachées
300 g de chou vert, finement émincé
4 grandes feuilles de sauge
1 poignée de persil plat ciselé
2 brins de romarin de 15 cm (détachez les feuilles
   des tiges)
2 feuilles de laurier
6 gousses d'ail, pelées
1 c. à soupe de tamari sans blé
1 c. à soupe de sirop d'agave
1 c. à soupe de concentré de tomate
100 g de riz brun à grains moyens

Préchauffez le four à 150 °C (ou à 130 °C pour un four à chaleur tournante). Mélangez tous les ingrédients dans un plat à four à fond épais d'une capacité de 6 litres doté d'un couvercle (les légumes doivent couvrir la viande, pour ne pas qu'elle se dessèche) et ajoutez suffisamment d'eau pour couvrir le tout. Couvrez avec du papier cuisson. Enfournez pour 6 heures, ou jusqu'à ce que les légumes, le riz et la viande soient très tendres et que la sauce ait réduit. Laissez reposer 15 minutes, couvert, avant de servir.

DOUCEURS

MOUSSE DE CACAO BRUT

Cette recette originale, qui doit sa texture crémeuse et soyeuse à l'avocat, est délicieuse avec des fruits rouges frais.

POUR 4 PERSONNES

2 bananes bien mûres, pelées
1 avocat, pelé, dénoyauté et coupé en morceaux
1 c. à soupe de poudre de cacao brut
1 c. à soupe d'éclats de fèves de cacao brut
1 c. à café de sirop d'agave
2 c. à café d'eau glacée

Réunissez tous les ingrédients dans le bol d'un robot, ajoutez 2 c. à café d'eau glacée et mixez jusqu'à obtention d'une consistance lisse et onctueuse. Transférez dans des coupelles et réservez 2 heures au moins au réfrigérateur avant de servir.

BILLES MAGIQUES DE MACA >

Le maca brut (sorte de ginseng), originaire du Pérou, est présenté comme un superaliment, extrêmement riche en protéines, vitamines et sels minéraux. On lui prête la propriété de donner force et endurance. Ces billes magiques sont un excellent en-cas à déguster au goûter ou après le dîner. Dans un récipient hermétique, elles se conservent deux semaines au réfrigérateur. Les enfants les adorent.

POUR 20 BILLES ENVIRON

60 ml de sirop d'agave
5 dattes medjool fraîches (115 g), dénoyautées
125 g d'amandes en poudre
2 c. à soupe de poudre de cacao brut
1 c. à café de poudre de maca brut
1 c. à soupe de beurre de cacao
20 g de poudre de noix de coco,
   pour y rouler les billes

Réunissez tous les ingrédients, à l'exception de la poudre de noix de coco, dans le bol d'un robot et mixez jusqu'à ce que le tout soit bien mélangé et s'agglutine.

Prélevez des cuillerées à soupe de préparation, une par une, pour former des billes. Roulez celles-ci dans la poudre de noix de coco.

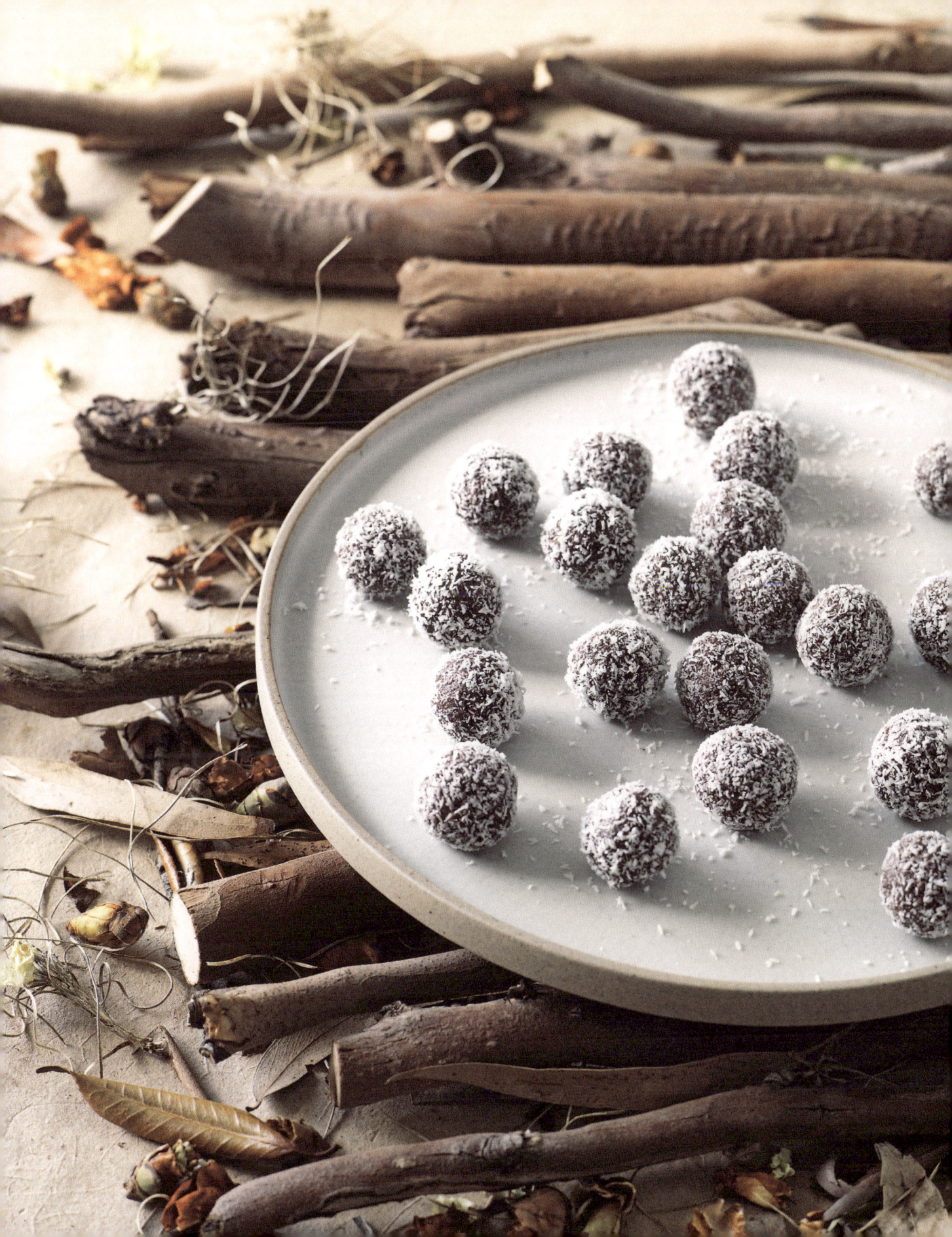

MUFFINS À LA BANANE

Délicieux tièdes, à la sortie du four. Si vous ne les mangez pas tous, ils se conservent 3 jours dans une boîte hermétique ou 1 mois au congélateur.

POUR 10 MUFFINS

150 g de farine de riz

75 g d'arrowroot

1 c. à café de levure chimique

1 c. à café de bitartrate de potassium (tartre du raisin, utilisé comme stabilisant)

2 œufs, légèrement battus

75 à 100 ml de lait de riz

1 c. à soupe de beurre de noix de coco, fondu

2 bananes bien mûres (350 g), écrasées

Préchauffez le four à 190 °C. Beurrez 10 moules d'une plaque à muffins à 12 trous (80 ml par trou).

Dans un saladier, mélangez la farine de riz, l'arrowroot, la levure chimique et le bitartrate de potassium.

Dans un autre saladier, battez les œufs, le lait de riz, le beurre de noix de coco et les bananes écrasées. Ajoutez le mélange de farines, puis fouettez à la fourchette, jusqu'à ce que les ingrédients soient tout juste amalgamés (le mélange ne doit pas être lisse).

À l'aide d'une cuillère, mettez la pâte dans les moules, en remplissant chacun aux trois quarts (soit environ 2 grosses c. à soupe par moule).

Enfournez pour 18 à 20 minutes, ou jusqu'à ce qu'une brochette piquée au centre du muffin ressorte propre. Laissez reposer 3 minutes dans les moules, démoulez, puis laissez refroidir sur une grille à pâtisserie.

COOKIES SANS CUISSON >

Très appréciés des gourmands, ces cookies sont gorgés de nutriments et de fibres. Si vous préférez, vous pouvez les enrober de noix hachées.

POUR 8 À 10 COOKIES

200 g d'amandes non pasteurisées

10 dattes medjool fraîches, dénoyautées

2 c. à soupe de graines de chia (30 g)

20 g de poudre de noix de coco + un peu pour enrober

40 g de graines de tournesol

40 g de graines de potiron

25 g de poudre de cacao brut

1 c. à soupe de sirop d'agave

2 c. à soupe de tahini au sésame non décortiqué

60 ml de jus de pomme non sucré

Mettez les amandes dans le bol d'un robot et hachez-les grossièrement. Ajoutez les dattes, les graines de chia, la noix de coco, les graines de tournesol et de potiron ainsi que le cacao. Mixez de nouveau, puis ajoutez le sirop et le tahini. Mélangez jusqu'à obtention d'une pâte homogène. En laissant tourner le moteur, versez lentement le jus de pomme et mixez jusqu'à ce que la consistance soit épaisse.

Prélevez 1 c. à soupe de mélange à la fois pour façonner des billes, puis aplatissez-les. Enrobez-les de poudre de noix de coco ou de noix hachées. Si vous ne mangez pas les cookies tout de suite, conservez-les dans une boîte hermétique. Au réfrigérateur, ils se gardent une semaine.

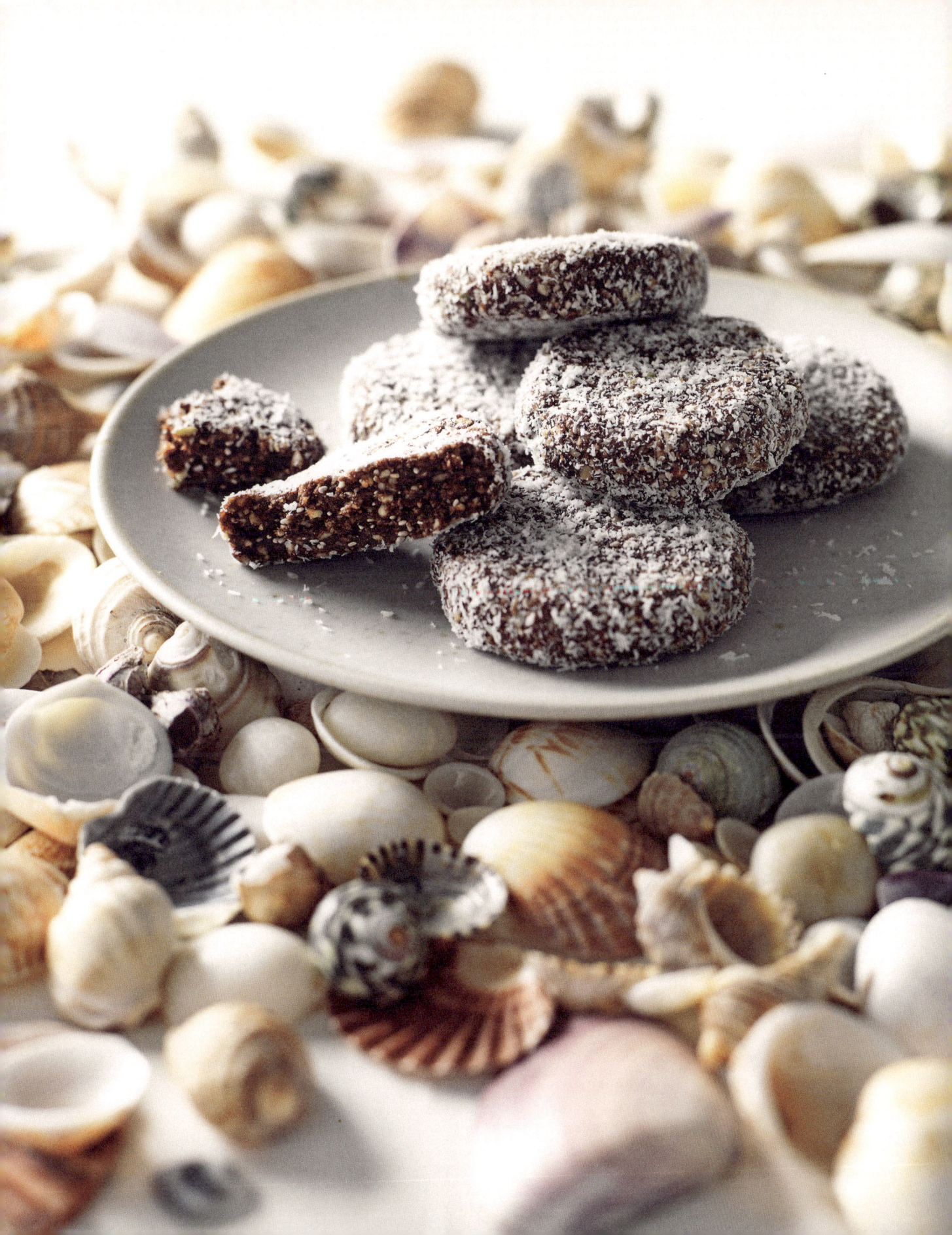

CRUMBLE DE TAMARILLOS ET DE POMMES

Une version délicieusement acidulée du crumble traditionnel.
À servir tel quel ou accompagné de yaourt nature.

POUR 4 PERSONNES

80 g de graines de tournesol
80 g de dattes medjool dénoyautées, hachées
50 g de noix
½ c. à café de gingembre en poudre
Sel de mer
3 grosses pommes (600 g), râpées
40 g de cranberries séchées non sucrées
1 c. à café de cannelle en poudre
2 clous de girofle, moulus
2 tamarillos (tomates en arbre, originaires
    d'Amérique du Sud), coupés en quartiers

Préchauffez le four à 100 °C.

Dans un robot ou un blender, hachez les graines de tournesol. Ajoutez les dattes, puis les noix, le gingembre et une pincée de sel. Mixez jusqu'à ce que le mélange ait la consistance d'une fine chapelure homogène. Réservez dans un bol.

Mixez la moitié des pommes râpées, les cranberries, la cannelle, les clous de girofle et 1 pincée de sel, jusqu'à obtention d'une consistance homogène.

Dans un saladier, mélangez les tamarillos, le reste de pomme et le mélange à base de pomme. Versez le tout dans un plat à four peu profond, en verre ou en céramique, puis parsemez uniformément avec le mélange de graines. Enfournez pour 45 minutes avant de servir.

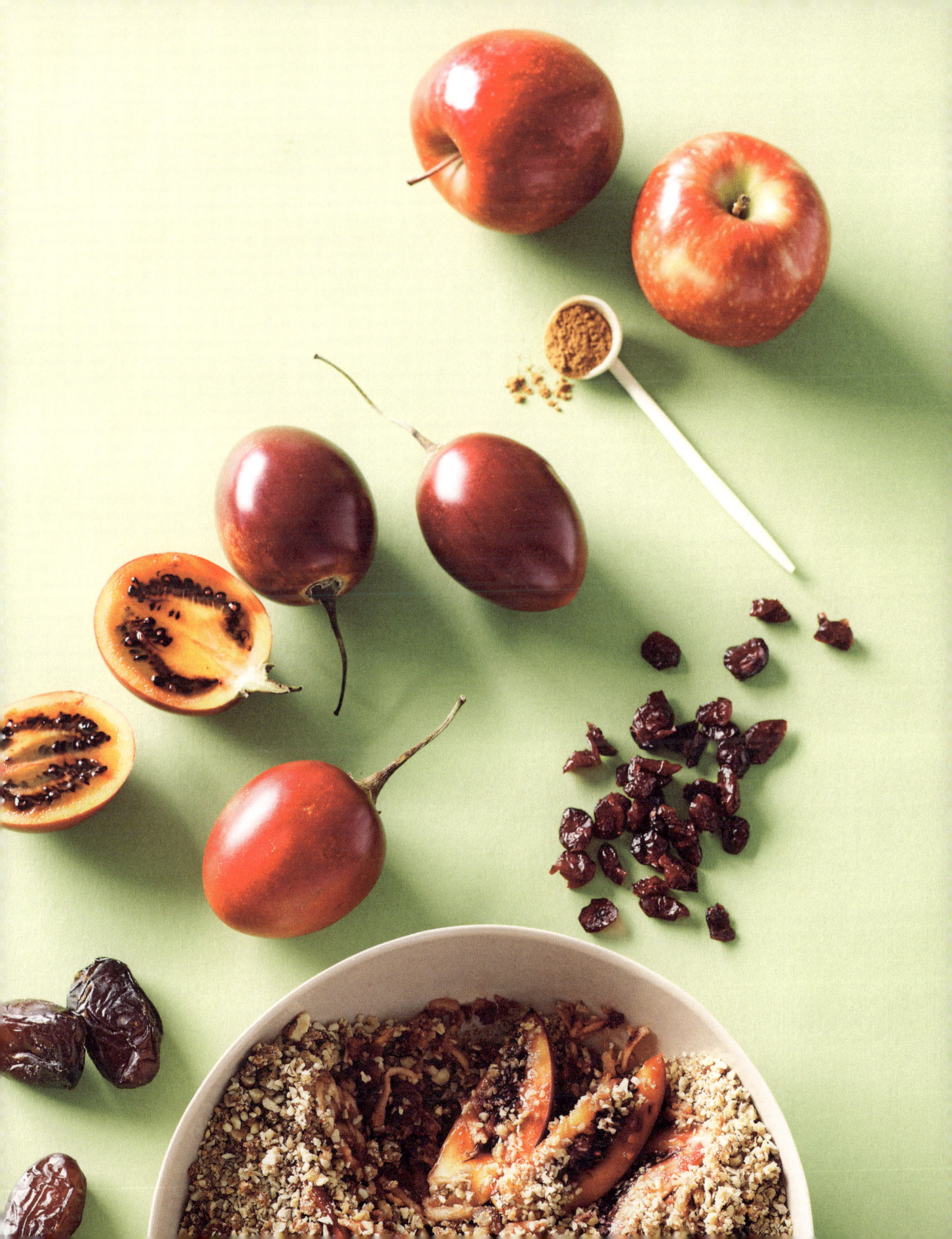

CRÈME GLACÉE AUX FRUITS ROUGES CRUS

Si vous possédez une sorbetière, la réalisation de ce dessert glacé sera un jeu d'enfant. Dans le cas contraire, il suffira de sortir la préparation du congélateur toutes les 2 heures pour la battre avec un mixeur plongeant. Cette glace se prépare avec des framboises, des myrtilles ou des fraises. Exquise accompagnée de fruits rouges frais.

POUR 6 À 8 PERSONNES (1 LITRE)

150 g de noix de cajou non pasteurisées, mises
    à tremper dans de l'eau une nuit entière
10 dattes medjool fraîches, dénoyautées
250 ml de lait d'amande (ou autre lait végétal)
125 g de framboises, de myrtilles ou de fraises
1 petite banane, pelée
60 g de beurre de noix de coco
80 ml de sirop d'agave
Le jus de ½ citron
1 c. à café d'extrait de vanille pur
sel de mer

Égouttez les noix de cajou, rincez-les, puis mettez-les dans le bol d'un robot ou d'un blender avec les autres ingrédients. Mixez jusqu'à ce que le tout soit bien mélangé, lisse et onctueux.

Versez la préparation dans un récipient en plastique de 2 litres et mettez-la au congélateur. Toutes les 2 heures, ressortez-la pour la passer au mixeur plongeant, jusqu'à ce que la texture vous donne satisfaction – comptez environ 8 heures. Si vous possédez une sorbetière, utilisez-la en suivant le mode d'emploi.

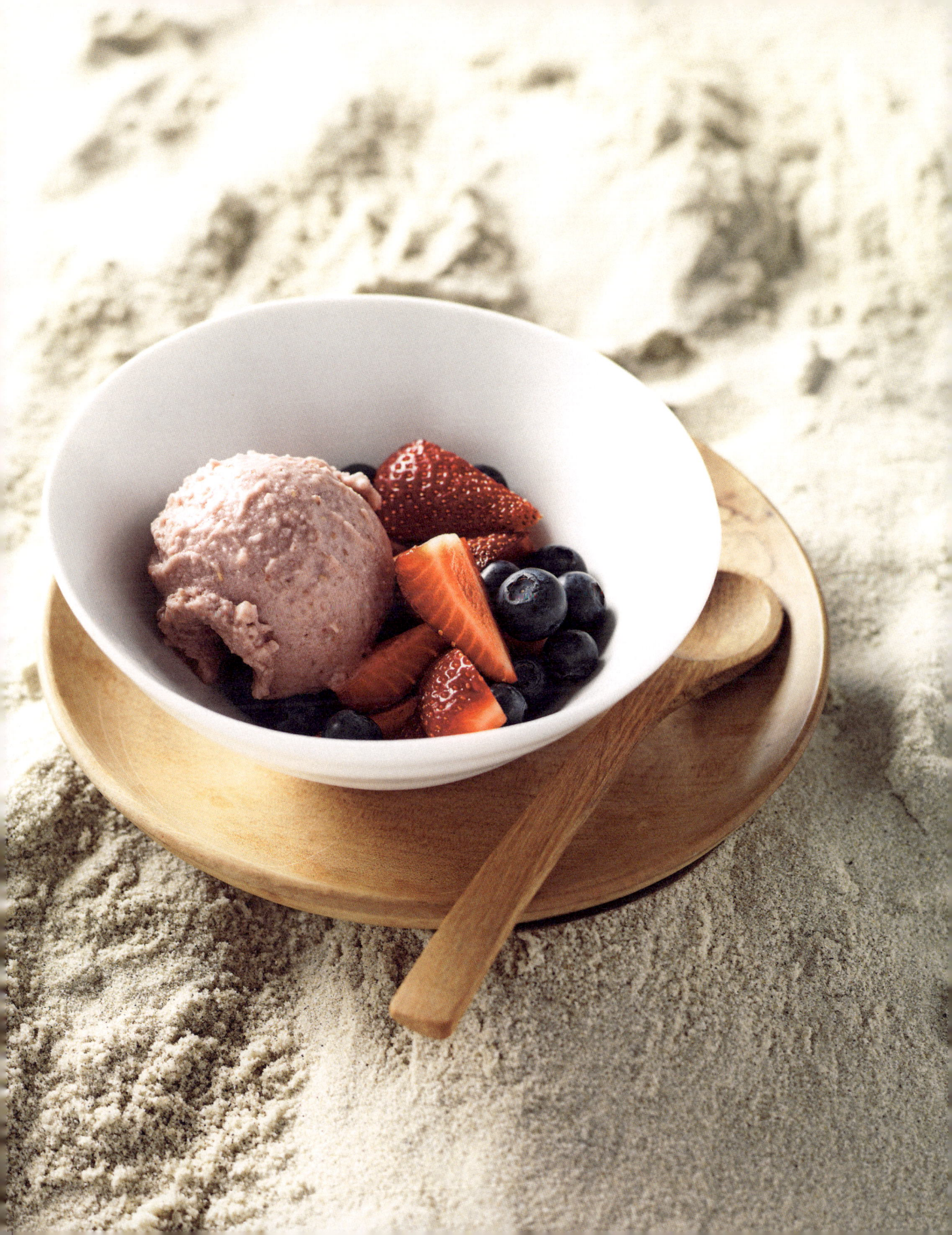

PHASE DE MAINTIEN : MENUS – DÉTOX DOUCE

TROISIÈME SEMAINE

128

	LUNDI	MARDI	MERCREDI	JEUDI	VENDREDI	SAMEDI	DIMANCHE
Au réveil	750 ml d'eau Shot au vinaigre de cidre et au piment de Cayenne	750 ml d'eau Shot au vinaigre de cidre et au piment de Cayenne	750 ml d'eau Shot au vinaigre de cidre et au piment de Cayenne	750 ml d'eau Shot au vinaigre de cidre et au piment de Cayenne	750 ml d'eau Shot au vinaigre de cidre et au piment de Cayenne	750 ml d'eau Shot au vinaigre de cidre et au piment de Cayenne	750 ml d'eau Shot au vinaigre de cidre et au piment de Cayenne
Petit déjeuner	Boisson à l'aloé véra 300 à 350 ml de Jus vert	Boisson à l'aloé véra 300 à 350 ml de Jus vert	Boisson à l'aloé véra 300 à 350 ml de Jus vert	Boisson à l'aloé véra 300 à 350 ml de Jus vert	Boisson à l'aloé véra 300 à 350 ml de Jus vert	Boisson à l'aloé véra 300 à 350 ml de Jus vert	Boisson à l'aloé véra 300 à 350 ml de Jus vert
OU	Porridge aux fruits rouges 750 ml d'eau	Omelette au chèvre, aux épinards et aux champignons 750 ml d'eau	Tofu brouillé aux légumes 750 ml d'eau	Smoothie banane-fruits rouges 750 ml d'eau	Frittata au saumon et à la courgette 750 ml d'eau	Smoothie cacao-cajou 750 ml d'eau	Galettes aux œufs bio et à la courgette 750 ml d'eau
Déjeuner	Salade de saumon au wasabi	Salade de légumes rôtis	Brochettes de poisson à la marocaine et salade de millet	Riz pilaf au saumon et pesto à la coriandre	Dinde rôtie aux saveurs d'Asie	Soupe énergisante	Agneau aux herbes et salade de haricots verts
Milieu d'après-midi	750 ml d'eau 1 poignée d'assortiment de noix	750 ml d'eau Crudités avec dip onctueux à l'avocat	750 ml d'eau Galettes de riz brun avec du tahini	750 ml d'eau 1 portion de fruit	750 ml d'eau Crudités avec houmous	750 ml d'eau Crackers de riz avec de l'avocat	750 ml d'eau Crackers de riz avec de l'avocat
Dîner	Tortillas au poulet 750 ml d'eau	Steak au chimichurri 750 ml d'eau	Soupe aux épinards et aux algues 750 ml d'eau	Jarrets d'agneau mijotés 750 ml d'eau	Potage de courge épicé 750 ml d'eau	Osso-buco exquis 750 ml d'eau	Poisson tandoori 750 ml d'eau

	LUNDI	MARDI	MERCREDI	JEUDI	VENDREDI	SAMEDI	DIMANCHE
Après le dîner facultatif, uniquement si nécessaire	Mousse de cacao brut	1 tasse de thé à la menthe avec 1 c. à café de miel non pasteurisé	Billes magiques de maca	2 c. à soupe de kéfir ou de yaourt nature	Cookies sans cuisson	Infusion gingembre, citron et miel	Crème glacée aux fruits rouges crus

PHASE DE MAINTIEN : MENUS – DÉTOX AVANCÉE

	LUNDI	MARDI	MERCREDI	JEUDI	VENDREDI	SAMEDI	DIMANCHE
Au réveil	750 ml d'eau Shot au vinaigre de cidre et au piment de Cayenne	750 ml d'eau Shot au vinaigre de cidre et au piment de Cayenne	750 ml d'eau Shot au vinaigre de cidre et au piment de Cayenne	750 ml d'eau Shot au vinaigre de cidre et au piment de Cayenne	750 ml d'eau Shot au vinaigre de cidre et au piment de Cayenne	750 ml d'eau Shot au vinaigre de cidre et au piment de Cayenne	750 ml d'eau Shot au vinaigre de cidre et au piment de Cayenne
Petit déjeuner	Boisson à l'aloé véra 300 à 350 ml de Jus vert	Boisson à l'aloé véra 300 à 350 ml de Jus vert	Boisson à l'aloé véra 300 à 350 ml de Jus vert	Boisson à l'aloé véra 300 à 350 ml de Jus vert	Boisson à l'aloé véra 300 à 350 ml de Jus vert	Boisson à l'aloé véra 300 à 350 ml de Jus vert	Boisson à l'aloé véra 300 à 350 ml de Jus vert
Milieu de matinée	750 ml d'eau	750 ml d'eau	750 ml d'eau	750 ml d'eau	750 ml d'eau	750 ml d'eau	750 ml d'eau
Déjeuner	Boisson à l'aloé véra Tofu brouillé aux légumes	Boisson à l'aloé véra Salade de légumes rôtis	Boisson à l'aloé véra Brochettes de poisson à la marocaine et salade de millet	Boisson à l'aloé véra Riz pilaf au saumon et pesto à la coriandre	Boisson à l'aloé véra Bouillon éclat du teint	Boisson à l'aloé véra Omelette au chèvre, aux épinards et aux champignons	Boisson à l'aloé véra Galettes de sarrasin (avec fondue d'épinards et tomates cerises)
Milieu d'après-midi	750 ml d'eau	750 ml d'eau	750 ml d'eau	750 ml d'eau	750 ml d'eau	750 ml d'eau	750 ml d'eau
Dîner	Boisson à l'aloé véra Salade de saumon au wasabi 750 ml d'eau	Boisson à l'aloé véra Ragoût d'agneau bien-être 750 ml d'eau	Boisson à l'aloé véra Pot-au-feu de poulet réconfortant 750 ml d'eau	Boisson à l'aloé véra Agneau aux herbes et salade de haricots verts 750 ml d'eau	Boisson à l'aloé véra Poulet à la *cacciatore* 750 ml d'eau	Boisson à l'aloé véra Jarrets d'agneau mijotés 750 ml d'eau	Boisson à l'aloé véra Soupe de lentilles, courgettes grillées au chèvre 750 ml d'eau

NB : Vous pouvez boire du Jus vert soit en milieu de matinée, soit en milieu d'après-midi.

BONUS EXQUIS POUR TOUTES LES PHASES

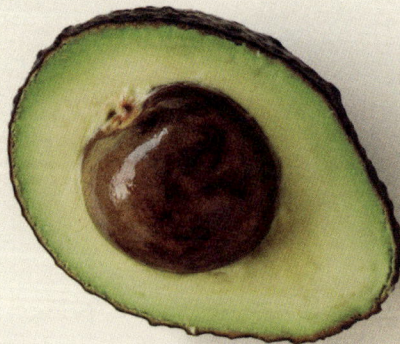

BONUS EXQUIS

BONUS EXQUIS

KÉFIR

Cette boisson au lait fermenté s'obtient en mélangeant du lait frais et des grains de kéfir. Elle est riche en acides aminés essentiels, en magnésium et en calcium. Des études ont démontré que le kéfir peut améliorer la digestion du lactose chez les sujets intolérants à cette substance. Gorgé de bactéries bénéfiques, il stimule le système immunitaire et possède des propriétés prébiotiques et probiotiques. Pour préparer cette boisson, utilisez exclusivement des ustensiles en verre ou en plastique, en évitant tout contact avec le métal, qui inactive les enzymes.

POUR 350 ML

1 à 2 c. à soupe de grains de kéfir frais
   ou ½ c. à soupe de grains de kéfir lyophilisés
350 ml de lait de chèvre ou de brebis frais

Mettez les grains de kéfir dans un bocal de 500 ml stérilisé, puis ajoutez le lait. Couvrez avec un torchon propre. Laissez reposer environ 24 heures à température ambiante. Le kéfir est prêt lorsque le liquide est figé et que les solides commencent à se séparer.

Mélangez, puis filtrez à l'aide d'une passoire en verre ou en plastique pour verser le kéfir dans un récipient en verre ou en plastique. Transvasez-le dans une bouteille en verre à l'aide d'un entonnoir en plastique et conservez-le au réfrigérateur. Il est prêt à être consommé.

Mettez les grains de kéfir dans un autre bocal, avec un peu de lait, et conservez à température ambiante, en ajoutant régulièrement du lait pour garder la préparation vivante. Faites des essais avec la quantité de grains de kéfir utilisée et la durée de fermentation, pour obtenir le goût et la consistance de votre choix. Plus la fermentation est longue, plus le résultat est épais et acidulé.

CHOUCROUTE

Cette spécialité très ancienne possède quantité de propriétés curatives, grâce à sa forte concentration en probiotiques. Plus elle repose, plus elle devient acide. La fermentation est plus rapide lorsqu'il fait plus chaud. Si des moisissures apparaissent en surface, ôtez-les, et jetez tout le chou dont la couleur a changé.

POUR 4 À 5 KG

4 à 5 kg de chou bio (vert, rouge, ou un mélange des deux) à température ambiante
50 g de sel de mer, de sel gemme ou de sel de l'Himalaya en cristaux, séché et moulu
1 c. à soupe de graines de carvi

Réservez quelques feuilles de chou entières, puis coupez le reste en quarts. Ôtez le cœur. Hachez finement le chou, au robot ou au couteau. Mettez-le dans un grand récipient, puis parsemez de sel et de carvi. Pétrissez le chou avec vos mains, jusqu'à ce qu'il commence à s'attendrir et que du liquide apparaisse.

Mettez-le dans un bocal en verre ou un pot en céramique stérilisé de 2 litres, puis tassez-le fermement, à l'aide de vos poings ou d'un ustensile en bois, jusqu'à ce que le liquide remonte à la surface et que tout le chou soit couvert.

Couvrez avec les feuilles réservées et lestez avec des poids (ou le cœur du chou, ou des conserves). Ainsi scellé, il fermentera à l'abri de l'air. Couvrez avec un torchon. Laissez reposer à température ambiante 2 semaines environ, en goûtant régulièrement. Une fois prête, conservez la choucroute au réfrigérateur, où elle se garde au moins 3 mois.

LÉGUMES CRUS FERMENTÉS

Laissez libre cours à votre imagination en associant les légumes et les saveurs de votre choix pour décliner cette recette.

POUR 4 KG

3 choux verts, sans le cœur, hachés (réservez quelques feuilles entières)
6 grosses carottes, hachées
1 morceau de gingembre frais de 7 cm, grossièrement haché
6 gousses d'ail, grossièrement hachées

Mélangez tous les ingrédients (à l'exception des feuilles de chou entières) dans un grand récipient. Mettez 500 ml de la préparation dans un robot, avec 250 ml d'eau filtrée, puis mixez soigneusement. Remettez-la dans le récipient, et mélangez.

Mettez les légumes dans un bocal en verre ou un pot en céramique de 2 litres stérilisé, puis tassez-les fermement, à l'aide de vos poings ou d'un ustensile en bois, jusqu'à ce que le liquide remonte à la surface et que tous les légumes soient couverts.

Couvrez avec les feuilles de chou et lestez avec des poids (ou le cœur du chou). Ainsi protégés, les légumes fermenteront à l'abri de l'air. Couvrez avec un torchon.

Laissez reposer à température ambiante au moins 3 jours, en goûtant régulièrement. Plus la préparation fermente, plus elle devient puissante.

Conservez couvert au réfrigérateur. Se garde au moins 3 mois.

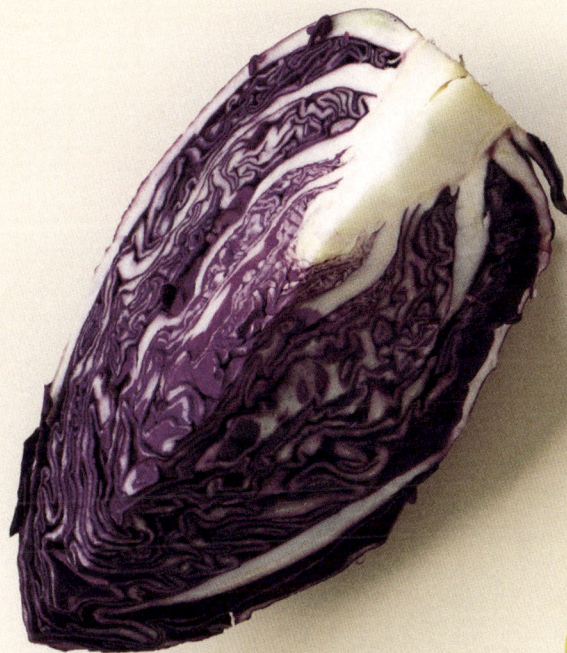

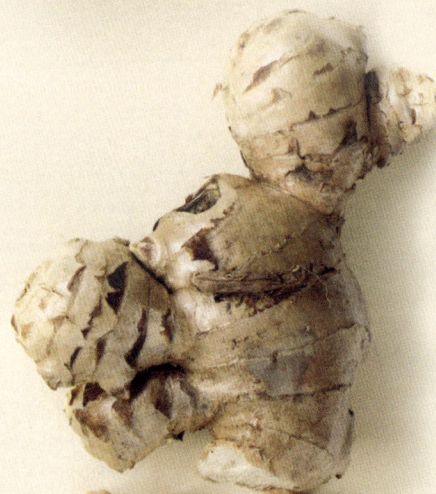

HOUMOUS DIVIN

Un mezzé traditionnel du Moyen-Orient, revisité de manière divine, et parfaitement adapté à la détox !

POUR 750 ML

800 g de pois chiches en conserve, égouttés et rincés
3 gousses d'ail, très finement hachées
80 ml de tahini
½ c. à café de sel de mer
½ c. à café de poivre noir du moulin
½ c. à café de cumin en poudre
½ c. à café de paprika
Le jus de 2 citrons
80 ml d'huile de graines de lin

Mettez tous les ingrédients dans le bol d'un robot ou d'un blender, avec 60 ml d'eau filtrée, et mixez jusqu'à obtention d'un mélange crémeux. Pour une consistance plus liquide, ajoutez un peu plus d'eau.

Servez aussitôt ou conservez au réfrigérateur (se garde une semaine).

DIP ONCTUEUX À L'AVOCAT

La saveur de cette spécialité s'intensifiera si vous la réservez quelques heures au réfrigérateur, couverte, avant de servir. Pour l'empêcher de brunir en surface au réfrigérateur, placez simplement un noyau dans la crème, que vous ôterez avant de servir.

POUR 500 ML

2 gros avocats, coupés en deux et dénoyautés
Le jus de 1 citron vert
1 gousse d'ail, très finement hachée
1 c. à soupe d'oignon rouge finement haché
1 petite tomate, concassée
½ c. à café de sel de mer
½ c. à café de poivre noir du moulin
1 petite poignée de feuilles de coriandre, finement ciselées

Prélevez la chair de l'avocat à l'aide d'une cuillère, mettez-la dans un saladier et écrasez-la à la fourchette. Ajoutez les ingrédients restants et mélangez soigneusement.

Vous pouvez le servir aussitôt ou le placer quelques heures au réfrigérateur pour permettre aux saveurs de s'exalter.

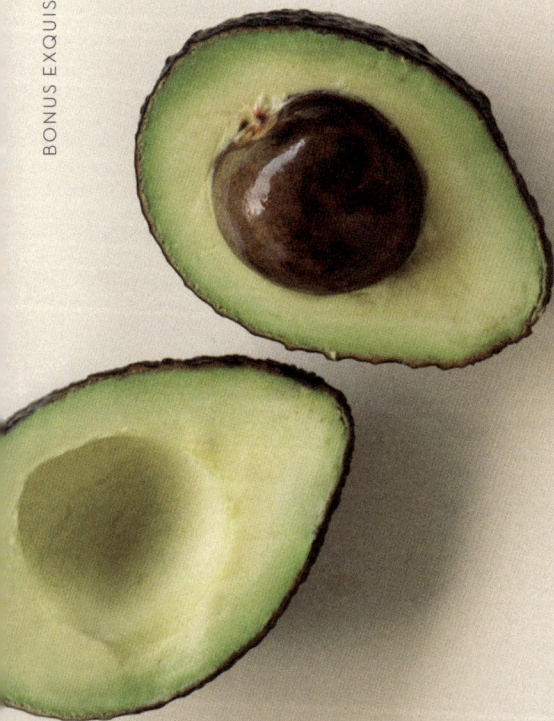

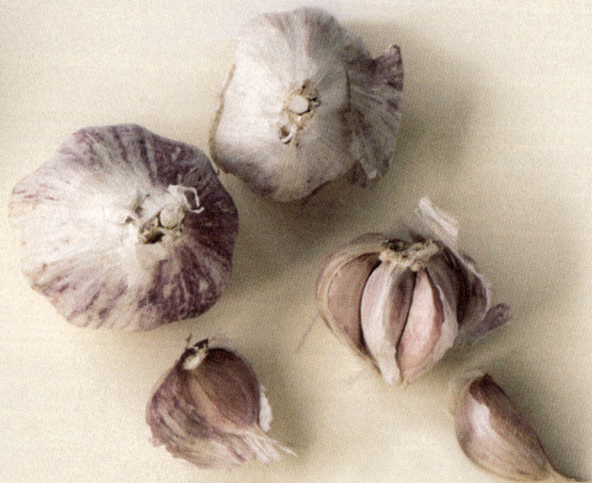

AÏOLI À L'AIL RÔTI

Cette spécialité provençale qui renforce le système immunitaire est un excellent accompagnement pour quantité de plats salés.

POUR 250 ML ENVIRON

10 gousses d'ail
1 jaune d'œuf bio
1 c. à café de moutarde à l'ancienne
250 ml d'huile d'olive
1 c. à soupe de jus de citron

Préchauffez le four à 160 °C.
Posez les gousses d'ail non pelées sur une plaque de cuisson et enfournez-les pour 10 à 15 minutes, jusqu'à ce qu'elles soient tendres.

Une fois légèrement refroidies, pressez délicatement les gousses pour faire sortir la pulpe et laissez refroidir complètement. Réunissez le jaune d'œuf et la moutarde dans le bol d'un robot, et ajoutez l'huile d'olive très lentement, tout en laissant tourner le moteur. Ajoutez le jus de citron. Continuez à mélanger quelques secondes, puis incorporez l'ail en mixant pour que l'ensemble soit tout juste brassé.

Servez aussitôt ou conservez au réfrigérateur dans un récipient en verre. Se garde une semaine.

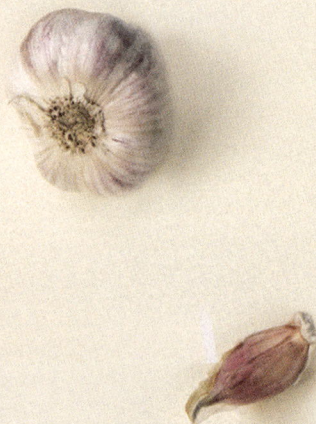

KITCHARI

Le kitchari repose sur les principes de purification ayurvédiques. Il extrairait les toxines du plus profond des tissus. À base de mung dahl (lentilles indiennes), apprécié dans la médecine ayurvédique pour son caractère digeste, c'est une excellente source de protéines végétales, nourrissante et légère à la fois. Ajustez la quantité d'eau en fonction de la texture souhaitée, ainsi que les épices.

POUR 2 PERSONNES

100 g de mung dahl (lentilles) jaunes ou de haricots mungo entiers germés
100 g de riz basmati blanc ou de quinoa (si vous utilisez du riz brun, faites-le tremper au préalable)
1 c. à café de ghee (beurre clarifié indien)
½ c. à café de graines de moutarde
½ c. à café de graines de cumin
½ c. à café de cumin en poudre
½ c. à café de coriandre en poudre
½ c. à café de curcuma
1 pincée d'*Asa fœtida* (plante au goût d'ail et d'oignon)
1 morceau de gingembre frais de 4 cm (20 g), haché
250 g de légumes hachés (facultatif – carottes, chou, betterave, légumes verts ou patate douce)
Sel de mer, selon votre goût
Coriandre fraîche, selon votre goût (facultatif)
Quartiers de citron vert (facultatif)

Faites tremper les lentilles (et le riz brun) pendant 2 heures, avant la cuisson. Rincez les lentilles et le riz ensemble, 2 ou 3 fois. Chauffez le ghee et les graines de moutarde dans une grande casserole, à feu moyen, jusqu'à ce que les graines commencent à éclater. Ajoutez les épices restantes et le gingembre, puis laissez revenir 2 minutes en remuant sans discontinuer. Mettez le riz et les lentilles dans la casserole, et mélangez de manière à bien les enrober. Mouillez avec 250 ml d'eau. Incorporez les légumes. Portez à ébullition, puis laissez cuire 15 minutes ou jusqu'à ce que le riz et les lentilles soient tendres. Si nécessaire, ajoutez un peu d'eau. Salez, puis garnissez de coriandre et de citron vert si vous le souhaitez.

TZATZIKI

L'idéal est de commencer la préparation la veille, pour bien faire égoutter le yaourt et dégorger le concombre.

POUR 625 ML

560 g de yaourt de brebis nature
2 concombres
½ c. à café de sel de mer
60 ml d'huile d'olive
2 gousses d'ail, très finement hachées
½ c. à café de poivre noir du moulin
1 c. à café d'aneth, finement ciselé

Mettez le yaourt dans une passoire tapissée d'une mousseline et posée sur un saladier, et laissez égoutter 2 heures au réfrigérateur (de préférence une nuit). Coupez les concombres en 2 dans la longueur. Retirez les pépins et jetez-les. Râpez la chair et mettez-la dans une passoire. Salez et réservez au réfrigérateur 15 minutes au moins (de préférence une nuit). Pressez la chair pour enlever l'excédent de liquide. Réunissez le yaourt, le concombre et les autres ingrédients dans un saladier, et mélangez soigneusement.

PESTO À LA CORIANDRE

La coriandre accroît les qualités détoxifiantes de ce pesto.

POUR 375 ML

50 g de feuilles de coriandre fraîches, rincées et séchées
75 g de noix de macadamia
40 g de pignons de pin
180 ml d'huile d'olive
1 gousse d'ail, très finement hachée
Le jus de 1 citron
½ c. à café de sel de mer
1 c. à café de poudre de kelp

Réunissez tous les ingrédients dans le bol d'un robot et mixez jusqu'à obtention d'une consistance crémeuse. Servez aussitôt ou conservez au réfrigérateur dans un bocal en verre, avec une fine épaisseur d'huile d'olive sur le pesto pour empêcher l'oxydation. Se garde une semaine.

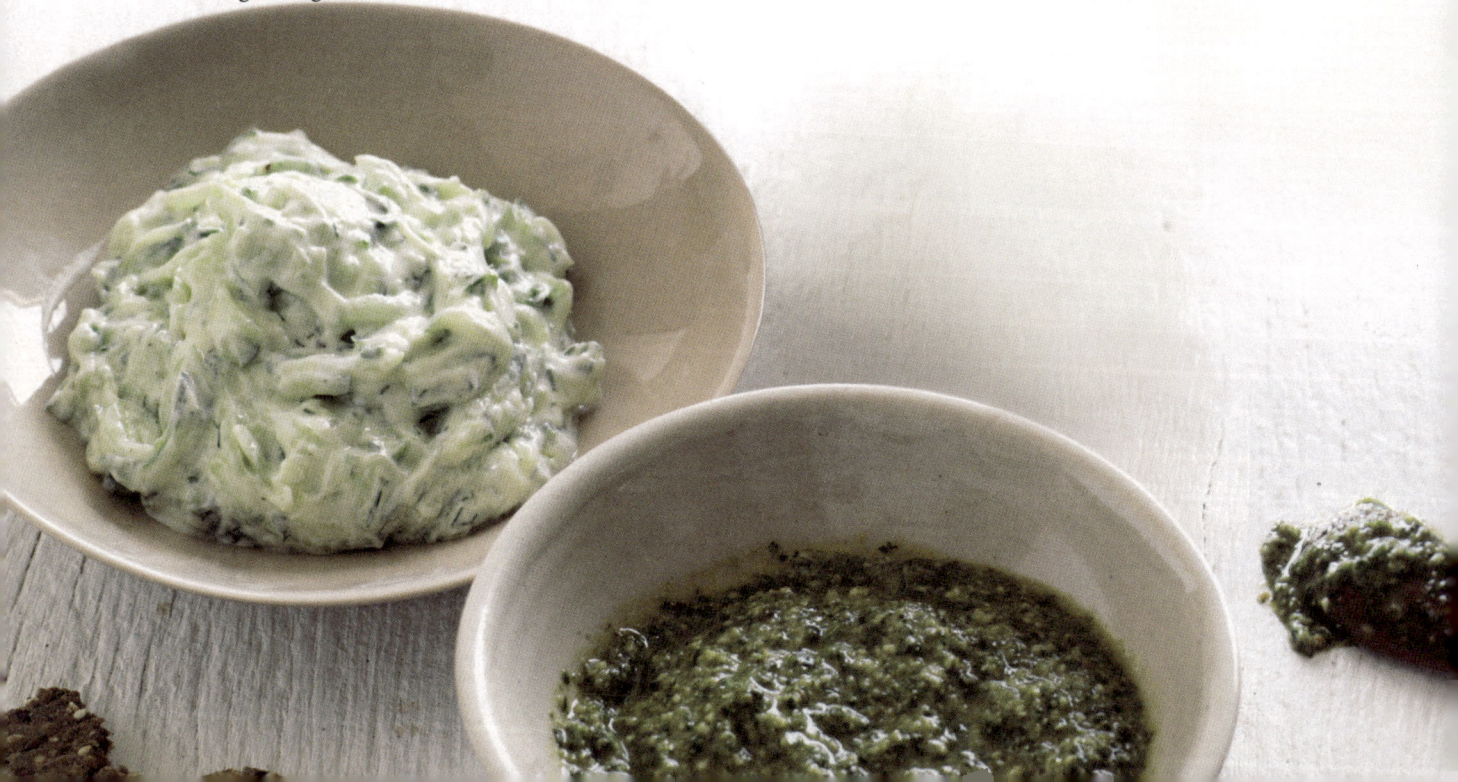

CRÈME DE POIVRON ROUGE

Une spécialité colorée et parfumée, à servir avec des crackers ou des bâtonnets de légumes.

POUR 500 ML

2 gros poivrons rouges, vidés, épépinés et grossièrement hachés
50 g de noix
75 g de noix de cajou
2 gousses d'ail, très finement hachées
Le jus de 1 citron
½ c. à café de sel de mer
½ c. à café de poivre noir du moulin
½ de piments oiseaux rouges, épépinés et finement hachés
½ c. à café de cumin en poudre

Réunissez tous les ingrédients dans le bol d'un robot, ajoutez 125 ml d'eau et mixez jusqu'à obtention d'une texture crémeuse. Servez aussitôt ou conservez dans un bocal en verre au réfrigérateur.
Se garde une semaine.

CRACKERS AUX GRAINES ET AUX NOIX

Ces délicieux crackers sans gluten se marient à toutes les crèmes proposées dans ce chapitre.

POUR 20 CRACKERS ENVIRON

35 g de farine complète d'épeautre
  + un peu plus pour fariner
35 g de farine de sarrasin
30 g d'amandes en poudre
½ c. à café de sel de mer
2 c. à café de poudre de kelp
40 g de graines de tournesol
2 c. à soupe de graines de sésame
2 c. à soupe de graines de lin
2 c. à soupe d'huile d'olive

Préchauffez le four à 180 °C et tapissez 2 plaques de cuisson de papier sulfurisé.

Mélangez bien tous les ingrédients secs. Ajoutez l'huile et 125 ml d'eau, puis remuez. Complétez avec ce qu'il faut d'eau pour que la pâte commence à s'amalgamer. Si elle devient trop collante, ajoutez un peu de farine, par cuillerée à café, jusqu'à obtention de la consistance souhaitée. Abaissez la pâte à 5 millimètres d'épaisseur sur une feuille de papier de cuisson farinée, à l'aide d'un rouleau à pâtisserie lui aussi fariné. Posez la pâte sur les plaques de cuisson et enfournez pour 15 à 20 minutes ou jusqu'à ce que les crackers commencent à se colorer. Laissez soigneusement refroidir sur une grille à pâtisserie, puis cassez la préparation en morceaux.

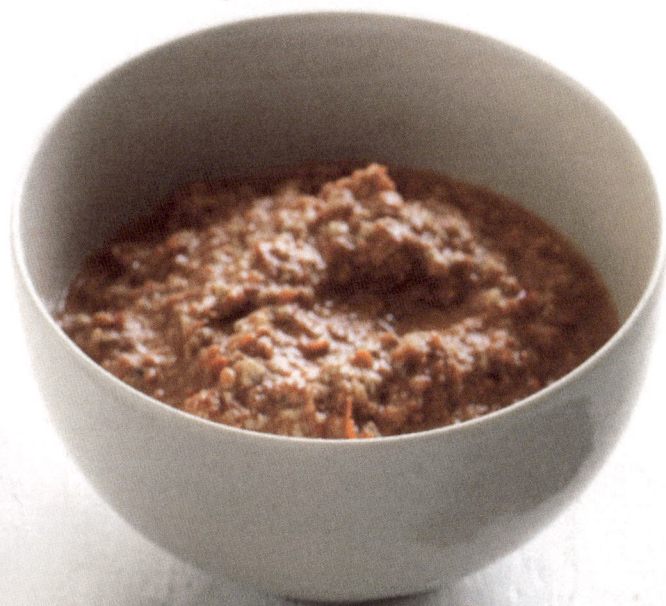

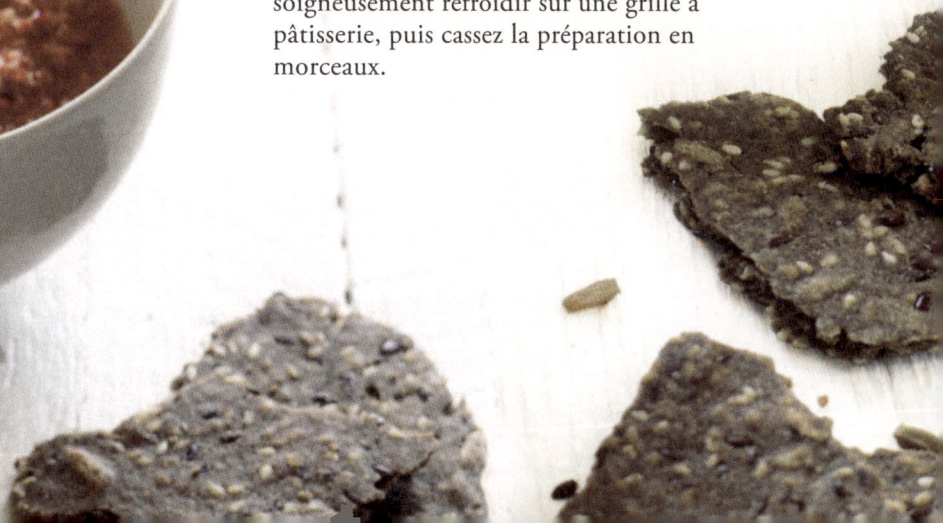

BOISSONS POUR TOUTES LES PHASES

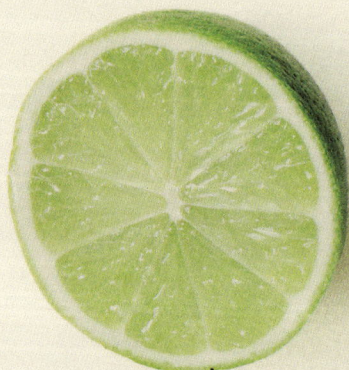

REMÈDES

JUS

SMOOTHIES

LAITS DE NOIX ET DE GRAINES

INFUSION

REMÈDES

SHOT AU VINAIGRE DE CIDRE ET AU PIMENT DE CAYENNE

Le vinaigre de cidre non pasteurisé est alcalinisant, il aide à perdre du poids et pourrait retarder l'apparition du diabète de type 2. Optez pour un vinaigre de cidre aux pommes entières, doublement fermentées. Il ne doit pas être distillé, filtré ou pasteurisé, ces processus détruisant des nutriments importants. Préférez les produits non pasteurisés et bio.
Le piment de Cayenne, lui, réchauffe, stimule la circulation et peut aider à perdre du poids. L'idéal est de boire le shot au réveil, 15 minutes avant le Jus vert ou le petit déjeuner. Ajustez la quantité d'eau en fonction de votre goût, pour obtenir une préparation plus ou moins concentrée.

POUR 1 PERSONNE

1 c. à café de vinaigre de cidre non pasteurisé
1 pincée de piment de Cayenne
50 à 100 ml d'eau tiède, selon votre goût.

Mélangez le tout et buvez.

BOISSON AUX ALGUES

Pendant la phase nutritive, buvez-en 3 fois par jour. Utilisez soit un mélange de poudre d'algues prêt à l'emploi, soit une seule variété d'algue, par exemple de la spiruline ou de la *Dunaliella salina*.

POUR 1 PERSONNE

1 c. à café de poudre d'algues
1 c. à café de graines de chia ou de psyllium
100 ml d'eau, d'eau infusée de citron vert ou d'eau de coco fraîche

Mélangez soigneusement le tout (la poudre d'algues doit être parfaitement diluée) et buvez.

BOISSON À L'ALOÉ VÉRA

Cette préparation se boit 3 fois par jour pendant la phase de maintien. L'aloé véra est utilisé traditionnellement comme un puissant nettoyant de la membrane intestinale. Doté de propriétés apaisantes et anti-inflammatoires, il renforce le système digestif.

POUR 1 PERSONNE

1 c. à soupe de jus d'aloé véra
1 c. à café de graines de chia ou de psyllium
100 ml d'eau, d'eau au citron vert ou d'eau de noix de coco verte.

Mélangez soigneusement le tout et buvez.

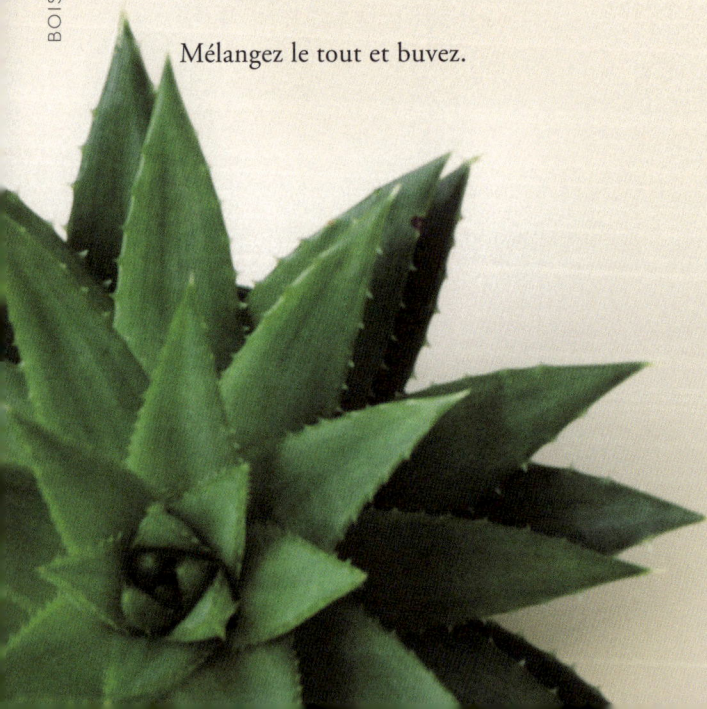

BOISSON DÉTOX

Buvez-en trois fois par jour pendant la phase de détoxification. Le psyllium apporte des fibres, qui lient les toxines et les éliminent, nettoient le système digestif et stimulent l'immunité. Cette excellente fibre soluble attire l'eau et se gélifie, ce qui aide les matières fécales à se constituer en selles et soulage la constipation. Des études ont montré que le tégument (l'enveloppe de la graine) de psyllium pouvait faire baisser le « mauvais » cholestérol. Parsemez-en des céréales ou diluez-le dans un grand verre d'eau, puis buvez-le immédiatement, avant qu'il s'épaississe.

En vente dans les magasins de diététique, la bentonite est une argile utilisée depuis des siècles pour son action purifiante, qui aide à éliminer les toxines. C'est l'un des détoxifiants naturels les plus efficaces pour l'intestin. Elle s'utilise aussi sur le visage ou sur le corps. On trouve de la bentonite liquide dans les magasins de diététique, dans les Spas et sur Internet.

L'eau de coco, très en vogue actuellement, est consommée depuis des siècles. Fraîche (c'est-à-dire provenant d'une noix de coco verte, et non en bouteille), elle fournit électrolytes, sels minéraux et acides gras essentiels. Très hydratante, elle donne aussi une saveur agréable à cette boisson. Cependant, elle n'est pas indispensable ; vous pouvez aussi utiliser de l'eau filtrée ou de l'eau au citron vert (mettez 2 rondelles dans une carafe d'eau et laissez infuser au moins 30 minutes).

POUR 1 PERSONNE

1 c. à café de graines de chia ou de tégument de psyllium
1 c. à soupe de bentonite liquide ou comestible
100 ml d'eau, d'eau infusée de citron vert ou d'eau de coco fraîche

Mélangez soigneusement le tout (en veillant à bien dissoudre l'argile) et buvez.

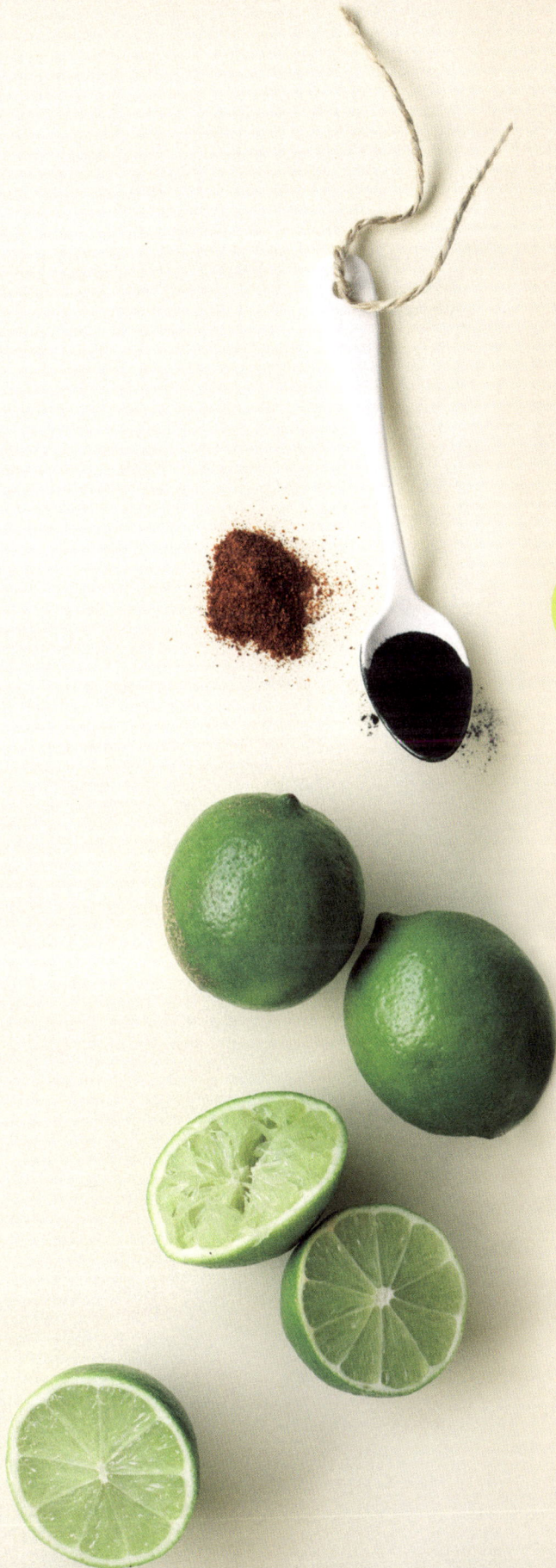

JUS VERT

Boire un Jus vert tous les matins est LA meilleure chose à faire pour votre santé. Divinement alcalinisant, il vous approvisionnera aussi en vitamines naturelles, sels minéraux et acides aminés pour la journée.

En ajoutant une cuillerée à soupe d'acide gras essentiels comme de l'huile de graines de lin ou un mélange d'huiles riches en oméga-3, vous couvrirez vos besoins quotidiens en bonnes huiles, si importantes pour l'organisme, qui maintiennent aussi la glycémie et favorisent la perte de poids.

Le Jus vert est composé essentiellement de légumes. Les seuls fruits utilisés sont la pomme, la poire, le kiwi, les fruits rouges, l'ananas, le citron jaune et le citron vert, essentiellement pour leurs saveurs (même s'ils fournissent aussi de précieux nutriments).

Comme base, prenez des légumes à feuilles vert foncé : chou frisé, blettes, épinards, feuilles de betterave, roquette, cresson d'eau, chicorée ou pousses de moutarde. Ensuite, choisissez des légumes : betterave, carotte, chou, céleri ou concombre. Puis ajoutez luzerne, coriandre, persil, menthe, kelp (algue), gingembre ou ail, pour leur puissant pouvoir détoxifiant.

Une fois le programme terminé, lorsque vous ne prendrez plus les autres boissons, ajoutez à votre Jus vert quotidien 1 c. à soupe de graines de chia, de graines de lin ou de farine de lin-tournesol-amande, et 1 c. à soupe de l'huile riche en oméga-3 de votre choix, pour couvrir vos besoins en fibres et en acides gras essentiels.

Les quantités de chaque ingrédient ne sont pas précisées : faites vos expériences avec différentes associations et proportions. Et essayez de boire 250 à 300 ml de Jus vert par jour.

JUS VERT 1

Carotte
Céleri
Concombre
Pomme verte
Jus de citron
Persil
Cresson d'eau

JUS VERT 2

Betterave
Carotte
Céleri
Concombre
Ail (facultatif)
Gingembre
Citron

JUS VERT 3

Carotte
Coriandre
Chou frisé
Kiwi
Citron vert
Épinards

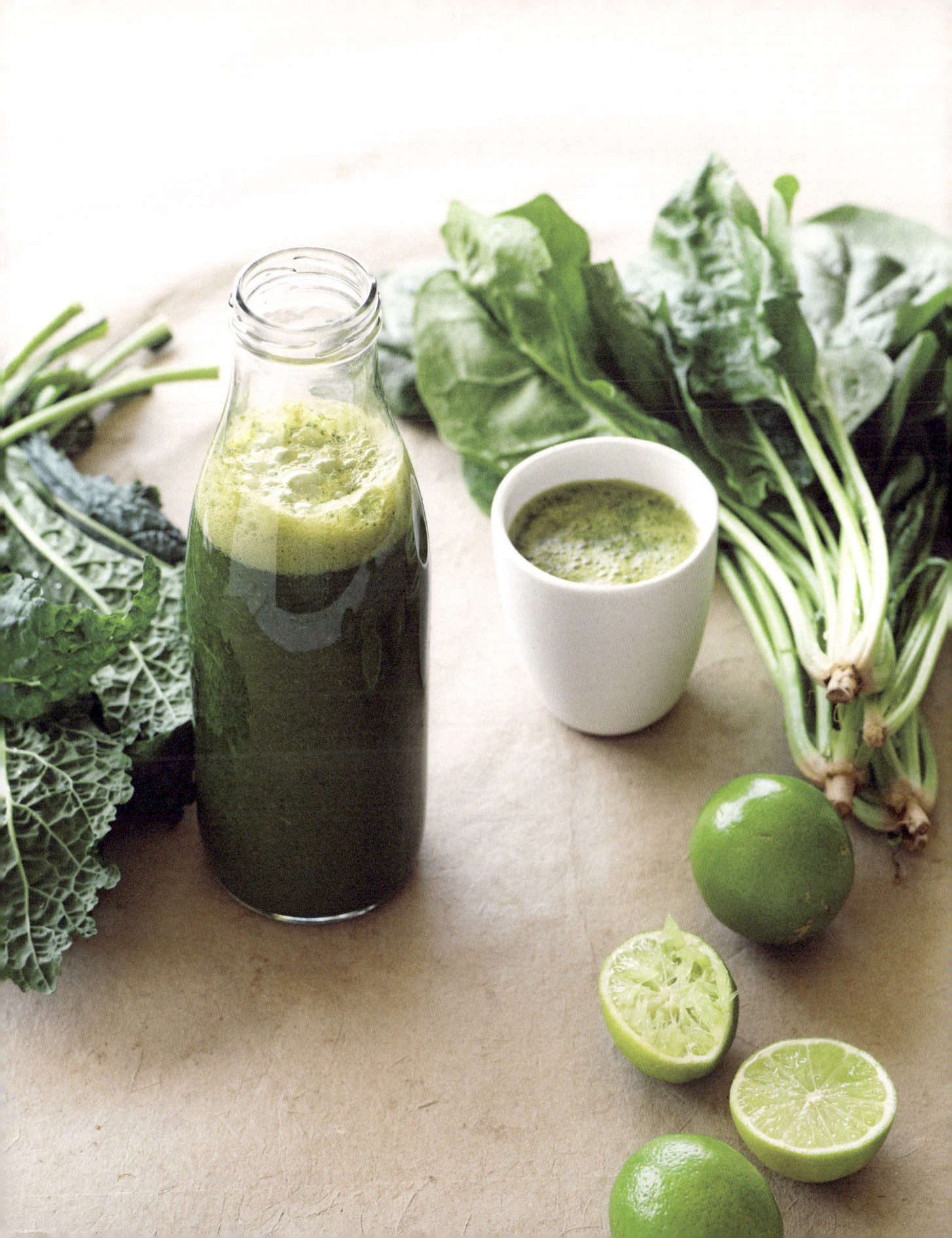

JUS

RÉVEIL RADIEUX

Une maxi-dose de vitamine C, pour bien commencer la journée.

POUR 1 PERSONNE

¼ d'ananas, grossièrement haché
100 g de chou frisé
2 kiwis, pelés et grossièrement hachés
1 citron vert, pelé

Préparez le jus et servez.

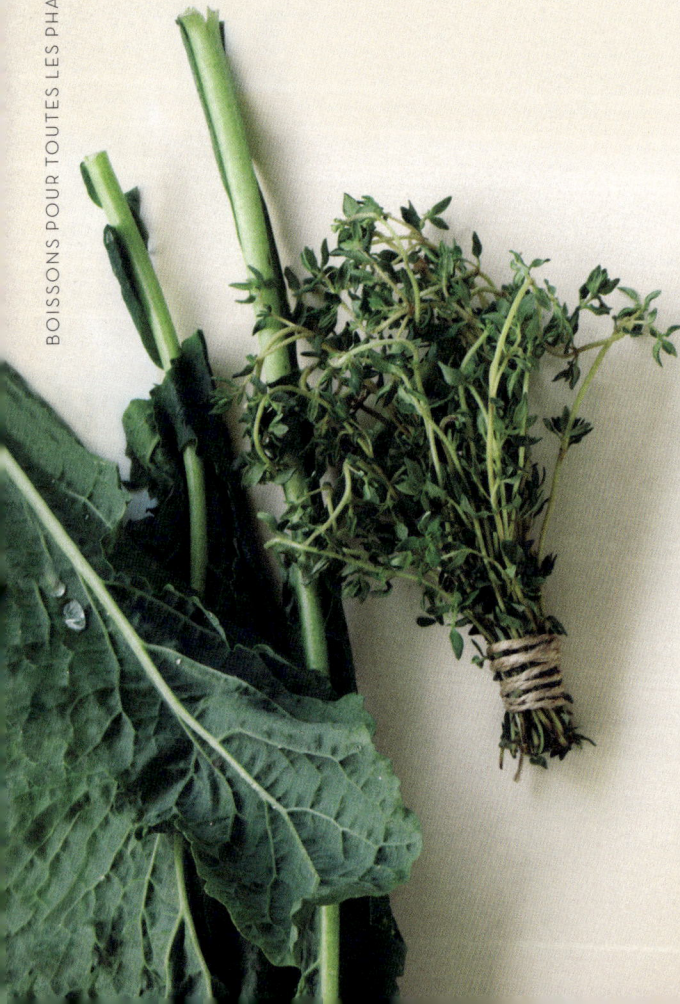

JUS ANTIMICROBES

Les quantités indiquées ici sont approximatives – vous pourrez utiliser jusqu'à 3 citrons jaunes ou 5 citrons verts, et jusqu'à 4 gousses d'ail si vous aimez les saveurs prononcées. Si vous n'avez pas de thym frais, vous pouvez utiliser du thym séché.

POUR 1 PERSONNE

1 citron jaune ou 2 citrons verts, avec la peau, hachés
2 gousses d'ail, hachées
1 morceau de gingembre frais de 2 cm, pelé et haché
½ c. à café de feuilles de thym

Mettez tous les ingrédients dans un grand pichet, ajoutez 1 litre d'eau et mélangez. Laissez reposer 10 minutes.

Servez-vous un verre à la fois en le filtrant, puis rajoutez de l'eau dans le pichet.

Se conserve 24 heures.

LENDEMAIN DE FÊTE

Excellent en cas de « gueule de bois ».

POUR 1 PERSONNE

2 tiges de céleri, avec les feuilles
2 carottes
1 betterave
1 botte d'épinards
1 morceau de gingembre frais de 2 cm, pelé et haché
1 gousse d'ail, pelée

Préparez le jus et servez.

JEUNESSE DU VISAGE

Riche en vitamines A, C et E, et en zinc, pour un teint radieux.

POUR 1 PERSONNE

1 ½ tomate
1 tige de céleri, avec les feuilles
1 botte d'épinards
3 carottes
10 g de feuilles de persil plat

Préparez le jus et servez.

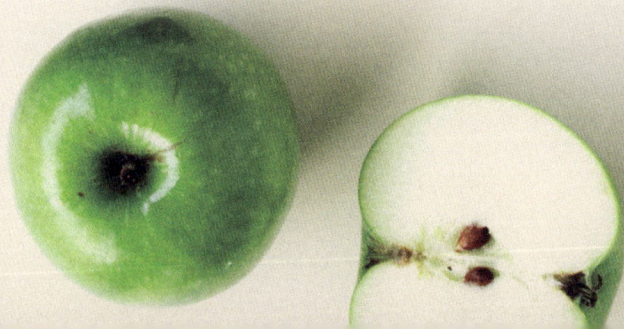

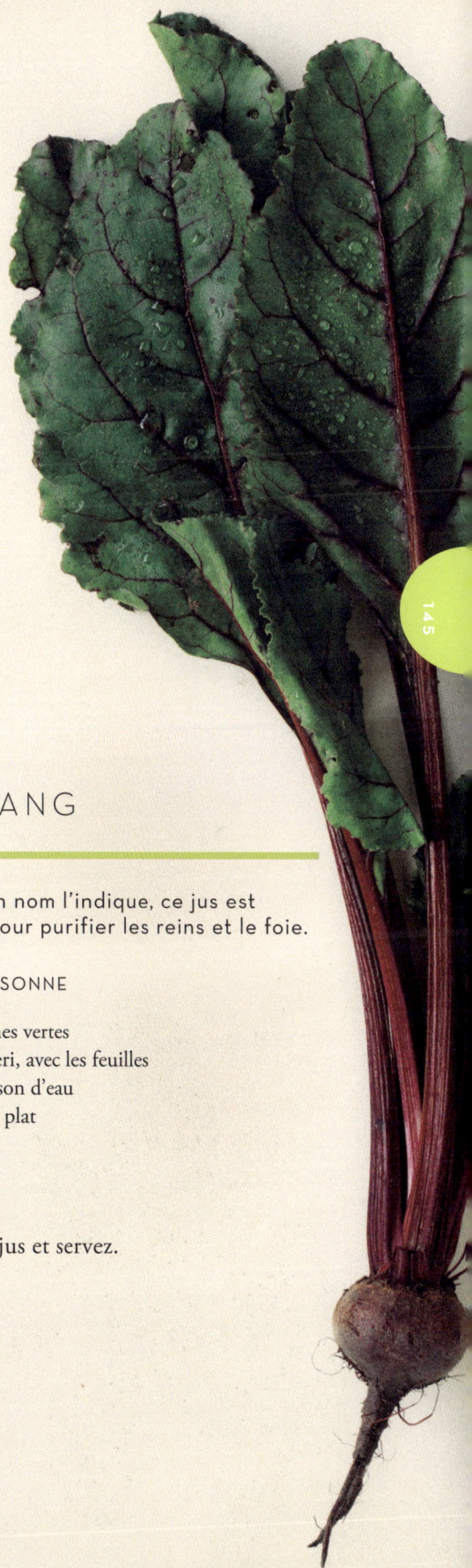

DÉLICE DIGESTIF

Excellent pour nettoyer le système digestif et lutter contre les ballonnements.

POUR 1 PERSONNE

1/3 d'ananas, haché
50 g de roquette
100 g de feuilles de coriandre
1 morceau de gingembre frais de 2 cm
80 g de feuilles de menthe
½ c. à café de graines de fenouil

Préparez le jus, ajoutez 200 ml d'eau et servez.

PUR SANG

Comme son nom l'indique, ce jus est excellent pour purifier les reins et le foie.

POUR 1 PERSONNE

1 ou 2 pommes vertes
2 tiges de céleri, avec les feuilles
350 g de cresson d'eau
10 g de persil plat
2 betteraves
½ citron

Préparez le jus et servez.

SMOOTHIES

EN FANFARE

Si vous trouvez ce smoothie trop épais, ajoutez un peu plus de lait d'amande ou de riz.

POUR 2 PERSONNES

2 bananes de taille moyenne, bien mûres
75 g de myrtilles
1 c. à soupe de farine de lin-tournesol-amande
2 œufs
250 ml de lait d'amande ou de riz
1 c. à soupe de miel non pasteurisé ou
    de sirop d'agave

Mixez tous les ingrédients au robot, jusqu'à obtention d'un mélange onctueux, et servez.

SMOOTHIE NINJA

POUR 2 PERSONNES

1 pomme verte, vidée, coupée en morceaux
1 poire, vidée, coupée en moreaux
1 kiwi (non pelé), extrémités enlevées, coupé en
    quartiers
1 chou frisé ou 1 botte de cresson, lavé, extrémités
    enlevées
250 ml de lait de riz, d'avoine, de soja, de noix ou
    de graines

Mettez les fruits dans un robot, ajoutez le chou frisé ou le cresson, arrosez de lait et mixez jusqu'à ce que les légumes verts soient totalement liquides et que le mélange ait une consistance onctueuse. Servez sans attendre.

SMOOTHIE CACAO-CAJOU

Un smoothie à tomber par terre, si exquis et si décadent qu'on a du mal à croire que c'est une boisson détox ! Sa consistance est un peu granuleuse. Si vous préférez les textures plus onctueuses, ajoutez un peu plus d'eau ou de lait.

POUR 2 PERSONNES

75 g de noix de cajou, mises à tremper dans de l'eau
    une nuit entière
120 g de dattes medjool fraîches, dénoyautées
2 c. à soupe d'éclats de fève de cacao brut
Sel de mer

Égouttez et rincez les noix de cajou, puis mettez-les dans un blender, avec les dattes, le cacao et 1 pincée de sel de mer. Ajoutez 500 ml d'eau et mixez jusqu'à obtention d'une texture crémeuse. Servez aussitôt.

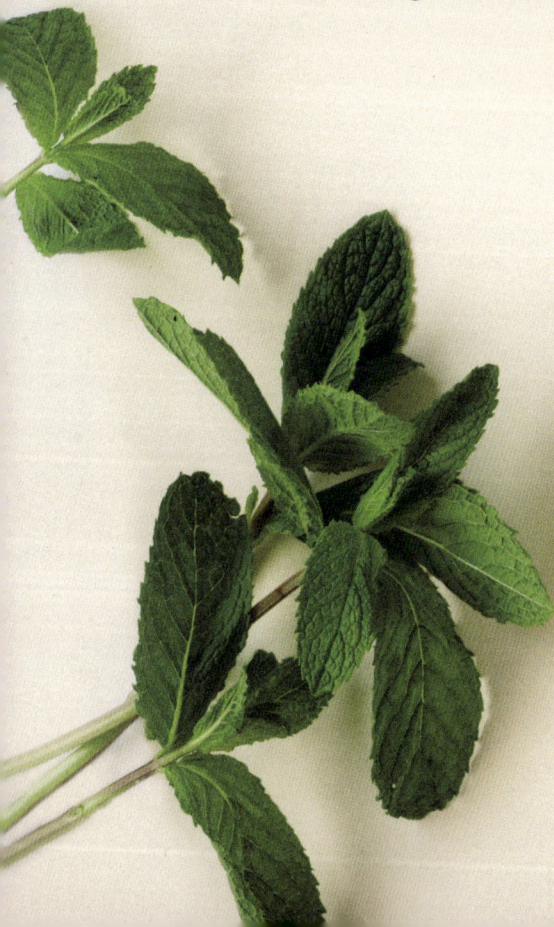

SMOOTHIE
SALUT DU SOLEIL

POUR 1 PERSONNE

1 à 2 c. à soupe de yaourt de brebis ou de chèvre
1 c. à soupe de farine lin-tournesol-amande
250 ml de lait de riz
1 poignée de fruits rouges : framboises,
    boysenberries (ou mûres de Boysen, croisement
    entre la framboise et la mûre), myrtilles, physalis,
    baies de sumac ou de goji
1 petite banane
Lait d'amande ou eau, pour diluer (facultatif)

Mixez tous les ingrédients au blender jusqu'à
obtention d'une consistance onctueuse.
Si vous le désirez, ajoutez un peu de lait
d'amande ou d'eau pour une texture plus
liquide. Servez aussitôt.

SMOOTHIE DU YOGI

POUR 1 PERSONNE

250 ml de lait de riz, d'avoine, de soja, de noix ou
    de graines + un peu plus pour diluer
Le jus de ½ citron vert
1 morceau de gingembre frais de 2 cm, râpé
1 c. à soupe d'huile « mélange d'oméga »
1 poignée de glaçons

Mixez tous les ingrédients au blender jusqu'à
obtention d'une texture crémeuse. Ajoutez
un peu plus de lait ou d'eau pour une
consistance plus liquide. Servez aussitôt.

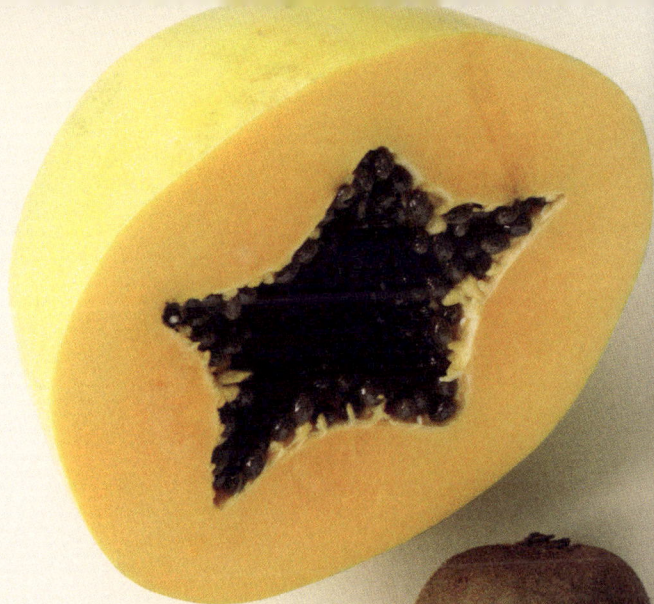

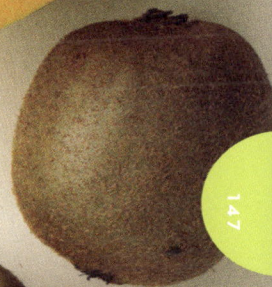

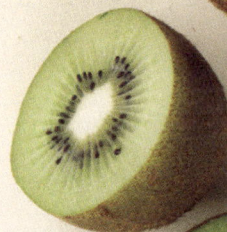

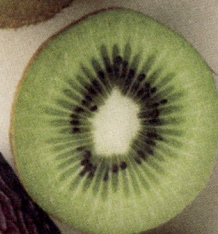

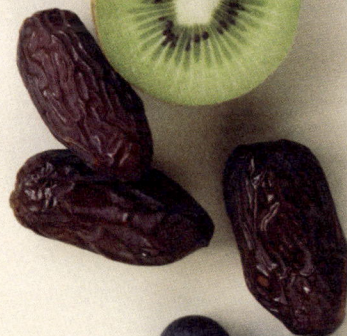

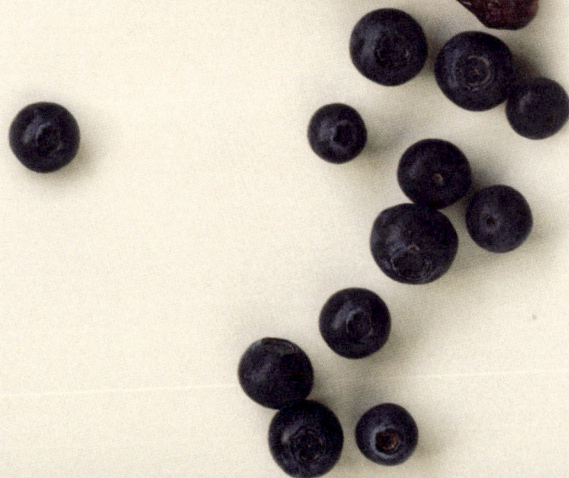

LAITS DE NOIX ET DE GRAINES

LAIT DE CHANVRE À LA VANILLE

Oui, le chanvre appartient à la même famille que le cannabis, mais cette boisson ne va pas vous faire planer ! Considérées comme un véritable super-aliment, les graines de chanvre sont gorgées d'acides aminés essentiels complets et d'acides gras essentiels. Super-aliment ou pas, le chanvre est définitivement excellent sur le plan nutritionnel. Vous en trouverez dans les magasins de diététique et sur Internet.

POUR 1,5 LITRE

45 g de graines de chanvre décortiquées
Les graines de ½ gousse de vanille
Sel de mer

Mettez les graines de chanvre et de vanille dans un blender, avec 1,5 litre d'eau filtrée et 1 pincée de sel de mer. Mixez à vitesse élevée pendant 1 à 2 minutes jusqu'à obtention d'une texture onctueuse.

Pour un lait plus crémeux, laissez la pulpe dans la boisson. Sinon, filtrez-la, à l'aide d'un sac à lait végétal (en vente dans les magasins de diététique) ou d'une mousseline, en pressant la pulpe pour en extraire tout le liquide avant de la jeter.

Le lait de chanvre se conserve 4 jours au réfrigérateur dans une bouteille en verre.

BOISSON ÉNERGISANTE ❯

Comme son nom l'indique, cette boisson stimule. Vous pouvez utiliser du gingembre ou un mélange d'épices pour chaï.

POUR 2 PERSONNES

8 amandes non pasteurisées
2 dattes medjool fraîches, dénoyautées
4 gousses de cardamome
1 c. à café de graines de fenouil
250 ml de lait végétal

Faites tremper tous les ingrédients secs dans 250 ml d'eau, une nuit entière. Mixez au blender, avec le lait, et buvez.

LAIT D'AMANDE

Pour sucrer légèrement cette boisson, ajoutez les dattes medjool et la vanille. Se conserve 2 jours sucré, 4 jours non sucré.

POUR 750 ML

160 g d'amandes non pasteurisées
2 dattes medjool fraîches, dénoyautées (facultatif)
½ c. à café d'extrait de vanille pur (facultatif)
Sel de mer (facultatif)

Mettez les amandes dans un saladier, couvrez d'eau filtrée et laissez tremper une nuit entière. Égouttez et rincez. Jetez l'eau de trempage. Mettez les amandes dans un blender, avec 750 ml d'eau filtrée, les dattes, la vanille et du sel le cas échéant.

Mixez 1 à 2 minutes, jusqu'à obtention d'un mélange très onctueux. Filtrez à l'aide d'une mousseline, en pressant tout le liquide.

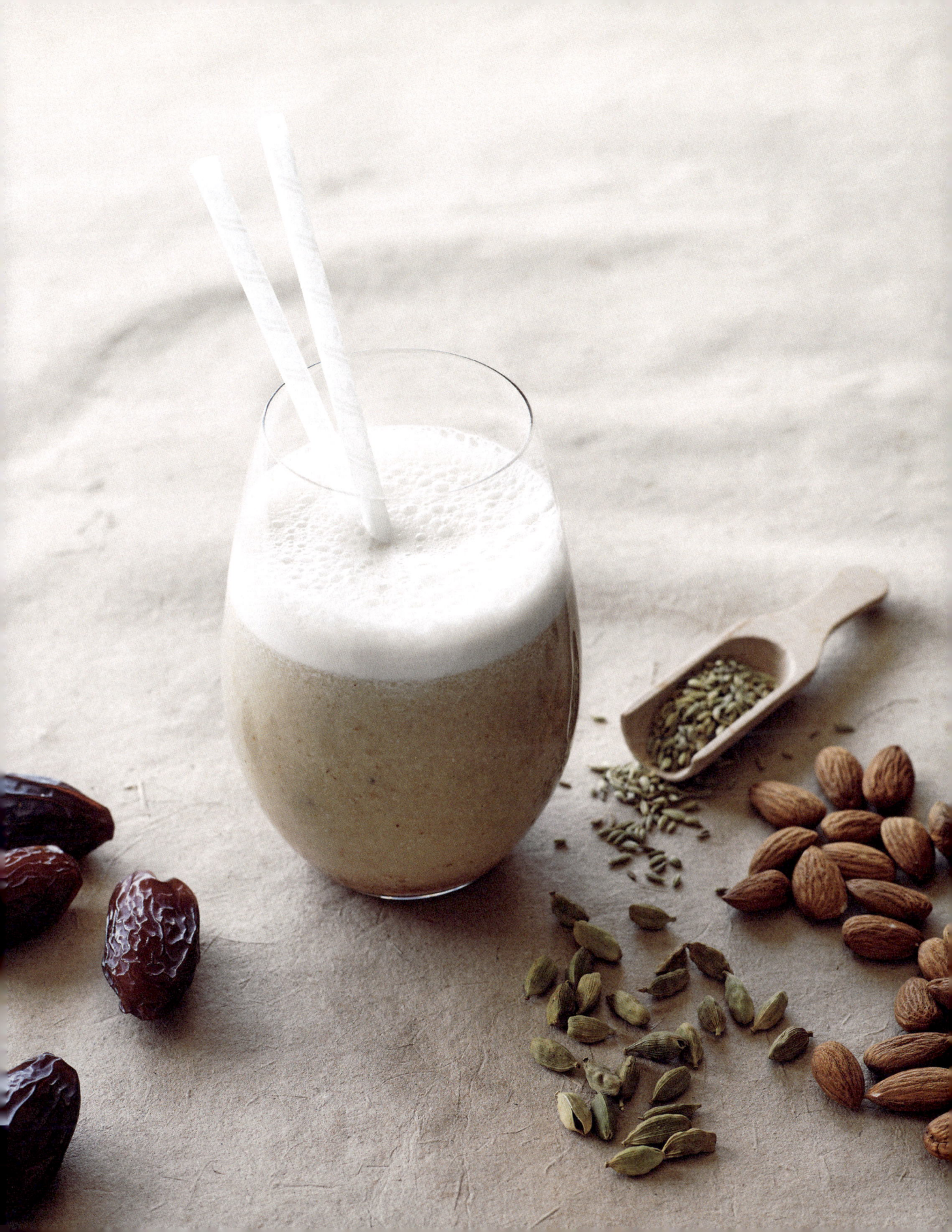

INFUSION

INFUSION DÉTOXIFIANTE AU GINGEMBRE

Cette boisson extrait les toxines de l'appareil intestinal, améliore la digestion et stimule votre vitalité.

1 à 2 c. à café de gingembre frais râpé
¼ c. à café de fenouil en poudre
¼ c. à café de cumin en poudre
¼ c. à café de coriandre en poudre
¼ c. à café de cannelle en poudre
Édulcorant naturel, par exemple miel non pasteurisé, sirop d'agave ou stévia, selon votre goût (facultatif)

Dans une casserole, réunissez les épices et 1 litre d'eau. Portez à ébullition, puis retirez du feu et laissez infuser 5 à 10 minutes. Filtrez. Plus vous laisserez infuser, plus le résultat sera fort. Vous pouvez varier la quantité d'épices et le mélange selon votre goût. Ajoutez l'édulcorant de votre choix, si vous le souhaitez.

DEREK RIELLY, JOURNALISTE
ET PAPA ULTRA-COOL *DE JONES ET GARDE*

Quand je m'occupe de mes enfants, je passe du mode « travail en cours » au mode « enfants ». Quand on s'investit entièrement dans le temps qu'on leur consacre, cela procure beaucoup de plaisir. En revanche, si on ne cesse de vérifier ses mails et ses messages ou si on essaie de lire, on devient dingue ! Désormais, la perspective d'avoir la gueule de bois me terrorise. Même en pleine fête délirante, le mot « enfants » me vient en tête vers minuit, comme un flash. J'oublie alors les doubles vodkas et la tequila, et je m'engouffre dans un taxi. De retour à la maison, je bois beaucoup d'eau pour me réhydrater – un conseil de Saimaa.

Pour que mes petits tigres restent en bonne santé, je veille à ne pas projeter sur eux ce qu'on nous vend comme l'idéal de ce qui leur ferait plaisir. Personne n'a besoin de Coca, ni de ces cochonneries vendues en distributeurs. Si on n'en achète jamais, ils ne savent même pas que ça existe. Un gamin qui vous demande une pomme ou une poire, c'est formidable. Emmenez vos enfants à la piscine ou à la plage au lieu de leur offrir des jeux vidéo. Rendez-les fiers de leur force et de leur santé, plus que de leur aptitude à utiliser leurs pouces.

Mon principal conseil, pour rester en bonne santé, c'est : sortez ! Dans notre magnifique pays, même les hivers ne sont pas vraiment froids. Pas d'excuses, donc ! Bougez : montez les escaliers en courant, rejoignez votre voiture en courant, sautez à la corde, nagez. Quand il pleut, étirez-vous devant la télé ou sous la douche. Chantez souvent, et à tue-tête. Quand vous sortez et que l'alcool coule à flots, dansez sans vous arrêter ! Les lendemains seront nettement moins difficiles. La santé, c'est essentiel. L'argent aussi est une chose assez formidable, veillez simplement à ne pas endommager votre navire sur les récifs, en chemin.

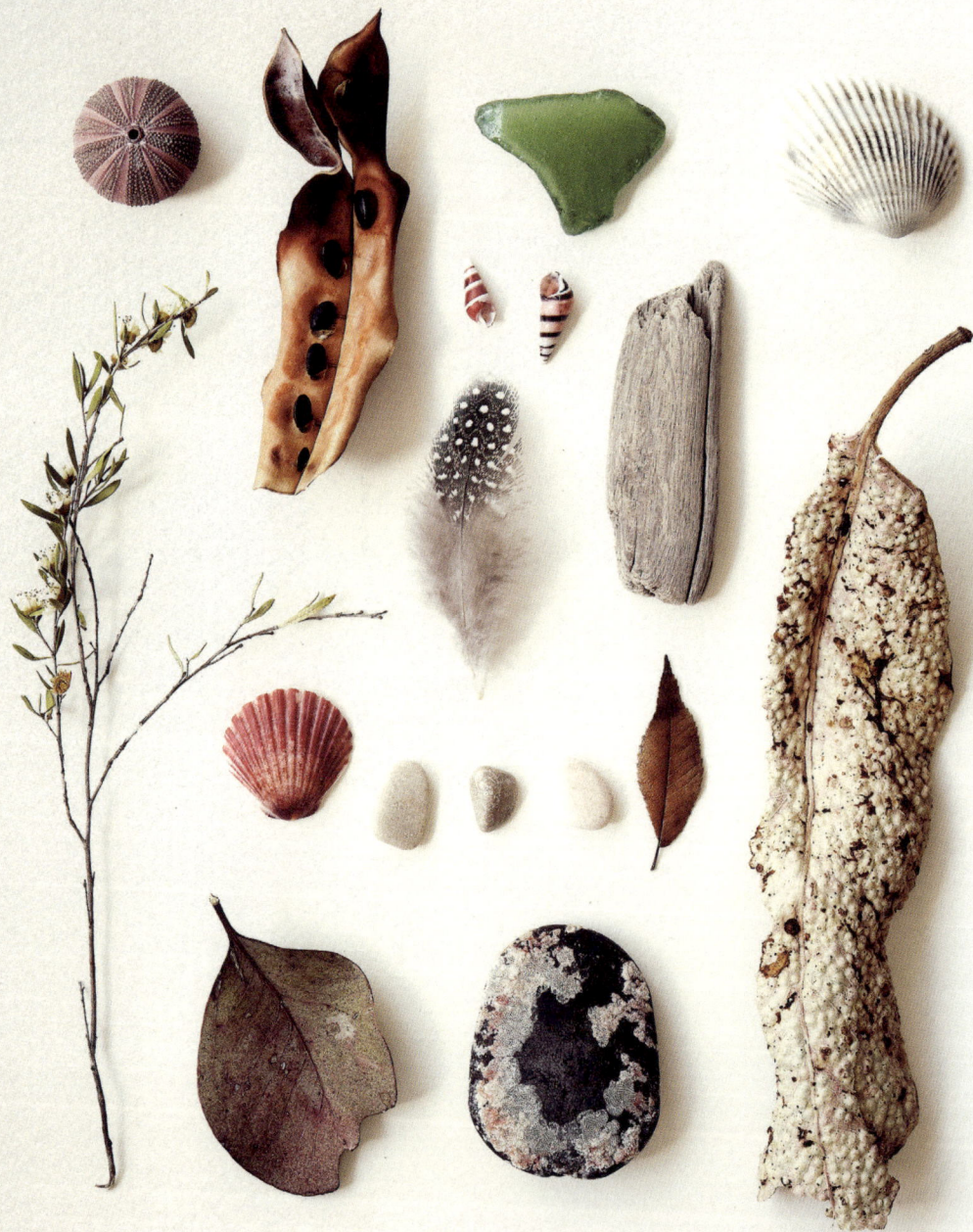

TROISIÈME PARTIE

OÙ EN ÊTES-VOUS ?

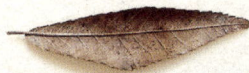

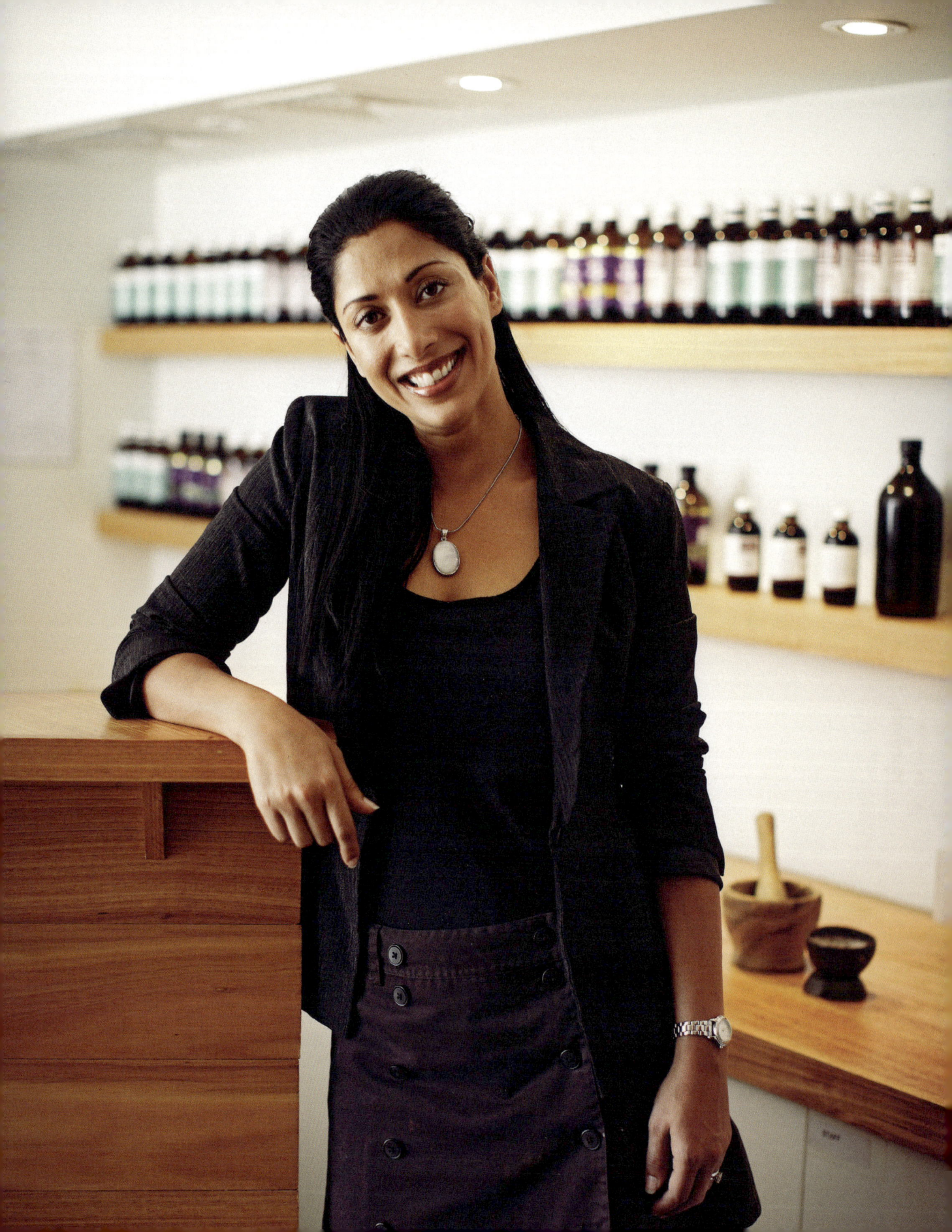

Bravo! Vous venez de terminer la détox à l'australienne et vous vous sentez probablement en pleine forme. C'est le moment de repenser au chemin parcouru et aux efforts fournis pour arriver jusque-là. Comparez ces résultats à vos objectifs et notez noir sur blanc ce que vous avez appris sur vous-même. Quel effet cela fait-il de se sentir en parfaite santé et radieux, de mieux maîtriser ses pensées, de nourrir de grands projets?

La vie est en perpétuel changement. C'est l'un des principes fondamentaux de la détox à l'australienne. Dans cette partie, vous allez découvrir comment maintenir votre forme. Vous y trouverez des informations et des outils adaptés à la phase actuelle de votre vie – et à votre nature profonde. Dans la vie, nous passons par différentes étapes. Jeunes, nous avons tendance à être hédonistes, à vivre le moment présent, à rechercher les plaisirs immédiats. C'est normal. Certains d'entre nous passent ensuite par une phase un peu fanatique. Avec la naissance des enfants, les priorités évoluent radicalement. Puis, quand la progéniture quitte le nid, les priorités changent à nouveau. C'est la vie, on grandit… et on vieillit. Mais chacun de nous a ses problèmes, ses amours, ses centres d'intérêt, ses défauts, ses rêves… c'est ce qui nous rend uniques.

Utilisez ce chapitre comment bon vous semble. Lisez-le attentivement d'un bout à l'autre et puisez-y des idées, ou gardez-le sous la main pour vous y référer. Il vous accompagnera à chaque étape de votre vie. L'important est de s'autoriser à être souple et flexible, en acceptant les hauts et les bas de l'existence.

1
L'HÉDONISTE

« Notre plus grande peur n'est pas de ne
pas être à la hauteur, notre peur la plus
profonde est d'être puissant au-delà de toute
limite. »
- Nelson Mandela

Nous sommes tous hédonistes à un moment ou à un autre de notre existence. Si vous ne l'avez pas encore été, vous le serez un jour. Qu'il apprécie les dîners gastronomiques ou qu'il parcoure l'Europe avec un sac à dos en se nourrissant de bière et de chips, l'Hédoniste est en quête permanente de plaisirs immédiats. Son credo : il n'y a pas de mal à se faire du bien. Cela peut être bon pour la santé. Nul ne peut se restreindre en permanence. D'ailleurs, la contrainte n'est pas bonne pour le bien-être mental et physique. En médecine naturelle, on pense même qu'elle est génératrice d'acidité dans l'organisme. Tant que vous ne vous faites pas de mal, profitez de cette phase hédoniste.

Si vous êtes en plein dedans, pourquoi lisez-vous ce livre ? Vous l'a-t-on offert ? Souhaitez-vous changer ? Êtes-vous en surpoids, fatigué, déprimé ? Voulez-vous arrêter de fumer ? Freiner sur l'alcool ? Arrêter les drogues douces ? Souhaitez-vous vous stabiliser et prendre de bonnes habitudes ? Quelle que soit la réponse, j'espère que vous trouverez ici des solutions.

Si vous avez terminé la détox, faites-vous plaisir, allez dans votre restaurant, bar ou boîte de nuit préféré et profitez de votre tout nouveau moi (attention aux réactions des autres !). Une nouvelle vie s'offre à vous et les principes du mode de vie à l'australienne n'empêchent personne de s'amuser. Si vous n'avez pas encore fait de détox, vous avez peut-être pris conscience que l'Hédoniste que vous êtes se sentirait beaucoup, beaucoup mieux en faisant régulièrement les 14 jours de détox. Purifier son organisme de temps en temps est le meilleur moyen de prendre du recul et d'éliminer les toxines. Rien n'empêche de redevenir hédoniste au bout des 14 jours de détox. La santé est une préoccupation permanente. Pour réellement se défaire d'une addiction, il faut alcaliniser son organisme et suivre le programme de 14 jours. Vous pourrez ainsi vous débarrasser de l'addiction au niveau cellulaire et renforcer votre mental, pour voir cette dépendance telle qu'elle est réellement.

Ensuite, même en reprenant vos mauvaises habitudes, vous serez plus raisonnable dans vos excès à chaque détox. Non parce qu'ils généreront de la souffrance, mais parce que ce choix s'imposera à vous. J'ai souvent observé ce phénomène. L'organisme nous est reconnaissant de lui apporter des nutriments alcalinisants qui, à leur tour, combattent les effets nuisibles d'un trop-plein d'acidité (conséquence, hélas, de vos excès).

Si, après la détox, vous ne deviez conserver qu'une seule bonne habitude, continuez à vous hydrater (3 litres d'eau filtrée par jour) et à boire un Jus vert presque tous les matins (en y ajoutant 1 cuillerée à soupe de graines de chia ou de lin, plus 1 cuillerée à soupe de bonne huile). Oh, et une autre : ne mélangez jamais paracétamol et alcool, même lorsque vous avez l'impression que votre tête va exploser. Le foie n'apprécierait pas.

Profitez de l'étape actuelle de votre vie, sans aucune culpabilité – c'est une perte de temps. Riez, faites la grasse matinée de temps en temps, prenez le soleil, faites le plein de nature. Et comme le disent les Irlandais : « Un bon éclat de rire et une bonne nuit de sommeil sont les meilleurs remèdes qui soient. »

CONSEILS AUX HÉDONISTES

1. Rien n'est bon ou mauvais pour vous.

2. Ne dites jamais « Je n'y arriverai pas » – même les lendemains de fête.

3. Buvez de l'eau, de l'eau et encore de l'eau. Vous éliminerez les toxines et vous aurez moins faim.

4. Le soir, mangez dissocié pour accélérer la digestion avant de dormir.

5. Essayez de manger à heures régulières : notre rythme circadien adore la régularité.

6. Quand vous mangez à l'extérieur, commencez toujours par une salade pour donner un coup de pouce à la digestion.

7. Prenez conscience de chaque bouchée : envisagez la nourriture comme un carburant et mastiquez bien.

8. Pour les grandes occasions, prenez 1 ou 2 verres de bière ou de vin, puis passez aux alcools forts, moins riches en levure, et allongez-les avec du citron vert et de l'eau gazeuse plutôt que des sodas.

9. Dormez 7 à 8 heures par nuit. Le manque de sommeil peut provoquer une prise de poids, car il augmente le taux de cortisol, l'hormone de l'appétit, et donne des envies de sucré et de gras.

10. Si vous décidez de renoncer à une addiction, restez ferme. Prenez des compléments et utilisez le journal de bord N. E. R. de la p. 199 et tous les soins à votre disposition. Si besoin, consultez un psychologue. Ne revenez pas sur votre décision. Occupez-vous et sachez que l'envie finit toujours par passer.

LES GRAISSES À LA LOUPE

Les bienfaits des acides gras essentiels ne sont plus à démontrer. Les médecins sont même les premiers à conseiller les aliments et les compléments riches en oméga. Pourquoi ? Parce que l'organisme ne fabrique pas lui-même les acides gras essentiels, vitaux pour les membranes cellulaires. Ils favorisent aussi l'absorption des vitamines liposolubles (A, D, E et K).

Le cerveau est composé à 60 % de graisse et des études ont démontré que la consommation d'acides gras essentiels pourrait combattre la dépression. Véritable source d'énergie, ces acides sont aussi un élément indispensable de la membrane de nos cellules et forment une couche protectrice autour des organes vitaux comme le foie, le cerveau et le cœur. Ces bonnes graisses jouent aussi un rôle essentiel dans les fonctions hormonales et immunitaires.

Les acides gras essentiels se divisent en 3 catégories : les oméga 3, 6 et 9. Les graines de lin et de moutarde, les noix, le tofu, l'huile de foie de morue et les poissons gras (thon, saumon, morue, truite, maquereau, sardines et hareng) sont riches en oméga-3. Les oméga-6 se trouvent dans la lécithine, l'huile de tournesol, le maïs, le carthame, le sésame, le chanvre, la graine de chia, la citrouille, l'onagre et l'huile de bourrache. Les oméga-9 sont des acides non essentiels, considérés toutefois comme de « bonnes » graisses. Ce sont, entre autres, les graisses mono-insaturées comme l'huile d'olive.

Les bienfaits de ces « bonnes » graisses sont multiples. Les oméga-3, en particulier, régulent la tension et le mauvais cholestérol (triglycérides) tout en augmentant le bon cholestérol (HDL), réduisant ainsi les risques de maladies cardiovasculaires et de cancers. Ils combattent les inflammations, améliorent la densité osseuse – prévenant l'ostéoporose – et soulagent le syndrome prémenstruel et les règles douloureuses. Ils favorisent même la perte de poids.

Les « mauvaises » graisses sont les acides gras saturés de la viande et des laitages. Alors que les acides gras essentiels nous protègent, les graisses saturées provoquent maladies cardiaques et cancers. Cependant, toutes les graisses saturées ne se valent pas. L'huile de coco vierge, par exemple, est riche en acide laurique, un acide gras saturé moins mauvais puisqu'il favorise le bon cholestérol. Les vrais méchants sont les acides gras trans – ces graisses poly-insaturées hydrogénées ou transformées en graisses solides.

On les trouve dans les aliments industriels comme la margarine, les pâtisseries et les biscuits, car ils sont bon marché et stables et améliorent la conservation. En revanche, ils diminuent le bon cholestérol (HDL) et augmentent le mauvais (LDL). À forte dose, ils favorisent l'obésité. Une étude menée pendant 6 ans sur des singes a montré une augmentation du poids des animaux nourris aux acides gras trans de 7 %, contre 1,7 % chez les spécimens nourris aux bonnes graisses mono-insaturées. Pauvres primates !

Consommez uniquement des huiles non raffinées pressées à froid (extra-vierge pour l'huile d'olive). Et ne les surchauffez pas : en s'oxydant, elles libèrent des radicaux libres, impliqués dans le cancer. Pour la cuisson, privilégiez l'huile d'olive, l'huile de noix de coco, l'huile de sésame, le beurre clarifié et le beurre.

Après les 14 jours de détox, continuez à ajouter 1 cuillerée à soupe de graines de chia et 1 cuillerée à soupe d'acides gras essentiels liquides comme un mélange d'huiles oméga 3-6-9 ou d'huile de lin ou de chanvre à votre Jus vert pour couvrir vos besoins quotidiens.

LA FORCE DE L'HABITUDE

Les habitudes sont dans la nature humaine. Il faut 3 semaines pour prendre ou abandonner une habitude, qu'elle soit bonne ou mauvaise. Quoi que vous fassiez régulièrement, au bout de 21 jours, cela devient une seconde nature – au même titre que se brosser les dents, vérifier ses messages sur son téléphone ou faire la vaisselle. Inversement, cessez de faire quelque chose pendant 21 jours – fumer, regarder le pire de la télé, terminer chaque repas par du sucré –, et votre cerveau abandonnera cette habitude pour de bon. Bien sûr, le risque de rechute existe. Mais dès que vous vous sentez prêt, recommencez !

Votre comportement est entre vos mains. Je ne suis pas là pour vous faire la morale en cas d'échec (je vous féliciterai surtout d'avoir essayé). L'idée, c'est de purifier votre organisme afin de pouvoir faire la fête de temps en temps ou passer un dimanche après-midi à enchaîner les DVD en grignotant sans modération. En résumé, l'objectif de la détox à l'australienne est que les choix bons pour la santé l'emportent sur les mauvais – et non l'inverse !

BOUGEZ !

Comme nous l'avons vu dans la première partie (*Mouvement*, p. 25), le sport n'est pas nécessairement une corvée. Il faut y prendre du plaisir, et donc trouver une activité qui vous plaît. Faites-en une priorité. Bougez – et pas seulement sur les dance-floors ! Si vous ne faites pas de sport régulièrement, vous risquez de vous blesser et de souffrir. Et si vous forcez brusquement, vous pourriez vous faire mal ou rester cloué dans votre canapé. Rompez la spirale négative ! Allez-y en douceur et lancez-vous des défis crescendo. Votre patience sera récompensée. Et souvenez-vous : le sport oxygène le sang, masse les organes internes et permet de fonctionner à plein régime, tout en ralentissant les effets internes et externes du vieillissement.

Vous aimez la compagnie ? Au lieu de retrouver vos amis autour d'un verre, pourquoi ne pas les convier à un match de football ou à une promenade ? Pour pimenter le jeu, lancez-vous des mini-défis. Si vous marchez ou courez, arrêtez-vous à intervalles réguliers pour faire des flexions, des fentes, des pompes, travailler vos triceps et les abdos, pour modeler votre corps. Si vous avez besoin d'un coup de pouce, faites appel à un coach. L'idée n'est pas de dépenser des fortunes, simplement d'établir un programme d'entraînement et de vous lancer. Ou joignez l'utile à l'agréable en vous y mettant à plusieurs, pour réaliser des économies. Mais quelle que soit la formule choisie, bougez davantage, et plus souvent. Souvenez-vous que la clé, c'est la régularité.

MANGEZ DES PRODUITS FRAIS

Les plats industriels sont souvent cuits à très hautes températures et bourrés de conservateurs et d'additifs. Peu écologique, leur fabrication consomme beaucoup d'eau et de ressources naturelles – songez à tout le plastique utilisé. Sans parler des émissions liées au transport routier. En médecine naturelle, on dit que les aliments transformés produisent de l'acidité et sont moins digestes que les aliments entiers. Chargés en toxines, ils peuvent même nuire à la santé. Privilégiez les aliments sous la forme la plus proche que possible de l'original. Cette bonne habitude va améliorer la digestion et la vitalité – tout en réduisant consultations médicales et prises de médicaments.

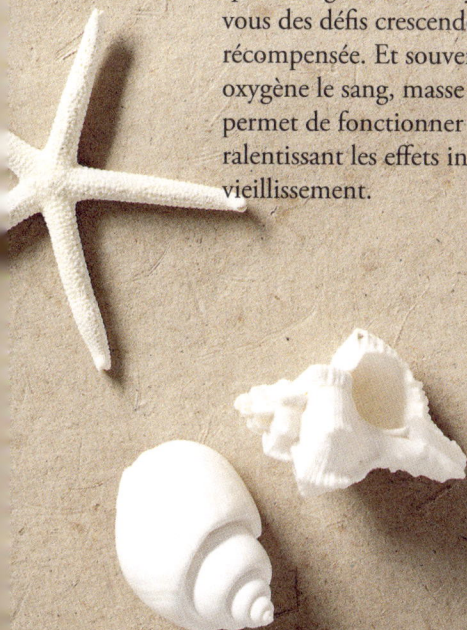

RUSS AYRES, *COACH EN PNL*

Bourreau de travail assumé, je suis tellement passionné par mon métier que je n'avais jamais remarqué à quel point je ne prêtais pas attention à mon bien-être. Avant, j'aimais courir et faire de la musculation, mais j'avais tout arrêté, jusqu'au jour où je me suis dit qu'il était temps de me refaire une santé.

J'avais entendu parler de Saimaa par l'un de ses clients, une célébrité. Dès que j'en ai eu l'occasion, je suis allée voir cette « magicienne » si chaudement recommandée.

Il est apparu que j'avais une mauvaise alimentation et que j'avais plus de 50 ans d'âge cellulaire! Je pensais que la volonté me suffirait pour retrouver la forme. Erreur.

J'ai donc adopté le programme de détox de Saimaa et très vite, j'ai retrouvé de l'énergie. Le neuvième jour, je me suis réveillé après une bonne nuit réparatrice et j'ai réalisé que j'avais envie de faire du sport! Je me suis mis à faire de l'exercice chaque jour et très vite, je me suis senti en super forme, avec un âge cellulaire de 31 ans (j'en ai 38) et un pourcentage de graisse corporelle de 12 % (contre, je dois l'avouer, 36 % avant la détox).

Physiquement, le changement a commencé à se voir dès la fin de la première semaine. Au travail, j'étais aussi beaucoup plus productif. Je prenais des décisions plus efficacement, mon humeur était plus égale. J'ai compris alors à quel point j'étais stressé avant.

C'est très simple : je suis la règle des 18 repas par semaine d'aliments de grande qualité, plus 3 repas libres.

La rapidité avec laquelle mon organisme m'a récompensé de mes efforts est sidérante. Je le dois à Saimaa. Même si elle me répète toujours que c'est moi qui ai tout fait !

DAMIAN WALSHE-HOWLING,
COMÉDIEN, AUTEUR ET RÉALISATEUR

Depuis huit ans, les 14 jours de détox à l'australienne sont un véritable rituel annuel. Le pouvoir de la détoxification s'est littéralement imposé à moi lors de ma première cure. Non seulement ma santé physique s'est considérablement améliorée, mais j'ai aussi découvert un calme et une lucidité que j'avais perdus suite à tous mes excès. Ma devise est la suivante : « De la modération en tout, y compris dans la modération. » La santé et la détoxification relèvent autant de la sagesse intuitive que d'une alimentation surveillée et du sport.

Observer les effets de la détoxification sur la santé m'a encouragé à adopter un mode de vie plus sain. Cependant, j'ai aussi besoin de me lâcher parfois, ce qui n'est pas seulement un plaisir, mais aussi une nécessité pour mon équilibre. Pour moi, la santé est un état dynamique qui me permet non seulement d'écouter, mais aussi de respecter l'évolution de mes besoins au quotidien. Certains jours, cela signifie se reposer et dormir davantage; d'autres jours, se donner à fond. Mais c'est avant tout vivre en harmonie avec mon entourage et mon environnement.

2
L'ENNEMI DES GRAISSES

« Tout est faisable, dès lors que votre
engagement est constant et cohérent. »

- Anthony Robbins

Les magazines font leur une sur la perte de poids, les régimes sont devenus des stars de la téléréalité et les substituts de repas ressemblent à des barres chocolatées. Nous sommes submergés de conseils pour maigrir. Pourtant, beaucoup ont du mal à atteindre un poids synonyme de bonne santé et de bonheur. Que vous souhaitiez entièrement changer votre corps ou perdre quelques kilos superflus, une perte de poids lente et durable est à votre portée. Mes patients constatent que lorsqu'ils alcalinisent leurs organismes, tout fonctionne parfaitement.

Vous avez sans doute terminé votre détox, bravo ! Surtout, ne cédez pas à tous ces régimes à la mode, qui ne fonctionnent pas. Pourquoi ? Parce qu'ils restreignent considérablement votre alimentation. Qui a envie de se nourrir d'un milkshake au déjeuner… pour le restant de ses jours ? De se préoccuper de la quantité de glucides contenue dans une carotte ? Ou de considérer que l'avocat est mauvais pour la santé ? Ces régimes sont des solutions à court terme qui ne sont pas durables. Une diminution excessive des apports caloriques incite l'organisme à penser qu'il entre en phase de privation : il ralentit alors son métabolisme et se cramponne à ses réserves de graisse. Enchaîner les régimes entraîne un dérèglement à vie du métabolisme et une accumulation des kilos même en mangeant normalement. La faim va déclencher des fringales. La restriction de l'alimentation diminue également la masse musculaire maigre. Or les muscles consomment de l'énergie, même au repos. Qui dit moins de muscles dit plus de graisse.

En outre, ces régimes favorisent une vision négative de la nourriture, cataloguée de « bonne » ou « mauvaise ». Un régime doit reposer sur un programme à long terme et durable, qui nourrit. Après tout, manger doit être une source de plaisir.

Atteindre et conserver un poids de forme est important pour la santé. L'objectif n'est pas d'atteindre une certaine taille de vêtements, de séduire le sexe opposé ou d'obtenir un corps de rêve (même si c'est un bonus bien agréable). Le surpoids ou l'obésité accroissent le risque de maladie cardiovasculaire, de diabète de type 2, de cancer, d'hypertension, d'apnée du sommeil, d'arthrose, de dépression et de problèmes de fécondité. Pensez à la prévention de maladies graves, plus qu'à votre reflet dans le miroir.

CONSEILS POUR PERDRE DU POIDS SAINEMENT

1. Buvez 3 litres d'eau minimum par jour. Alternez avec des tisanes.

2. Mangez plus de fibres – légumes, céréales complètes, légumineuses, noix, graines et psyllium. Les fibres rassasient et réduisent le cholestérol.

3. Consommez une portion de protéines à chaque repas pour stabiliser la glycémie. Comptez 0,8 gramme de protéines par kilo de votre poids.

4. Mangez des glucides complexes (céréales) dans la journée, quand vous êtes actif. Contentez-vous d'un repas de céréales par jour.

5. Dînez tôt – au moins 3 heures avant d'aller vous coucher – pour ne pas perturber votre rythme circadien, et donc les hormones de l'appétit.

6. Respirez profondément avant de manger pour vous calmer et faciliter la digestion. En situation de stress, l'organisme produit davantage de cortisol, qui favorise le stockage des graisses.

7. Mangez lentement et mâchez soigneusement, pour donner à votre organisme le temps de comprendre qu'il est rassasié.

8. Ne sautez pas de repas – c'est le meilleur moyen de trop manger au suivant et d'avoir des fringales.

9. Lisez les étiquettes des aliments industriels, qui contiennent des sucres et des additifs. Le sucre est la principale cause d'obésité et de diabète de type 2.

10. Dormez suffisamment pour stimuler la production de leptine, l'hormone de la satiété, et diminuer celle de la ghréline, l'hormone de l'appétit.

LE SUCRE, LA POUDRE BLANCHE QUI REND ACCRO

L'augmentation des cas de diabète de type 2 et de l'obésité est largement due à notre surconsommation de sucre, qui se cache dans les aliments industriels, depuis les soupes instantanées jusqu'aux céréales. Tout sucre (ou glucide) qui n'est pas immédiatement utilisé est stocké sous forme de graisse et le surpoids – surtout avec une morphologie en forme de « pomme » – est un important facteur de risque pour le diabète de type 2.

Chez l'individu en bonne santé, l'insuline, produite par le pancréas, puise le glucose dans le sang pour le transmettre aux cellules et leur donner de l'énergie. Parallèlement, elle empêche le foie de produire davantage de glucose.

Les personnes atteintes de diabète de type 2 – qui se déclare généralement à l'âge adulte suite à une mauvaise alimentation et à un manque d'exercice – ne produisent pas assez d'insuline. Le glucose reste dans le sang au lieu d'atteindre les muscles. L'excédent de sucre devient alors très problématique.

En outre, le sucre augmente la production d'un type de radicaux libres, les « produits de glycation avancés, ou AGE », responsables des inflammations, de l'athérosclérose, de la maladie d'Alzheimer et d'un problème autrement moins grave, à savoir les rides. Le sucre gêne aussi la formation du collagène, garante de l'élasticité de la peau.

Pas besoin d'être nutritionniste pour savoir que le sucre favorise les fluctuations d'humeur et l'irritabilité. Certes, engloutir un sachet de M&M's® fait du bien pendant une demi-heure. Mais ensuite, la descente est brutale.

Le sucre raffiné, totalement dépourvu de nutriments, est à bannir à tout prix. Il se présente sous différentes formes. Sur les étiquettes, tout ce qui se termine en « -ose » est un sucre : glucose, sucrose, fructose. La maltodextrine, le sirop de maïs et la mélasse sont, eux aussi, des sucres. Évitez également tous les édulcorants artificiels. Les études montrent qu'ils contribuent à l'obésité, n'apportant aucune sensation de satiété et ne faisant qu'accroître l'envie de sucre.

Quand une substance agit au niveau cellulaire, le manque se fait vite sentir. Le sucre est un produit addictif. Arrêter d'en consommer est difficile. Si vous avez suivi les 14 jours de détox, vous avez déjà décroché. Sinon, il est temps de tirer un trait sur la poudre blanche. Au début, l'envie risque de vous obséder, mais en moins de deux semaines, promis, vous serez capable de résister aux desserts les plus exquis. Oui, même à des macarons !

Souvenez-vous qu'en médecine naturelle, on dit que le sucre influe sur le pH sanguin, qui modifie l'acidité du palais. Ainsi, plus on mange de sucre, plus on a envie de sucre. Une fois qu'on a oublié le goût du sucre raffiné, la carotte et la betterave paraissent ultra-sucrées. Le riz aussi. Essayez, vous verrez !

QUESTION D'ATTITUDE

Pour perdre du poids, la clé est d'adopter une attitude positive. Laissez-vous inspirer par les aliments nutritifs et trouvez la motivation pour faire du sport (sachez-le : elle est déjà en vous !). Pour pouvoir adopter et conserver des habitudes positives, et bénéfiques pour la santé, une bonne attitude s'impose.

Comme nous l'avons vu dans la première partie (*Positivité*, p. 33), votre esprit est un outil formidable. C'est lui, et lui seul, qui vous permettra d'atteindre le résultat voulu. Apprenez à identifier vos schémas de pensée négatifs et remplacez-les par des affirmations positives. Faites-le régulièrement et vous les envisagerez comme une réalité. Un formidable exemple de prophétie autoréalisatrice !

PERDRE DU POIDS, SÉRIEUSEMENT

Vous souhaitez perdre du poids (et votre médecin vous a donné son feu vert) ? Faites 45 minutes de cardio-training intensif, au moins cinq fois par semaine. Pour ma part, je cours, je fais du vélo, de la danse, de la boxe, de la corde à sauter et du vélo elliptique. Si vous aimez marcher, c'est un excellent exercice. Le *fartlek*, version ludique de l'entraînement fractionné, alterne des phases de 2 à 5 minutes d'entraînement à haute intensité et des phases de récupération à faible intensité.

Quelle que soit l'activité choisie, l'objectif est d'arriver à 80 % de votre fréquence cardiaque maximum et de tenir – inutile de dire que vous allez vous donner à fond ! Le meilleur moment pour brûler des graisses se situe le matin, avant le petit déjeuner. À jeun, l'organisme a plus de chances de puiser dans ses réserves de glucides et de lipides que dans les glucides du petit déjeuner ou du déjeuner. Étirez-vous après l'entraînement et essayez de faire au moins une séance de yoga par semaine pour la souplesse et le renforcement musculaire.

COMPLÉMENTS ALIMENTAIRES

Voici quelques compléments naturels susceptibles de vous aider à perdre du poids.

Pensez à l'environnement, privilégiez les préparations naturelles biodégradables aux formules synthétiques. Et consultez un naturopathe pour connaître le dosage le mieux adapté à vos besoins.

- Cacaoyer (*Theobroma cacao*) : les antioxydants et les méthylxanthines du cacao peuvent réduire l'appétit et aider à maîtriser les comportements alimentaires. Avec un effet proche de celui de certains antidépresseurs, ils inhibent les récepteurs de la sérotonine, ce qui induit du bien-être et évite de manger pour se réconforter.

- Caralluma (*Caralluma fimbriata*) : un coupe-faim qui agit sur le mécanisme de sensation de la faim de l'hypothalamus (dans le cerveau). Améliore l'endurance et le métabolisme des lipides.

- Chrome : l'organisme ne fabrique pas lui-même cet oligoélément indispensable au métabolisme des glucides, des lipides et des protéines. Les études montrent qu'il facilite l'action de l'insuline et prévient ainsi le diabète de type 2.

- Garcinia (*Garcinia cambogia*) : inhibe la synthèse des graisses, réduit le « mauvais » cholestérol (LGL et triglycérides) et empêche le stockage des graisses.

- Gymnéma (*Gymnema sylvestre*) : très utilisée par les naturopathes contre l'obésité et le diabète, car elle régule la glycémie sanguine, réprime l'appétit et anesthésie les papilles gustatives réceptrices du sucre.

- L-carnitine : acide aminé présent dans les asperges, les avocats, le bœuf, l'agneau, le poulet, le poisson et le tempeh (soja fermenté) qui contribue à transformer la graisse en énergie.

- Piment et piment de Cayenne (*Capsicum annuum*, *minimum* ou *fastigiatum*) : ces plantes thermogéniques (dites « brûleuses de calories ») stimulent la circulation et dopent le métabolisme. Elles améliorent aussi la capacité de l'organisme à utiliser ses réserves de graisse.

- Thé vert (*Camellia sinensis*) : riche en antioxydants, il augmente la production de leptine, qui réprime l'appétit. Il contient de l'épigallocatéchine-3-gallate (EGCG), une catéchine brûleuse de graisses.

- Yacon : ce tubercule sud-américain doit sa douceur à l'inuline (une fibre, à ne pas confondre avec l'insuline). Il régule le cholestérol, les triglycérides et la glycémie.

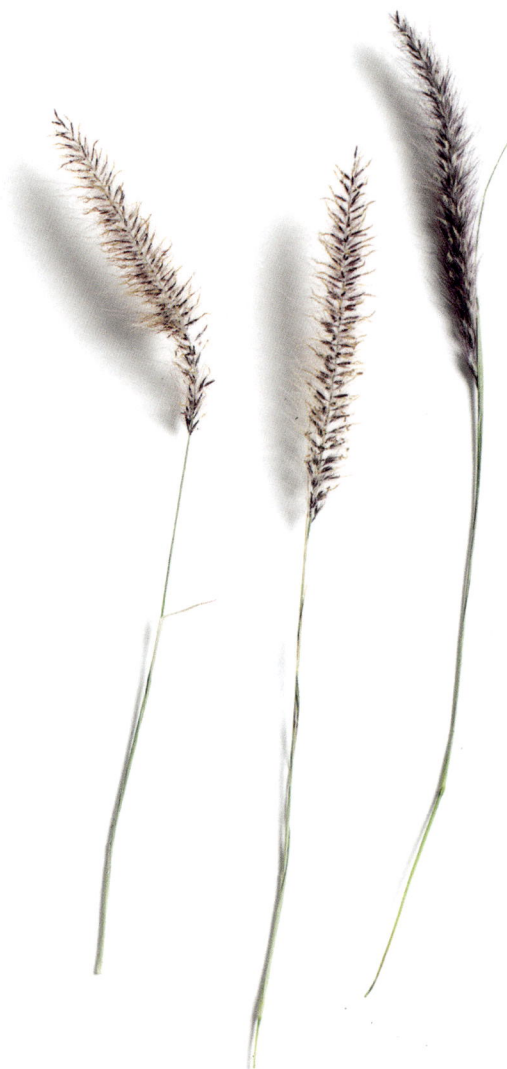

LORRAINE WILSON, *GÉRANTE DE SUPERETTE*

J'ai 50 ans, je suis mariée, avec trois grands enfants. Je travaille au moins 55 heures par semaine dans une superette dont nous sommes propriétaires, mon mari et moi, depuis cinq ans.

Avant la détox, je pensais être en bonne santé. Pendant des années, j'ai suivi la même routine : lever tôt 6 jours par semaine, travail d'arrache-pied, promenade ou jogging tous les jours avec le chien, et le soir, 2 ou 3 verres de vin en récompense. Mais j'étais toujours fatiguée, ce que je mettais sur le compte du travail. J'ai commencé la détox sans grande conviction, n'étant pas sûre de pouvoir changer mes habitudes.

Le premier jour a été assez difficile. La veille, j'avais pas mal bu avec des amis. Cependant, j'étais déterminée à ne pas arrêter la détox dès le premier jour et j'ai tenu bon. Je suis même allée me coucher sans prendre un dernier verre !

Le deuxième jour, j'étais fin prête. J'avais acheté tous les aliments autorisés et j'ai préparé les repas des jours suivants. C'était plus simple, surtout avec le travail. Je pensais à la nourriture, mais grâce aux en-cas équilibrés, je n'ai jamais eu faim. Vers 17 heures, j'ai eu légèrement mal à la tête. Puis je suis allée faire du sport, comme tous les jours.

Le troisième jour, j'ai commencé à remarquer des changements. Les rides s'atténuaient, mon ventre gonflé de femme ménopausée était moins proéminent. Darby (mon mari) m'a même dit que j'avais rajeuni et que ses amis m'avaient trouvée en pleine forme. J'étais impatiente de voir le résultat au terme de la détox !

À partir du sixième jour, les choses sont devenues beaucoup plus faciles. J'avais pris l'habitude de boire de l'eau, j'appréciais la nourriture, et je ne pensais même plus à la caféine et à l'alcool – jusqu'au jour où des amis nous ont invités à dîner. Je les ai prévenus que je risquais d'être d'un ennui mortel. D'ailleurs, j'avais prévu de rentrer tôt, ne pouvant boire. À ma grande surprise, nous sommes partis tard et ce repas sans alcool s'est révélé très agréable.

À la fin de la détox, j'ai senti que mon cerveau avait été réinitialisé. Mes mauvaises habitudes appartenaient au passé. J'avais repris le contrôle de ma vie. Cerise sur le gâteau, je rentrais facilement dans mes jeans – fini les bourrelets ! Depuis, les clients me demandent de leur expliquer le programme détox de Saimaa. Sans doute se disent-ils que si j'ai réussi, malgré mes journées chargées, ils le pourront aussi.

Comme le suggère Saimaa, j'ai commencé par 14 jours de détox douce, suivis d'une semaine de maintien, avant de passer à 14 jours de détox avancée, avec une semaine de maintien. Ensuite, retour au début, en faisant 3 séries au total.

J'ai terminé la cure il y a 6 mois. À ce jour, j'ai perdu 22 kg, j'ai rajeuni de 10 ans et j'ai l'impression d'avoir 20 ans !

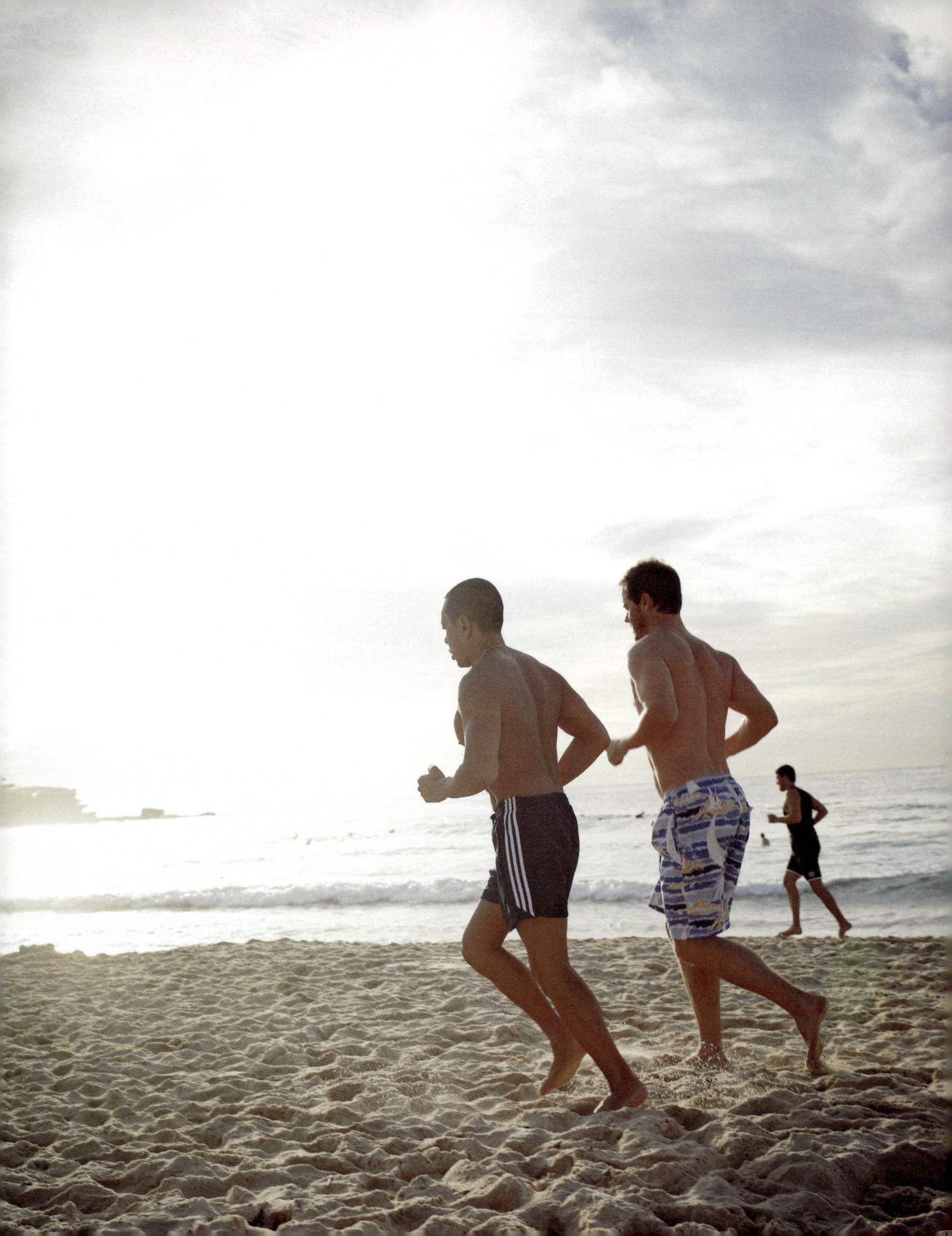

3
L'ATHLÈTE

« Rien n'est plus encourageant que
l'aptitude indubitable de l'être humain à
élever sa vie par un effort conscient. ».
— Henry David Thoreau

Les naturopathes, les nutritionnistes et les médecins adorent prendre en charge les sportifs. Ceux-ci savent que le corps est un temple qui doit être alimenté en carburant de qualité pour donner le meilleur de lui-même. Le meilleur dopant qui soit pour accroître ses performances, c'est l'alimentation. Un dopant légal à 100 %! Dans ce chapitre, je vais simplement vous expliquer comment améliorer vos bonnes habitudes.

Gagnez en force. Pour se développer, le muscle doit être alimenté correctement – les pizzas et les frites ne conduisent pas aux Jeux olympiques! Évitez aliments industriels et sucre raffiné, et efforcez-vous de manger 100 % d'aliments complets. Une alimentation propice à la construction de muscles doit comporter 30 à 50 % de protéines, 20 à 50 % de glucides et 20 à 40 % de lipides (acides gras essentiels). Les proportions variant d'un sportif à l'autre, faites vos expériences pour déterminer ce qui vous convient le mieux. Si nécessaire, consultez un naturopathe ou un nutritionniste. Prenez 5 à 6 petits repas par jour pour avoir suffisamment de calories, tout en gardant la glycémie sous contrôle. Chaque repas doit comporter un peu de protéines, qui fournissent les éléments constitutifs du muscle. Tenez votre journal N. E. R. (voir p. 199).

Cependant, fournir à l'organisme les matériaux nécessaires à la production de muscles ne suffit pas. Il faut également des exercices de résistance en vous concentrant sur des exercices polyarticulaires de lever de poids (faisant travailler plusieurs groupes de muscles), comme les squats et les développés-couchés. Soulevez un poids permettant 6 à 12 répétitions par série, et 2 ou 3 séries par séance. Essayez d'augmenter soit le poids soulevé, soit le nombre de répétitions à chaque séance. N'en faites pas trop non plus : 2 ou 3 séances intensives d'1 heure chaque semaine sont parfaites. Laissez passer une journée avant de faire retravailler les différents groupes de muscles, car les fibres musculaires se déchirent lors des levers de poids exigeant un effort important. C'est lorsque les fibres se reposent et se réparent que le muscle gagne en force.

Gagnez en vitesse. Pour cela, il faut programmer le cerveau et le corps en entraînant les fibres musculaires rapides. Ce sont elles qui déterminent la rapidité de réaction et de contraction des muscles, et qui interviennent pour les mouvements rapides et puissants, comme sauter et courir. Comme elles consomment beaucoup d'énergie, les fibres rapides fatiguent facilement. La répétition est le meilleur moyen d'améliorer la performance des muscles rapides. Regardez les boxeurs : ils effectuent d'interminables séances de frappe de pads et de speed-ball pour qu'une fois sur le ring, ils n'aient pas besoin de réfléchir pour esquiver les coups ou bloquer des uppercuts. C'est un mouvement inconscient venant des fibres musculaires rapides qui leur permet de se baisser ou de bouger en un clin d'œil.

Gagnez en endurance. C'est d'une importance fondamentale pour obtenir des performances de pointe : rien de pire que de se rendre compte à mi-chemin qu'il n'y a plus de carburant dans le réservoir. C'est là qu'interviennent les fibres musculaires lentes. Riches en vaisseaux sanguins, elles bénéficient d'un approvisionnement constant en oxygène, ce qui leur permet de résister plus longtemps (cependant, elles ne possèdent pas la puissance explosive des fibres rapides). Entraînez vos muscles à fibres lentes par des séances d'exercices aérobies plus longues, plutôt que de faire de l'exercice anaérobie à en perdre le souffle. Souvenez-vous que l'endurance se passe à 90 % dans la tête. C'est le cerveau qui dit au corps d'arrêter, de continuer ou de s'écrouler en position du fœtus ! Même si ce n'est pas forcément le corps qui lâche, il n'empêche qu'il est utile de l'entraîner à supporter un niveau de fatigue plus élevé sur une durée prolongée.

PERFORMANCE DE POINTE

1. Forgez-vous un irrépressible désir de réussir : regardez d'autres sportifs, pour vous motiver.

2. Fixez-vous un objectif, pour avoir un cap précis.

3. Faites preuve de souplesse : l'entraînement ne se passe pas toujours comme on le voudrait. Adaptez-vous et assumez la responsabilité du résultat.

4. Visualisez-vous en train d'atteindre votre objectif, en détails. Imaginez-vous en train de franchir la ligne d'arrivée, entendez les acclamations du public, sentez le poids de la coupe dans votre main.

5. Les muscles réagissent mieux lorsque qu'on change la routine. Variez les exercices.

6. Soyez attentif à votre respiration. La respiration diaphragmatique permet une meilleure circulation de l'oxygène et une élimination de l'acide lactique, source de la fatigue musculaire.

7. Améliorez votre souplesse, avec du yoga et des étirements, pour réduire le risque de blessure.

8. Aspirez à un équilibre – ne vous contentez pas de travailler votre côté le plus fort. Équilibrez l'énergie cinétique.

9. Prenez un jour de repos par semaine. Laissez les muscles libérer les acides métaboliques et permettez-leur de se développer sans se blesser. L'entraînement excessif conduit à l'épuisement, au *burn-out*, à la dépression ou à une mauvaise immunité.

10. Faites des détox régulièrement, pour que l'organisme ne soit pas occupé à éliminer des toxines. Mes clients sportifs constatent que pour obtenir des performances constantes, il faut prendre le temps de nettoyer les canaux d'élimination et d'alcaliniser l'organisme.

GUIDE DES PROTÉINES

Les protéines sont nécessaires à la croissance,
à la réparation et au développement
musculaire – ainsi qu'à quasiment toutes
les activités de l'organisme. Celui-ci les
décompose en acides aminés, qui construisent
muscles, tendons et ligaments, produisent les
hormones et les enzymes, et synthétisent les
neurotransmetteurs, responsables de l'humeur.
Notre organisme est capable de produire
certains acides aminés (non essentiels). Les
autres proviennent exclusivement de la
nourriture (acides aminés essentiels). Les
protéines complètes contiennent tous les
acides aminés essentiels. Les meilleures sources
sont : œufs, viande, laitages et produits à base
de soja, comme le tofu.

Les protéines aident également à réguler
la glycémie en ralentissant la digestion des
glucides et des sucres. Or la stabilisation de la
glycémie assure un approvisionnement régulier
en énergie, réduisant la fatigue et les fringales.

LES SOURCES DE PROTÉINES

- Sources animales : viande rouge, viande
  blanche, poisson
- Produits laitiers : lait, yaourt, fromage
- Œufs
- Noix et graines : surtout graines de chia, de
  tournesol et de lin, amandes
- Légumes crucifères, comme les choux de
  Bruxelles et le brocoli
- Céréales : orge, maïs, seigle, millet, sarrasin,
  avoine, amarante, quinoa, riz sauvage,
  boulghour
- Légumineuses : haricots adzuki, pois secs,
  lentilles, soja, haricots rouges, haricots
  noirs, fèves, pois chiches

- Feuilles de nori (algue), spiruline et
  micro-algues, comma la chlorelle et le
  phytoplancton marin
- Aliments fermentés : tofu, pain au levain,
  tempeh, natto, kéfir

CALCULEZ VOS BESOINS EN PROTÉINES

Les sportifs ont besoin de 1 à 1,2 g de
protéines par kilo de poids et par jour : si vous
pesez 75 kg, il vous faudra 90 g de protéines
par jour. Voir tableau p. 197 (les poids
indiqués sont ceux des aliments cuits).

CONCENTRATION

Les grands sportifs sont déterminés, concentrés
et ambitieux. Maîtrisant la force du mental,
ils sont disciplinés et motivés, parce qu'ils
ont cultivé leur esprit pour devenir forts
physiquement et mentalement. Personne ne
naît ainsi. Les sportifs ont appris à résister à la
douleur et ont décidé de ne pas écouter les voix
négatives dans leurs têtes, qui leur soufflent
« Tu ne vas jamais y arriver » ou « On ne
pourrait pas se la couler douce aujourd'hui ? »
Pour les sportifs de haut niveau, la peur,
la douleur et la négativité sont des défis à
surmonter recelant des possibilités d'évolution.
Une aptitude que nous possédons tous. La
manière dont on pense détermine ce qu'on est.

BUSTE

Un buste fort donne de la stabilité, aide à
bouger facilement et permet de corriger la
posture, réduisant le risque de blessure et les
douleurs de dos.

C'est dans le buste que se situe notre équilibre.

Dans la médecine asiatique, c'est là que se trouve le « chi », le centre de l'énergie. La puissance de tout mouvement ample vient du buste, car pour utiliser le corps de manière adéquate, l'être humain doit faire intervenir les grands groupes de muscles et l'énergie générée par le torse.

DOPER LA FORME

- Les plantes adaptogènes sont utilisées traditionnellement pour accroître la résistance de l'organisme aux stress, produisant une réaction défensive aux facteurs de stress et autorisant le corps à accroître l'effort. Les sportifs se voient souvent prescrire du ginseng coréen et sibérien, de l'ashwagandha (*withania*), du margousier (ou *neem*), de la réglisse, de l'astragale, du rhodiola et le tribulus. Le camu-camu, qui vient de la forêt amazonienne, est connu pour sa teneur exceptionnelle en vitamine C, qui en fait un antioxydant puissant luttant contre les dommages des radicaux libres dus aux entraînements intensifs. D'autres baies, comme les baies de goji, de sumac et d'açaï, le physalis et l'acérola, sont elles aussi excellentes. Les graines de chia et de chanvre contiennent une protéine complète regroupant tous les acides aminés, ainsi que des acides gras essentiels et des sels minéraux comme le magnésium.

- Les sportifs adorent l'eau de coco, ultra-hydratante et riche en oligoéléments : calcium, potassium, magnésium, zinc, iode, soufre, manganèse, bore, ainsi qu'en molybdène, en acide ascorbique et en vitamines B, ce qui en fait une extraordinaire boisson riche en électrolytes et pauvre en sucre. La coenzyme Q10, aussi appelée CoQ10 ou ubiquinone, permet de générer de l'énergie dans les mitochondries des cellules. Un complément en Q10 améliore la production d'énergie, et sert aussi d'antioxydant pour le cœur.

- La créatine peut accélérer la production d'adénosine triphosphate (ATP), qui fournit l'énergie nécessaire aux cellules musculaires, permettant de soulever davantage de poids et de développer les muscles plus rapidement.

- La glutamine aide les muscles à se réparer et à se reconstruire après l'entraînement, permettant un rétablissement plus rapide.

- Le magnésium améliore le fonctionnement des nerfs et des muscles, ainsi que la santé des os. Associé à une baisse du risque de diabète, de maladies cardiaques et d'ostéoporose, cet oligoélément favorise aussi, entre autres, le repos des nerfs et des muscles. C'est l'un des micronutriments importants pour construire du tissu musculaire en bonne santé.

- La poudre de maca crue a la réputation de donner force et énergie. Elle est aussi reconnue comme un super-aliment, riche en vitamines et en sels minéraux. Elle améliore l'énergie et l'endurance, en oxygénant le sang.

TAJ BURROW, *SURFER PROFESSIONNEL*

J'ai grandi dans une petite ville du sud-ouest de l'État d'Australie-Occidentale, aux nombreuses plages de surf. Il n'y avait pas grand-chose d'autre à faire là-bas à part du surf. En outre, mes parents étaient passionnés par ce sport, on peut donc dire que je n'ai pas eu d'autre choix que de devenir surfeur professionnel !

Pendant les périodes d'entraînement, ma routine est la suivante : surf, entraînement, étirements, hydratation et nourriture de qualité. Nous faisons beaucoup d'exercices physiques spécifiquement adaptés au surf, focalisés sur la force, l'équilibre et la vitesse. Nous travaillons aussi la posture, pour que mon corps soit bien aligné – essentiel pour éviter les blessures – et nous nous concentrons sur les exercices accroupis, les fentes, les torsions, les tirers, les poussers et les penchers, ainsi que tous ces exercices mélangés, en veillant à ce que cela reste amusant.

Pour me remettre, je m'étire, je fais du tennis, je dors et je me fais masser.

Conformément aux conseils de Saimaa, j'ai une alimentation riche en protéines, bio si possible, et j'évite les boissons et les aliments industriels. Je ne bois que de l'eau filtrée de qualité, en grande quantité.

Entre l'entraînement et les compétitions, je dois avouer que je cultive l'oisiveté – j'adore me détendre chez moi, c'est si rare !

Pour une forme optimale, je pense qu'en plus de l'entraînement, bien respirer, s'étirer, s'hydrater et croire aux exercices physiques que l'on fait sont très importants.

Pour moi, LE secret du mode de vie à l'australienne, c'est la plage, à 100 % ! La plage et l'océan rendent heureux et en bonne santé.

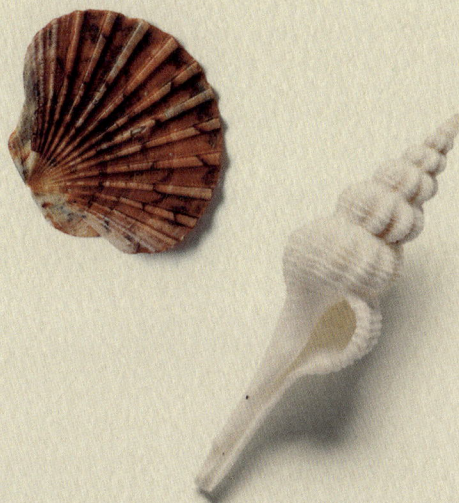

4
LE FANATIQUE

« Le fou qui pense être fou est, pour cette raison même, un homme sage. Mais le fou qui pense être sage est vraiment fou. »

— Bouddha, dans le *Dhammapada*

Le fanatisme n'est pas toujours une mauvaise chose. Souvent, les fanatiques respectent des règles ou une éthique strictes, et aiment avoir leur vie en main. D'ailleurs, qui ne se comporte jamais ainsi, du moins dans certaines situations ? Cet état d'esprit a besoin de convictions, d'une identité qui lui permet de se sentir bien. Le fanatisme devient un problème lorsque l'individu commence à considérer qu'il ne saurait y avoir d'autre manière de vivre, et que s'écarter un tant soit peu des préceptes est synonyme d'échec.

Le Fanatique déborde souvent d'enthousiasme immodéré et de ferveur critique. C'est… de la passion ! Presque tout individu a des convictions ou des sujets qui l'enthousiasment, nous sommes donc tous un peu fanatiques. Cela devient dangereux lorsque ces principes touchent à la totalité de l'être du Fanatique, et qu'ils prennent tant d'importance que la personne en devient rigide dans sa vision du monde. Les spécialistes de médecine naturelle pensent que la rigidité mentale génère de l'acidité dans le corps, et souvent, le fanatisme peut masquer de la haine. Vous pensez être un peu fanatique ? Demandez-vous si vous ne vous empoisonnez pas l'existence par excès de rigidité.

Un proverbe japonais dit : « Le bambou qui plie est plus fort que le chêne qui résiste. » Le bambou souple s'adapte, ce qui lui permet de ployer au vent. Quiconque est rigide comme le chêne risque de rompre au premier signe de résistance.

SOUPLESSE INTELLECTUELLE

1. Pratiquez l'empathie : l'aptitude à comprendre les émotions d'autrui et la volonté d'atténuer leur souffrance. Essayez de penser autrement et d'agir par pure générosité.

2. La vie commence là où s'arrête votre zone de confort. Voyez et faites les choses différemment.

3. La beauté est dans l'âme des gens, pas sur leur visage. Faites-vous des amis grâce à votre gentillesse et à votre humilité.

4. Ne vous prenez pas trop au sérieux, apprenez à vous détendre et à rire davantage. Vous méritez de vous amuser.

5. Accordez-vous le droit à l'erreur. Cela permet d'apprendre et de grandir.

6. Passez en revue vos peurs, qui sont une question de perception. Vous seul pouvez transformer votre manière de voir les choses pour ne plus craindre un objet, un résultat ou un sentiment.

7. Pratiquez la gentillesse désintéressée. Enrichissez la vie des autres, ne serait-ce qu'avec des petites attentions. Votre vie s'en trouvera améliorée, promis !

8. Demandez-vous : « Quelle est la pire chose qui pourrait m'arriver si je m'accordais cette part de brie/cette flûte de champagne/cette coupe de glace ? » Manger doit être une source de plaisir, pas de culpabilité.

9. La « pureté » a trait à la détox du corps, mais aussi de l'esprit. Pour les bouddhistes, le corps est une représentation de nos pensées. Identifiez vos idées négatives et remplacez-les par des pensées positives, alcalinisantes.

10. Faites la fête de temps en temps. La vie est faite pour être savourée, pas subie. Amusez-vous comme s'il n'y avait pas de lendemain !

BOISSONS PURIFIANTES

PURIFICATION DU FOIE

La Boisson purification du foie, excellente pour régénérer cet organe, aide à éliminer les toxines. Elle favorise aussi l'élimination des acides métaboliques, la lutte contre l'excédent de graisse et l'évacuation des calculs biliaires, en normalisant la production de bile. Mixez tous les ingrédients 15 secondes à vitesse maximale et buvez sans attendre, de préférence juste avant d'aller dormir, trois soirs consécutifs.

- 125 ml d'huile d'olive
- 125 ml de jus d'orange, de citron ou de pamplemousse
- 1 gousse d'ail
- 1 morceau de gingembre de frais de 4 cm
- 2 pincées de piment de Cayenne

ANTIPARASITAIRE

Des parasites, des vers ainsi que d'autres agents pathogènes peuvent infester le système digestif et entraîner diverses pathologies (giardiases, gastro-entérites et candidoses gastro-intestinales). La boisson antiparasitaire la plus puissante, qui doit être préparée par un naturopathe, contient des plantes : brou de noix noire, horopito, armoise, pau d'arco, extrait de pépins d'agrumes, fenouil et hydraste du Canada. Ne prenez pas de boisson antiparasitaire si vous êtes enceinte ou si vous allaitez.

LE SOUFFLE DE LA VIE

Une respiration adéquate, en profondeur, alimente mieux les cellules en oxygène et rejette plus de dioxyde de carbone. Les naturopathes pensent que cela permet à l'organisme de se régénérer, en alcalinisant le pH sanguin. Inspirez par le nez (non par la bouche), car les minuscules poils du nez filtrent l'air avant son arrivée dans les poumons.

En inspirant, dilatez le ventre vers l'avant, au lieu de faire remonter la poitrine. Imaginez que votre torse est une grotte vide ou une baudruche qui se remplit d'air. En expirant, par le nez ou par la bouche, rentrez le ventre et dégonflez le ballon. C'est la « respiration diaphragmatique » : le diaphragme est attiré vers le bas pour laisser aux poumons la place de se dilater dans toutes les directions. Lorsque vous expirez, le diaphragme se détend et l'air est expulsé sans effort. La respiration diaphragmatique va de pair avec la posture. Pour remplir réellement les poumons, asseyez-vous bien droit, les épaules en arrière. Vous avez déjà vu un yogi avachi ? Non ! Si vous respirez par la bouche pendant une période prolongée, vos inspirations seront plus courtes et moins profondes, ce qui aura un impact direct sur la quantité d'oxygène qui entre dans l'organisme et alcalinise le sang. Cela modifiera votre posture, car le cerveau interprète une respiration peu profonde comme une difficulté respiratoire et tentera de s'adapter en ouvrant les voies respiratoires. La respiration par la poitrine a un effet comparable sur la posture, car elle contraint les muscles de la poitrine et des épaules à se contracter, pour compenser la pénurie d'air entrant dans le corps. En outre, respirer avec la poitrine approvisionne uniquement en air la partie supérieure des poumons, ce qui exige un effort plus important pour inspirer davantage. La respiration diaphragmatique, quant à elle, demande moins d'efforts. Lorsque nous inspirons à partir du diaphragme, cela contracte et agrandit automatiquement la cavité thoracique, crée une aspiration qui fait entrer de l'air dans les poumons. Lorsque nous expirons, le diaphragme se détend et l'air est expulsé sans effort.

Je sais bien que lorsqu'on court après son bus ou après un ballon de foot, on a tendance à inspirer par la bouche. Et quand l'organisme est en mode « fuite ou combat », on a naturellement tendance à respirer avec la poitrine.

Le Dr Andrew Weil, médecin, naturopathe, conférencier de renommée internationale et auteur de nombreux livres sur la santé, explique : « Si je devais donner un seul conseil pour vivre plus sainement, je dirais qu'il faut apprendre à respirer correctement. » Comme le disent les yogis : « La qualité du souffle est la qualité de l'esprit. »

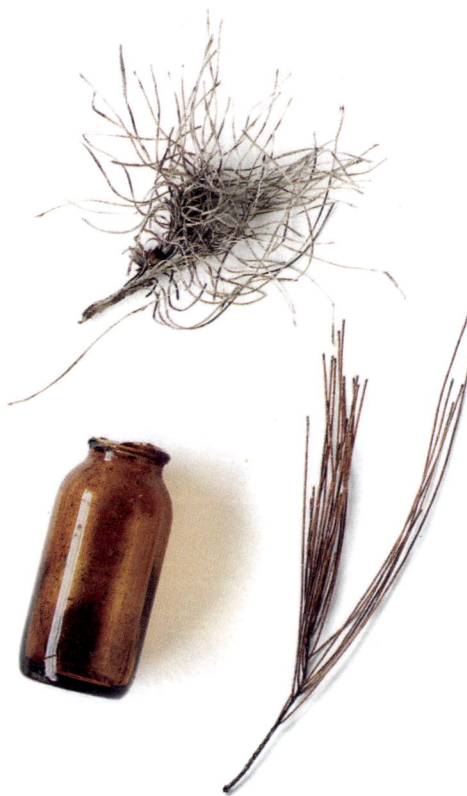

YOGA

Yoga signifie « union », en référence au lien qui se crée entre le corps et l'esprit par la conscience du souffle. Aligner son souffle par la pratique des *asanas* (postures) permet de mieux prendre conscience des tensions – physiques et mentales. La pratique régulière du yoga aide à se défaire de ces points noués, simplement en respirant profondément et en étirant le corps. Les spécialistes de médecine naturelle considèrent que le yoga est profondément alcalinisant. Cette pratique fournit aussi des outils pour la vie en général. Apprendre à contrôler son souffle dans des positions étranges et découvrir les émotions qui se font jour aide à gérer nos réactions face aux difficultés de la vie quotidienne.

Il existe quantité de formes de yoga et de nouvelles disciplines ne cessent d'apparaître. Choisissez un type de yoga qui vous convient réellement – et pas celui présenté par un DVD déniché en soldes. Votre style de yoga évoluera avec vos besoins. Si vous êtes super-actif et sportif, tournez-vous vers une forme apaisante et réflexive (Hatha, Iyengar, Satyananda ou Yin). Si vous travaillez sur ordinateur, vous apprécierez sans doute une pratique plus dynamique et énergisante, comme l'Asthanga, le Bikram ou le power yoga. Le Kundalini vise à éveiller l'énergie en veille à la base de la colonne vertébrale. Parmi les styles intéressants, citons aussi le Vinyasa, le Jivamukti, l'Anusara et la Shakti Dance, qui se concentre sur les aspects gracieux du yoga.

DÉTOX DES MÉTAUX LOURDS

Malheureusement, les métaux lourds sont omniprésents autour de nous, de la combustion des énergies fossiles (gaz d'échappement des voitures, piles, combustion du bois) jusqu'au poisson en passant par l'eau que nous buvons.

Ils peuvent perturber le système endocrinien, qui régule les hormones et le fonctionnement du cerveau, générant tumeurs et problèmes neurologiques.

Concernant le poisson, limitez votre consommation de grandes variétés prédatrices (requin, raie, espadon, empereur, *Rexea solandri*, julienne, barramundi, thon obèse, thon à nageoires jaunes et thon rouge). Ces espèces situées au sommet de la chaîne alimentaire accumulent davantage de mercure. À mon sens, il faut également limiter les espèces qui se nourrissent au sol : crevettes, coquilles Saint-Jacques, homard, crabe, etc. Vous pouvez consommer sans risque deux fois par semaine des conserves, qui contiennent les plus petites espèces de thon. Le saumon, le vivaneau, la sardine, le merlan, l'orphie, le maquereau et les autres poissons gras d'eaux froides sont également pauvres en mercure.

Les aliments et compléments suivants peuvent contrer des excédents en métaux lourds :

- Persil et coriandre : ces puissants agents chélateurs contribuent à éliminer du cerveau des toxines nocives comme le plomb, l'aluminium et le mercure.

- Vitamine C : un antioxydant puissant qui stimule l'immunité.

- DMSA (acide dimercaptosuccinique) : très efficace pour débarrasser l'organisme du mercure et du plomb. Il se lie aux molécules de métaux lourds qui sont ensuite excrétées par les reins. Le DMSA doit être administré par un professionnel de santé.

- Superoxyde dismutase (ou SOD) : sans doute l'antioxydant le plus puissant. Cette enzyme répare les dommages des radicaux libres.

- Amla (*Emblica officinalis*) : prise régulièrement, cette substance riche en vitamine C contre les effets toxiques des métaux lourds.

PETE MELOV,
PARTISAN DE L'ALIMENTATION VIVANTE

J'ai toujours aimé le soleil, l'activité physique, le plein air, grimper aux arbres. Enfant, je vivais sainement, sans thé, café ou bonbons. Mon péché mignon, c'était le pain blanc, et j'ai longtemps fumé de l'herbe. Un jour, j'ai tout arrêté : sucre, aliments raffinés, alcool et drogues. Je n'ai pas de téléphone portable et je n'en aurai jamais !

Sitôt levé le matin, je m'étire. J'inspire et j'expire environ 30 fois par le nez, ce qui active quantité de canaux par l'odorat et expulse les toxines accumulées dans les poumons. Je brosse ma peau à sec et je me donne 100 coups de brosse pour stimuler mon cuir chevelu. J'aime les massages au vinaigre de cidre. Ensuite, je pratique les cinq rites tibétains – d'extraordinaires exercices équilibrants. Depuis 1999, pas un jour ne s'est écoulé sans que je les accomplisse. Enfin, je pratique une purge au sel, qui nettoie mon appareil digestif et mon côlon. J'aime me sentir propre, ça me donne beaucoup d'énergie et m'équilibre.

Je ne prends pas de petit déjeuner. Souvent, on pense avoir faim alors qu'on a soif – lorsque je suis bien hydraté, je n'ai jamais faim. En général, je reste à jeun jusqu'à 13 ou 14 heures et oui, j'ai beaucoup d'énergie ! Je mange des salades, des œufs bio crus, du pain maison. J'ajoute toujours un peu de nigari (chlorure de magnésium) dans mon eau, avec du sel de mer celtique ou du sel gemme de l'Himalaya. Je mange de l'agneau et du poulet crus, en petites quantités. J'aime aussi les aliments fermentés.

Mes conseils pour être en bonne santé : mangez des aliments sans produits chimiques et purifiez-vous : jeûnez périodiquement pour débarrasser votre organisme des produits chimiques. Parlez avec vos voisins, participez à la vie du quartier. Si possible, débarrassez-vous de votre radio, de la télé et des journaux et adoptez un état d'esprit positif en sachant qui vous êtes. Levez le pied, mangez lentement et mastiquez jusqu'à ce que les aliments soient liquides avant de les avaler. Buvez beaucoup d'eau avec un bon pH. Souvenez-vous que ce qui importe, ce n'est pas d'avoir une grosse voiture et un gros compte en banque. Regardez-vous dans la glace : est-ce vous que vous voyez ou un simple reflet ? Ce qui compte, c'est le monde intérieur, pas l'apparence. Allez au plein air le plus possible, chérissez la nature et le soleil. L'être humain est partie intégrante de la nature, vivez le plus naturellement possible.

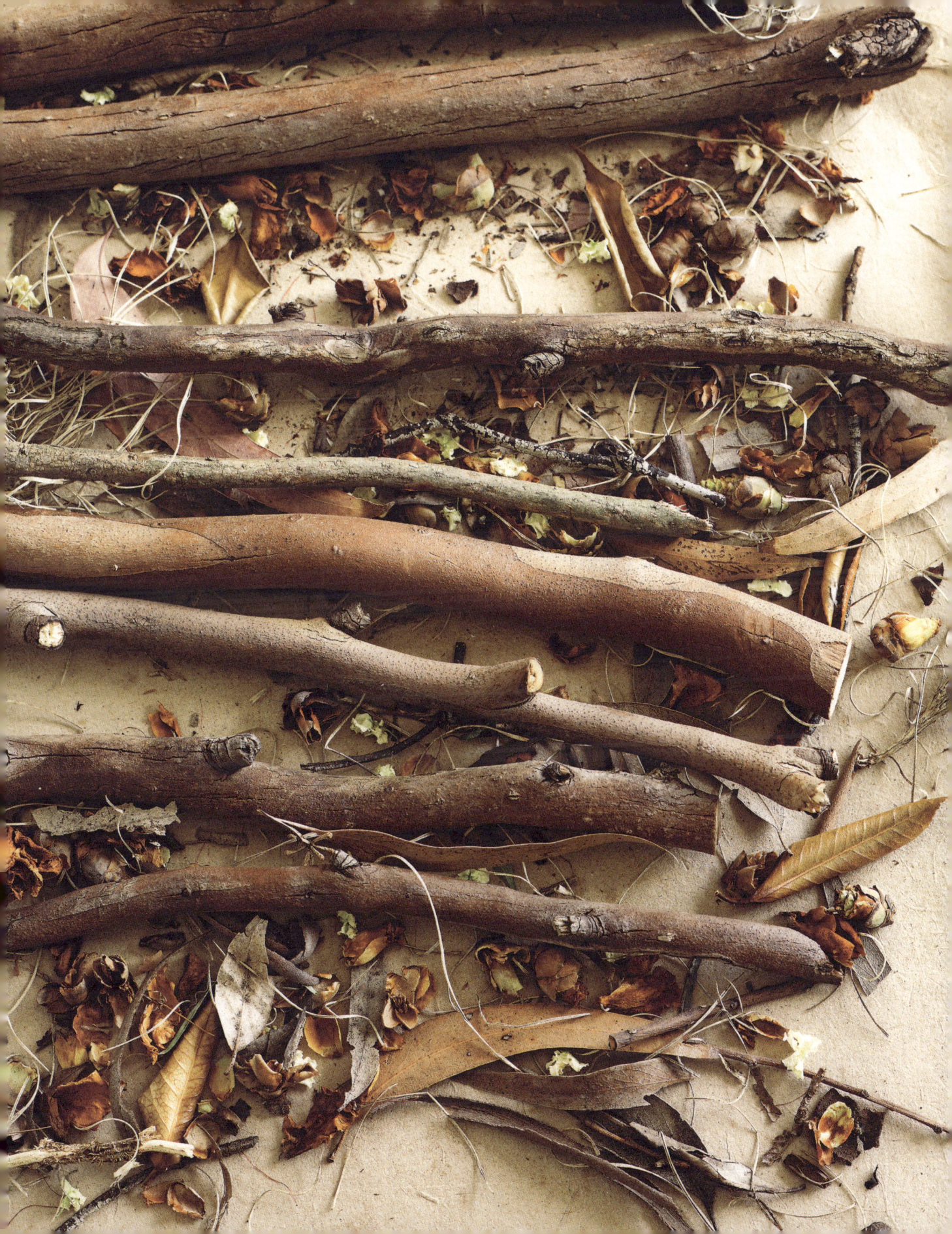

5
LES PAPAS ET LES MAMANS

« Les choses réellement remarquables
exigent du temps et de la patience pour
s'accomplir. »
— Swami Kripalu

Avoir des enfants ne bouleverse-t-il pas l'existence ? De votre capacité à survivre en état de privation totale de sommeil à vos valeurs intrinsèques, la vie change radicalement à la naissance des enfants. Vous vous découvrez des trésors de patience, vous vous émerveillez des petits miracles de la vie, vos relations avec votre conjoint, votre famille et vous-même évoluez. Soudain, vous vous souvenez de l'effet que cela fait de sauter dans une flaque d'eau ou de coloniser une ville construite en Lego®. Les enfants suscitent bonheur et colère, ils nous donnent des leçons et ils sont des miracles divins.

Pour être un bon parent disponible, il faut trouver du temps pour soi. Quand maman est heureuse, bébé l'est aussi (cela vaut aussi pour les papas !). Comportez-vous en martyr, en vous faisant passer après tout le monde, et vos enfants en souffriront, car vous serez plus irritable avec eux et avec votre conjoint.

Autrefois, dans quantité de civilisations, les enfants étaient élevés par le groupe. Ne dit-on pas qu'« il faut un village pour élever un enfant » ? C'est toujours le cas aujourd'hui, sauf que, désormais, nous payons crèches, nounous et baby-sitters. Notre bien-être psychologique et émotionnel dépend en partie du sentiment d'appartenance à une communauté. Faites connaissance de vos voisins et apprenez à les apprécier. Demandez à la vieille dame d'en face si elle a besoin de quelque chose quand vous allez faire des courses. Organisez une fête des voisins. Apprenez à aider les autres et vous pourrez leur demander un coup de main le jour où vous en aurez besoin.

Les enfants sont nos professeurs, et non l'inverse. Comme le dit Khalil Gibran dans son extraordinaire livre *Le prophète* : « Vos enfants ne sont pas vos enfants, ils sont les fils et les filles de l'appel de la vie à elle-même. Ils viennent à travers vous, mais non de vous, et bien qu'ils vivent avec vous, ils ne vous appartiennent pas. » Amen.

DES ENFANTS EN BONNE SANTÉ

1. Les enfants ne se fient pas à ce que vous dites, mais à ce que vous faites. Vous ne voulez pas qu'ils mangent certains aliments ? Ne le faites pas non plus.

2. Nos enfants sont à notre image. S'ils sont grognons, regardez-vous dans la glace. S'ils ont l'esprit de compétition, est-ce parce que vous l'avez aussi ?

3. Mangez des aliments complets 85 % du temps : moins les produits sont travaillés, plus ils sont faciles à digérer pour l'enfant. Les spécialistes de médecine naturelle pensent que les OGM, les additifs et les conservateurs des aliments industriels expliquent la hausse des allergies et des intolérances.

4. Un lien a été démontré entre certains troubles du comportement et le propionate de calcium (E282), un conservateur utilisé dans le pain. Lisez toujours les étiquettes des aliments pour vous assurer qu'ils ne contiennent pas de longues listes de chiffres et des ingrédients imprononçables, car divers problèmes touchant les enfants, comme l'asthme, l'hyperactivité et des difficultés d'apprentissage sont liés à ces additifs.

5. Ne soyez pas trop sévère avec eux ; vous vous exposeriez à une vraie rébellion à l'adolescence.

6. Les enfants adorent la routine. Manger, jouer, faire la sieste et aller se coucher à horaires réguliers les rend plus heureux et plus épanouis.

7. Choisissez des biberons et des gobelets exempts de bisphénol A. Une étude réalisée à Harvard suggère que l'exposition à des plastiques contenant du bisphénol A peut perturber le système endocrinien.

8. Passez du temps de qualité avec vos enfants. Éteignez ordinateurs, téléphones et iPads, pour jouer. Demain, ils seront grands et n'auront plus envie de passer du temps avec vous !

9. Il est de votre responsabilité de les faire sortir en plein air, au lieu de rester enfermés avec des jeux électroniques.

10. Prenez du temps pour vous, sans culpabiliser – les enfants sont résilients et cela fera de vous un meilleur parent.

LES PLANTES, NOS ALLIÉES EN CUISINE

Certes, les plantes sont plus puissantes sous forme de teintures (telles que proposées par votre naturopathe ou herboriste), mais vous pouvez utiliser les herbes aromatiques, séchées ou fraîches, pour améliorer la santé de votre famille.

- Ail : antibiotique naturel. Excellent contre les rhumes et les maux de ventre. En cas de douleurs à l'oreille, écrasez de l'ail cru, mélangez-le à de l'huile d'olive ou de molène, puis filtrez. Instillez le liquide dans l'oreille, ajoutez un petit morceau de coton et laissez agir une nuit entière.

- Basilic : excellent pour la concentration et pour l'humeur. Possède des propriétés antibactériennes et anti-inflammatoires.

- Cacao : la théobromine, présente dans le chocolat, est la « nourriture des dieux ». Gorgée d'antioxydants, elle améliore aussi l'humeur. Les variétés les plus sombres de cacao brut sont les meilleures.

- Camomille : cet antibactérien apaise les maux de ventre et calme les enfants qui geignent.

- Cannelle : antiseptique et apaisant pour le système digestif. Régule la glycémie et apaise les nausées et les vomissements.
- Clou de girofle : excellent contre les parasites. Atténue la douleur sur une dent douloureuse. Antiseptique.
- Curcuma : antioxydant puissant avec des propriétés anti-inflammatoires. La curcumine, son principe actif, est utilisée dans le traitement des cancers.
- Fenouil : en cas d'indigestion, de flatulence, de nausée, de nausées matinales ou de cystite, mangez des graines de fenouil, avec une pincée de sel de mer.
- Fenugrec : mettez les graines à tremper dans de l'eau une nuit entière et buvez l'eau le lendemain matin, pour atténuer gaz et ballonnements.
- Gingembre : possède des propriétés anti-inflammatoires et améliore la circulation. Utilisé contre le mal des transports, les nausées et les indigestions.
- Lavande : contre tous les maux (anxiété, insomnie, dépression, indigestion et coliques). Excellent répulsif à moustiques.
- Menthe : atténue maux de ventre, indigestions et coliques.
- Origan : à prendre en cas de toux et de rhume. Antifongique. S'utilise en applications topiques en cas de maladie de peau comme le psoriasis.
- Persil et coriandre : favorise l'élimination des métaux lourds.
- Piment et piment de Cayenne : des plantes brûleuses de graisses, excellentes pour perdre du poids. Le piment est un fébrifuge (qui fait baisser la fièvre).
- Racine de réglisse : indiqué en cas de toux et de bronchite. Atténue la constipation et les symptômes du stress.
- Romarin : très bon antioxydant et antidépresseur. Utilisé aussi en cas de problèmes de concentration et de mémoire.

- Sauge : antiseptique de la bouche et de la gorge. Excellent en gargarisme contre les gingivites et les amygdalites.
- Thym : antibactérien et anthelminthique (qui détruit les vers). Prenez un Jus anti-microbes (recette p. 144) pour prévenir rhumes et grippes. Utilisé aussi contre l'asthme et la bronchite.

LES ÉTIQUETTES DES ALIMENTS

La plupart des denrées possèdent des étiquettes indiquant leurs ingrédients et leurs valeurs nutritionnelles : énergie (kilojoules ou calories), glucides, sucres, sel ou sodium, graisses, fibres et protéines, mentionnés par ordre décroissant. Si le sucre figure en deuxième position dans les ingrédients d'une barre aux céréales, avant les noix, les fruits secs et le blé complet, n'en achetez pas.

Attention aux indications comme « Pauvre en graisses », « Sans sucre ajouté » « Riche en fibres », ou « Pauvre en cholestérol ». « Sans graisses » peut vouloir dire « Plein de sucre ». Et « sans sucre ajouté » ne signifie pas pauvre en calories. Des produits paraissant sains peuvent contenir des édulcorants de synthèse ou des graisses trans.

Les conservateurs servent à prolonger la durée de vie du produit en rayon, les colorants rendent les aliments plus appétissants et d'autres additifs rehaussent le goût (est-ce bien nécessaire ?). Certains additifs, les excitotoxines, ont été mis en cause dans des problèmes de comportement et de santé, ainsi que dans les allergies, chez l'enfant. Pour une liste complète des excitotoxines, substances chimiques et additifs alimentaires, je recommande le livre de Bill Statham, *Décryptez les étiquettes*.

BOUGEZ !

La dépression et les problèmes de santé mentale sont en augmentation. Selon des études australiennes, le risque de voir des enfants souffrir de dépression à l'âge adulte est réduit de 35 % s'ils ont une activité physique. Pourquoi ? Parce que l'exercice incite le cerveau à produire des neurotransmetteurs comme la sérotonine et des endorphines, ou « hormones du bonheur ». Comme les cerveaux des petits se développent beaucoup, l'effet sur eux pourrait être plus important que chez l'adulte. L'exercice stimule aussi les protéines du cerveau, tout en réduisant le stress oxydatif. En outre, le sport leur inculque des compétences sociales et cognitives importantes dès leur plus jeune âge, comme le travail en équipe, le partage et la coordination main-yeux.

ACHETEZ BIO

1 Pour la santé des enfants : les petits sont plus sensibles aux résidus de pesticides et aux toxines environnementales, leurs organes étant en plein développement.

2 Pour une nutrition optimale : comme les agriculteurs bio utilisent moins d'eau, leurs produits sont de saison, avec moins de récoltes précoces. La durée de stockage étant réduite, les fruits et les légumes sont plus riches en nutriments.

3 Pour le bien-être animal : l'agriculture bio est éthique, les animaux sont libres de leurs mouvements, et ils ne sont pas traités aux antibiotiques et aux hormones. Le bétail est nourri à l'herbe, mieux adaptée à leur système digestif que les céréales (non bio).

4 Pour la protection de l'environnement : l'agriculture durable consomme moins d'énergies fossiles, et produit

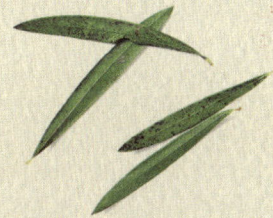

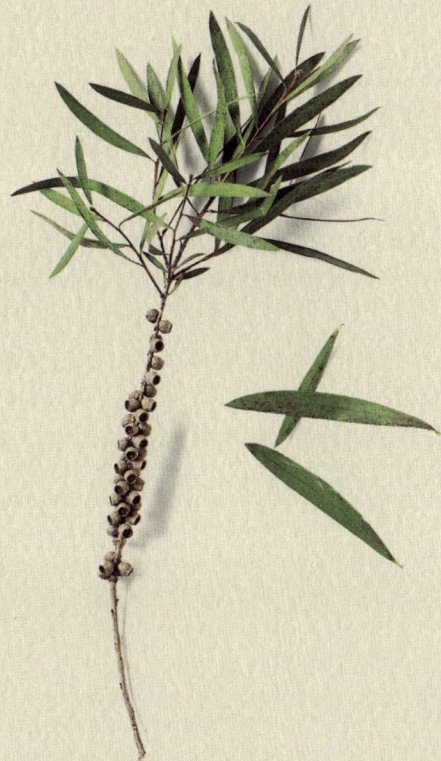

donc moins de dioxyde de carbone. L'agriculture bio préserve les sols et l'eau, garantissant une planète plus sûre pour nos enfants.

CAMILLA FREEMAN-TOPPER,
STYLISTE, CAMILLA AND MARC

Je me suis toujours efforcée d'avoir un mode de vie équilibré. Ayant créé mon entreprise à l'âge de vingt et un ans, j'ai toujours eu d'importantes responsabilités. Cela m'a sans doute aidée à garder la tête sur les épaules.

Je fais en sorte de manger équilibré. Mes enfants et moi adorons les œufs. Plusieurs fois par semaine, je prépare un gros petit déjeuner, avec des œufs, des épinards et des champignons ou des poivrons. Les autres jours, j'essaie de manger du porridge en hiver et des céréales en été. Comme je prends le petit déjeuner tôt le matin, avec eux, je déjeune aussi très tôt. J'essaie de varier : salades, sushis ou pâtes. Le soir, j'aime cuisiner : steaks, *scalopini* de veau, légumes rôtis ou étuvés, poissons, pâtes ou une grande salade. Je n'aime pas les dîners trop copieux, parce que mes petits déjeuners sont consistants. Je ne bois pas de café, mais beaucoup d'eau avec du thé vert ou au citron, et au moins un jus de fruit frais par jour.

Récemment, je me suis prise de passion pour le jogging, en poussant mon bébé dans sa poussette. En général, je marche et je cours durant la même séance, au moins trois fois par semaine. Avant la naissance des filles, je faisais beaucoup de yoga et de Pilates, mais le temps me manque pour aller aux cours. Cet été, j'espère reprendre le Pilates. En attendant, le jogging et la marche suffisent. En Australie, nous avons la chance d'avoir des paysages magnifiques. Toute l'année, même en hiver, il ne fait jamais trop froid pour aller se promener ou courir sur la plage.

La santé est une véritable bénédiction, il faut faire son possible pour l'entretenir. Cependant, je ne suis pas une obsédée de la forme. L'important, c'est de trouver un bon équilibre. On peut boire 1 ou 2 verres de vin pour se détendre ou manger de temps en temps des choses qui ne sont pas forcément excellentes pour la santé.

Quand j'ai l'impression de couver une grippe, je mange des aliments de qualité, ce qui aide à combattre la maladie. Je bois aussi beaucoup d'eau, je mange des fruits et des légumes frais, et j'ai une bonne hygiène de vie.

Il me semble essentiel que les enfants aient une alimentation équilibrée et sortent au plein air le plus souvent possible. Leurs petits organismes doivent ingurgiter le moins de *junk food* possible et ils ont besoin d'aller au parc pour se dépenser. Très tôt, lorsque mon premier enfant était encore bébé, j'ai appris à faire en sorte d'être épanouie et en bonne santé. J'ai constaté que si je ne prenais pas le temps de bien manger ou de faire de l'exercice régulièrement, je ne pourrais être la maman que je voulais être. Aujourd'hui, nos vies sont si remplies que mieux on s'organise pour avoir du temps pour soi, plus on est une bonne mère.

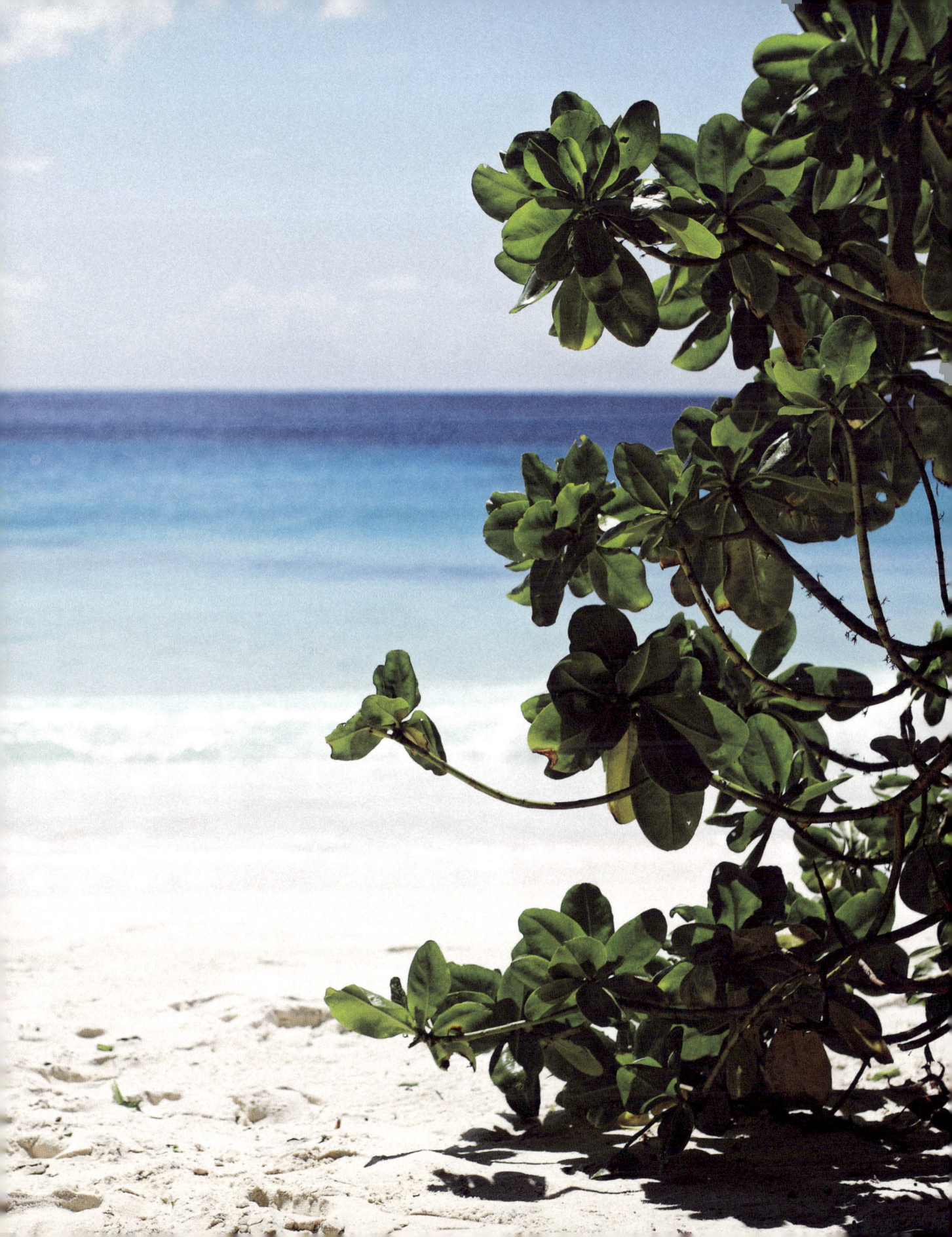

6
LES JEUNES D'ESPRIT

« Il n'est jamais trop tard pour devenir
ce que vous auriez pu être. »
— George Eliot

La perspective de vieillir terrorise beaucoup de gens. L'industrie des compléments alimentaires, produits de beauté et autres traitements anti-âge (y compris les interventions cosmétiques invasives), en plein essor, pèse plusieurs milliards d'euros. Or le vieillissement fait partie intégrante de la vie. Avec l'âge, on s'accepte tel qu'on est et on gagne en sagesse. On ne s'en fait plus pour des broutilles, on oublie ses regrets, on renonce aux comportements mus par l'ego. En bref, on est plus en prise avec son âme.

Cet âge d'or vous laissera sans doute plus de temps pour votre famille, vos amis et vous-même. Si vous choisissez de lever le pied sur le plan professionnel, vous pourrez profiter des fruits de votre travail. Et peut-être vous engager dans la vie associative, l'aide dans votre quartier, ou vous découvrir une nouvelle passion?

L'âge est avant tout un état d'esprit. Dites-vous que vous êtes vieux et vous vous sentirez vieux, vous paraîtrez vieux. Libérez-vous, envisagez le vieillissement comme un processus naturel. Quel que soit le nombre de liftings ou de voitures de sport que l'on s'offre, on ne peut arrêter le temps. Acceptez cette réalité et le vieillissement ne vous apparaîtra plus comme une maladie, mais comme un processus porteur de qualités, comme la sagesse et la compassion.

Avec le temps, nos fonctions corporelles ralentissent, et l'aptitude à éliminer toxines et acides peut diminuer. Or l'accumulation de ces déchets, à mon sens, est la principale cause des signes visibles du vieillissement. Ces produits nocifs ne pouvant être éliminés efficacement, l'organisme les stocke dans les organes et dans la graisse, ce qui entraîne diverses maladies : excédent de cholestérol, maladies du cœur, arthrite, ostéoporose…

Mangez des aliments alcalinisants, hydratez-vous soigneusement, détoxifiez-vous régulièrement – le corps et l'esprit – pour atténuer les dommages dus aux radicaux libres. Vous améliorerez l'aptitude du corps à éliminer les déchets – le seul moyen efficace de ralentir l'apparition des signes visibles du vieillissement. Et en plus, c'est totalement gratuit !

BIEN VIEILLIR

1. Nourrissez-vous d'aliments alcalinisants, complets et non industriels.

2. Consommez 50 % d'aliments crus. Comme la digestion ralentit avec l'âge, l'aptitude de l'organisme à produire des enzymes digestives est altérée. Les naturopathes considèrent que les aliments crus fournissent au corps les enzymes nécessaires pour décomposer les aliments.

3. Réduisez votre consommation de sucre, qui génère certains radicaux libres, les produits de glycation avancés (AGE), accélérant le vieillissement, de l'intérieur et de l'extérieur.

4. Mangez des fibres : c'est important lorsqu'on vieillit, car le fonctionnement du système digestif ralentit.

5. Faites régulièrement des détox et offrez des vacances à votre foie. Comme tout organe, il vieillit et il a plus de mal à traiter les toxines.

6. Bougez : c'est la recette du bien-être mental et émotionnel, qui prévient ostéoporose et blessures.

7. Ayez des activités stimulant les neurones, pour prévenir maladie d'Alzheimer et démence.

8. Soyez indulgent avec vous-même. Vieillir est un processus naturel, rester jeune et beau est un état d'esprit.

9. Pas de chirurgie esthétique : ça se voit et c'est moche. Vieillissez avec grâce !

10. Ayez une vie sociale : adhérez à un club, trouvez-vous un hobby, faites du bénévolat. Vous avez plus de temps, faites-en bon usage.

FIBRES : BON À SAVOIR

Manger des fibres doit être une habitude, au même titre que boire beaucoup d'eau, faire de l'exercice ou se laver les dents. Les fibres facilitent non seulement la digestion et l'élimination, elles peuvent aussi abaisser le cholestérol, améliorer la flore intestinale et procurer une satiété durable :

- Consommez des légumes crus – salades, crudités et germes.

- Mangez des noix, des graines, des céréales complètes et des graines germées. Flocons d'avoine, son et orge sont aussi d'excellentes sources.

- Ajoutez des pois, des haricots et des lentilles à vos soupes, ragoûts et salades.

- Préférez les fruits entiers aux jus.

- Ajoutez 1 c. à soupe de graines de chia, de graines de lin ou de farine de lin-tournesol-amandes à votre Jus vert (voir recette p. 142).

- Réduisez votre consommation de viande, sucreries et aliments industriels à 15 % de votre alimentation totale, car ces produits sont pauvres en fibres.

- Prenez 1 à 2 c. à café de tégument de psyllium dans de l'eau tiède le soir, avant d'aller vous coucher.

UTILISEZ VOS NEURONES

- Faire des mots croisés, sudokus et puzzles pourrait renforcer les cellules cérébrales en allongeant les fibres conjonctives du cerveau.

- Trouvez-vous un hobby – jardinage, instrument de musique, poker – pour acquérir de nouvelles compétences, ce qui améliore le fonctionnement du cerveau et la mémoire.

- Lisez davantage (et regardez moins la télévision). Lire stimule l'imagination, contrairement à la télé.

- Mettez-vous à la danse : c'est amusant, cela permet d'avoir une vie sociale et cela améliore le lien entre le corps et l'esprit.

- Dormez davantage. Le sommeil répare, améliore la capacité d'apprentissage et équilibre les hormones.

RESTEZ ACTIF

Malheureusement, le risque de blessure augmente avec l'âge, car la force, l'équilibre et la souplesse diminuent. On peut retarder quelque peu cette évolution en ayant une activité physique régulière tout au long de son existence. Pas besoin d'être un marathonien senior qui bat des records. Le simple fait de rester actif suffit à améliorer la circulation, à prévenir les maladies du cœur, à protéger la santé mentale (grâce aux endorphines) et à vous aider à paraître et vous sentir plus jeune. Mes conseils :

- Le yoga, à faible impact, est extraordinaire pour préserver la force et la souplesse. Il améliore aussi l'équilibre, ce qui prévient les chutes. Les yogis disent que l'on reconnaît l'âge d'une personne à la souplesse de sa colonne vertébrale.

- Le Pilates fait travailler les muscles du buste, ce qui corrige la posture et prévient les blessures.

- La natation fait intervenir tous les groupes musculaires, améliore la santé cardiovasculaire et ne fatigue pas les articulations.

- Marcher à une allure modérée 45 minutes (ou plus) chaque jour améliore la santé cardiovasculaire, renforce et fait prendre l'air.

- Le tai-chi améliore la connexion entre le corps et l'esprit, l'équilibre, la souplesse et

la force, en activant le « chi » (« énergie ») dans le corps.

COMPLÉMENTS ANTI-ÂGE

- Acide fulvique : qualifié de « molécule-miracle » pour son aptitude à régénérer toutes les cellules. Permet l'absorption des nutriments.

- Astragale (*Astragalus membranaceus*) : fréquemment utilisée en médecine chinoise pour combattre les signes du vieillissement. Cette plante qui stimule l'immunité peut prévenir rhumes et infections respiratoires, et abaisser la pression sanguine.

- DHEA (déhydroépiandrostérone) et HGH (hormone de croissance), deux substances dont les niveaux diminuent avec l'âge. Les injections de HGH comportent des risques. La DHEA, en revanche, est une substance intermédiaire convertie en hormone de croissance par les glandes surrénales, ce qui permet à l'organisme de produire uniquement la quantité nécessaire de HGH, sans perturber les autres fonctions de l'organisme.

- Extrait de champignon : utilisé depuis longtemps en médecine chinoise traditionnelle pour quantité d'indications (maladies chroniques, infections des voies respiratoires supérieures, candidoses récurrentes).

- Gotu kola (*Centella asiatica*) : les Indiens disent que deux feuilles de gotu kola par jour préservent du vieillissement.

- Méthyl sulfonyl méthane (MSM) : composé contenant du soufre, qui contribue à la formation et à la préservation des tissus conjonctifs. Utile en cas d'arthrite et de douleurs musculaires. Les aliments qui en contiennent : œufs, brocoli, haricots, bœuf maigre, volaille, soja, chou, palourde, poisson, lait, chou frisé, chou de Bruxelles, ail, oignon, blé complet.

- Resvératrol (*Polygonum cuspidatum*) : propriétés antioxydantes et anti-inflammatoires. Présent naturellement dans la peau du raisin et le chocolat noir.

- SAMe et TMG : la S-adénosylméthionine et la triméthylglycine améliorent toutes deux le fonctionnement du foie et peuvent soulager les dépressions. La TMG est la forme la moins chère, et elle aide l'organisme à former sa propre SAMe.

- Sélénium : antioxydant puissant, aussi connu pour ses qualités anticancéreuses. Les aliments qui en contiennent : fruits de mer, y compris le kelp et les algues marines, oignon, ail, brocoli, thon, œufs et noix du Brésil. Ne pas dépasser 600 microgrammes par jour.

- Silice : ma marque préférée est Orgono Living Silica, un complément alimentaire qui améliore la mobilité et le fonctionnement des articulations et des cartilages. La silice favorise aussi la production de collagène et l'élasticité de la peau.

| TÉMOIGNAGE |

CHRISTINE MANFIELD,
CHEF, RESTAURATRICE ET AUTEUR

Pour rester en bonne santé, il faut être à l'écoute de son corps et répondre à ses besoins. Savoir comment il fonctionne, ne pas faire preuve de faiblesse. Je veille à faire de l'exercice régulièrement (cardio, poids et yoga), à rester jeune dans ma tête, à m'intéresser au monde qui m'entoure et à ce qui se passe autour de moi, et à cultiver un état d'esprit positif. J'ai intégré la détox et l'alimentation de Saimaa à mon hygiène de vie, et je fais régulièrement des détox pour permettre à mon organisme de fonctionner plus efficacement, pour combattre l'âge et me sentir au top. Je vais régulièrement chez le chiropracteur et l'acupuncteur.

Ma philosophie : « Ne vous comportez pas conformément à votre âge ! » Un petit grain de folie fait du bien. Amusez-vous, tous les jours. Ne recourez pas à la chirurgie esthétique : la beauté naturelle donne un éclat intérieur.

Ne faites pas une fixation sur l'âge. C'est inévitable. Malgré tout, il y a des choses toutes simples à faire pour paraître et se sentir plus jeune. Protéger sa peau est essentiel : pour moi, mettre une crème hydratante est un rituel quotidien. Quand je vais au soleil, j'applique une crème solaire facteur 30 +, et je fais contrôler régulièrement ma peau par un dermatologue.

Le secret pour vieillir avec grâce, à mon sens, c'est de bien se nourrir, de manger des produits frais, de fuir les fast-foods et autres plats industriels, au profit de produits bio, durables et naturels. Ayez une activité physique régulière énergique pour garder la forme et préserver votre vivacité mentale. Lancez-vous des défis et riez beaucoup. L'humour est excellent pour la santé.

7
L'ÊTRE ILLUMINÉ

« Le fou est insouciant et négligent, tandis
que le sage accomplit la plus petite chose
en pleine conscience. »

— Bouddha

Malgré son nom, l'être illuminé ne se prend pas trop au sérieux, il aborde sa santé de manière détendue, et il se conforme probablement déjà au mode de vie à l'australienne. Il sait aussi que la santé ne vient pas uniquement des aliments et des boissons de qualité, mais qu'elle passe aussi par l'esprit et le mental.

Si vous êtes un être illuminé, vous faites sans doute déjà régulièrement des détox. Vous savez que c'est important pour une santé optimale et durable. Vous savez aussi que prendre du temps pour soi est vital pour cultiver un esprit clair dans un corps sain. Et vous avez conscience que les moments de contemplation permettent d'être à l'écoute de son esprit. Je prêche donc un converti !

Revenons un instant sur la philosophie qui peut enrichir nos vies, quel que soit notre profil. Souvenez-vous que les pensées et les émotions négatives sont naturelles – personne n'y échappe. Cependant, ne les laissez pas ébranler votre paix intérieure. Les pensées vont et viennent. Décidez de ne pas vous attacher aux sentiments négatifs. Les êtres illuminés ne jugent pas, même quand les autres les jugent. Le jugement, la critique et les commérages sont autant de signes traduisant un manque d'assurance, des habitudes négatives et toxiques. Certaines personnes utilisent la colère comme une arme. Rien ne vous oblige à les imiter.

Prenez l'habitude de rectifier ce que vous souffle votre voix intérieure et transformez les pensées négatives en affirmations positives et constructives. Pratiquez la pleine conscience : le vrai pouvoir n'est pas le pouvoir sur les autres, mais le pouvoir sur soi. Attachez-vous à être heureux. Si vous avez eu une enfance difficile ou si vous avez vécu une relation destructrice, la colère et l'amertume ne vous mèneront nulle part. Le pardon, en revanche, vous libérera. Surveillez vos pensées, et dites-vous que la vie ne vous apporte que ce que vous voulez. Cela viendra, si vous continuez à avancer avec grâce et élégance. Cultivez la gratitude, l'humilité et la compassion. Et souvenez-vous que la vraie beauté est une légèreté de l'être.

Oui, vous avez l'air en forme parce que vous mangez bien, vous faites de l'exercice et vous vous détoxifiez. Mais quel est cet éclat que toutes les marques de cosmétiques rêvent de mettre en flacon ? Il vient de l'équilibre entre le corps et l'esprit.

LIMITER L'EXPOSITION AUX TOXINES

1. Produits de toilette : la peau est une barrière protectrice, et l'une des principales voies d'élimination. Choisissez des marques sans toxines ou fabriquez vos propres produits à base d'émollients naturels et d'huiles essentielles.

2. Produits d'entretien : préférez des formules non nocives, comme l'huile d'eucalyptus ou de tea tree, le bicarbonate de soude ou le vinaigre blanc.

3. Oxygénez la maison : entourez-vous de plantes d'intérieur et ouvrez les fenêtres.

4. Achetez un ioniseur d'eau. C'est un investissement, mais l'entretien est peu coûteux.

5. Éteignez régulièrement mobiles, smartphones, téléphones sans fil et ordinateurs pour limiter l'exposition aux radiations. Renseignez-vous sur les dernières technologies antiradiations, comme les produits d'Aulterra.

6. Cuisinez uniquement dans de l'acier inoxydable, de la fonte, du verre ou de l'émail de qualité pour limiter l'exposition aux métaux lourds.

7. Habillez toute la famille en fibres bio pour réduire encore le contact avec les toxines. En outre, elles sont meilleures pour l'environnement.

8. Consommez des céréales complètes et des noix que vous aurez préalablement fait tremper, germer ou fermenter pour neutraliser l'acide phytique et reconstituer votre flore intestinale.

9. Faites les 14 jours de détox à l'australienne deux fois par an. C'est bon pour votre organisme, mais aussi pour la santé mentale, émotionnelle et spirituelle.

10. Après la détox, conservez les habitudes prises au cours de la phase de maintien.

REMÈDES SPIRITUELS

- Le brahmi (*Bacopa monneiri*) est une plante ayurvédique utilisée pour ses effets sur le mental. Traditionnellement, les Indiens s'en servaient pour favoriser la vivacité mentale, mais aussi pour procurer calme et paix.

- L'ormus soulagerait les maladies comme la sclérose en plaques, l'arthrite et même le cancer. Il améliore la connexion spirituelle, l'intuition et la perception tout en stimulant la conscience globale.

- Le tulsi *(Ocinum santum)*, ou « basilic sacré », est l'une des plantes les plus sacrées d'Inde. Il purifierait le sang. Il stimule l'immunité, calme l'esprit et améliore les facultés mentales.

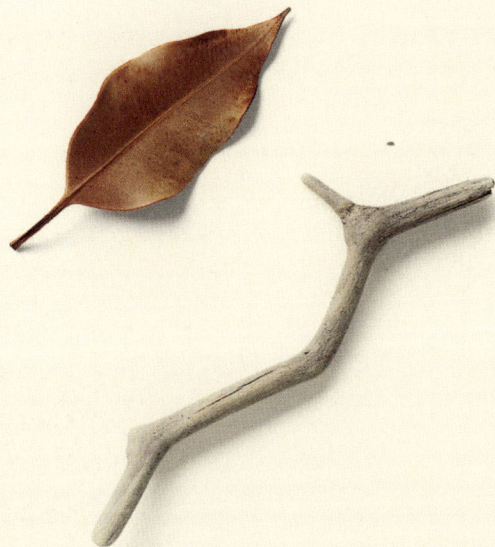

INTUITION

On dit que l'intuition, c'est notre esprit qui nous parle, ce qui fournit une bonne vision des choses si on choisit de s'y fier. Cependant, lorsqu'on écoute son esprit, le cerveau prend souvent le dessus, teintant l'intuition de pensée rationnelle. Vous est-il déjà arrivé de ne pas écouter votre intuition et de dire ensuite : « Ah, je le savais ! » ou « Je savais que j'aurais dû… »

Exploiter le pouvoir de l'intuition, c'est écouter à la fois son cœur et sa tête. Prêtez davantage attention à ce que vous souffle votre cœur. Demandez conseil à votre intuition et faites-lui confiance.

MÉDITATION

La méditation détend le corps, favorise la capacité à gérer les situations de stress et régénère les cellules. Elle améliore la santé physique, émotionnelle et mentale. Elle procure un sentiment de calme, de clairvoyance et de concentration. Bref, la méditation comporte mille et un bienfaits !

Pour méditer, préservez-vous un moment de la journée où rien ne viendra vous déranger. Coupez le téléphone. Commencez par 5 ou 10 minutes par jour, puis prolongez les séances à votre rythme. Ou continuez à faire court, si c'est la meilleure solution.

Installez-vous confortablement par terre, sur un coussin ou sur une chaise. Si vous êtes à l'aise ainsi, asseyez-vous en tailleur ou en position du lotus (jambes croisées, les pieds sur les cuisses). Le dos doit être bien droit, sans être contracté.

- Posez les mains sur les cuisses ou choisissez un « mudra » (une position des mains – par exemple, le pouce rejoignant l'index ou le majeur).
- Fermez les yeux. Concentrez-vous sur votre souffle et respirez en profondeur avec le diaphragme. Comptez, si cela vous aide, jusqu'à un chiffre compris entre 3 et 10 à chaque inspiration et expiration, en ne vous arrêtant que très brièvement entre chaque inspiration et expiration.

- Vous pouvez aussi faire mentalement le tour de votre corps, en contractant et relâchant chaque partie, l'une après l'autre.
- On peut s'aider en répétant un mantra – une courte formule positive ou un son comme « Om ».
- Si vos pensées vagabondent, ne vous en irritez pas. Observez-les avec détachement et laissez-les partir. Ramenez votre attention à votre respiration ou à votre mantra.
- C'est aussi simple que cela ! La pratique régulière de la méditation apaise l'esprit, et très vite, vous méditerez 30 minutes sans voir le temps passer.

DES PRODUITS DE SAISON

C'est en se nourrissant de produits de saison que nos ancêtres chasseurs-cueilleurs ont survécu. Les progrès technologiques nous permettent désormais de manger des fraises et des mangues toute l'année. Cependant, il est bon de ne consommer que des produits de saison, pour plusieurs raisons. Premièrement, les fruits et les légumes de saison sont riches en nutriments, car leur valeur nutritive diminue très vite après la récolte. Secondement, les produits qui poussent hors saison subissent souvent toutes sortes de traitements nocifs pour paraître appétissants. Une fois que vous aurez senti et goûté la différence – en termes de saveur, de maturité, de qualité et de prix –, vous ne reviendrez plus à ce qui est devenu une habitude (et qui n'est pas vraiment normal, si vous voulez mon avis).

MAEVE DERMODY, *ACTRICE*

J'ai grandi dans une famille de végétariens, où la nourriture était très importante. À 13 ans, j'ai décroché mon premier petit boulot dans un magasin bio, où j'ai appris à envisager la nourriture comme un médicament et à écouter mon corps. Ce qui veut aussi dire savoir se faire plaisir – ce que je fais. Je ne suis pas rigide : je bois de l'alcool et je mange du chocolat, sans excès toutefois.

Mon quotidien varie en fonction de mon travail. En période de tournage, les journées sont longues et imprévisibles. Au théâtre, je connais mes horaires et l'énergie que je dois fournir, je m'organise donc en conséquence. J'essaie de ne pas me lever tard. Mais comme je poursuis aussi des études, j'essaie de travailler si j'ai une matinée libre. Si j'ai un texte à apprendre, je le fais à ce moment-là. La fin de l'après-midi, au coucher du soleil, est un moment qui me plaît. J'essaie d'aller marcher ou courir, près de chez moi ou au bord de la mer. C'est le paradis. Une comédienne doit à la fois être très structurée intérieurement et faire preuve d'une grande flexibilité, car le quotidien change constamment.

Je bois beaucoup de thé. Le matin, un thé chaud m'aide à commencer la journée. En hiver, je privilégie les aliments réconfortants comme le porridge avec de la compote de fruits et des noix. En été, ma préférence va au müesli, au yaourt (bio et local, je veux être sûre que les vaches sont bien traitées) et aux fruits. J'aime aussi l'huile de graines de lin avec les céréales. Ma consommation d'eau est importante : entre 2 et 3 litres par jour. J'aime les jus de légumes frais et les smoothies à l'eau de coco.

Au déjeuner, je mange une soupe ou une salade à base de légumes frais de saison accompagnées de bonnes protéines végétales (noix, miso, tofu ou tahini). Au dîner, tout dépend si je mange à la maison ou si je sors. Généralement, je prends un curry ou un plat sauté, ou une salade avec du quinoa ou du riz brun. En général, le contenu de mon assiette est très vert !

Je pratique le yoga régulièrement depuis 8 ans. Mon tapis me suit partout. Quand je suis d'humeur, je fais un long jogging. Dès que possible, je circule en vélo et à pied. Découvrir le monde à pied est formidable, ça me libère l'esprit et m'inspire.

Pour me détendre, rien de tel qu'un bain chaud, un thé, un bon film ou un bon livre. Et les amis. Un changement d'air me remet toujours les idées d'aplomb. Ma mère et son compagnon ont une magnifique propriété sur la côte sud de Nouvelle-Galles du Sud, où j'essaie de m'évader le plus souvent possible.

Nous vivons dans un pays formidable. Quelle chance de pouvoir prendre soin de sa santé, sans devoir se préoccuper de sa survie. La santé joue aussi sur la qualité de nos relations. Tant que cela ne tourne pas à l'obsession, c'est important et indispensable de se soucier de sa santé, de celle des autres et de la planète. En Australie, la nature est d'une étonnante diversité. Nager au milieu de l'océan ou marcher dans le *bush* nous rappelle comment vivre avec la nature.

Un conseil : mettez votre cerveau en sourdine et écoutez votre corps, qui change. Les besoins de l'organisme évoluent, et nous seuls pouvons le savoir. Être réceptif exige d'être ouvert et détendu.

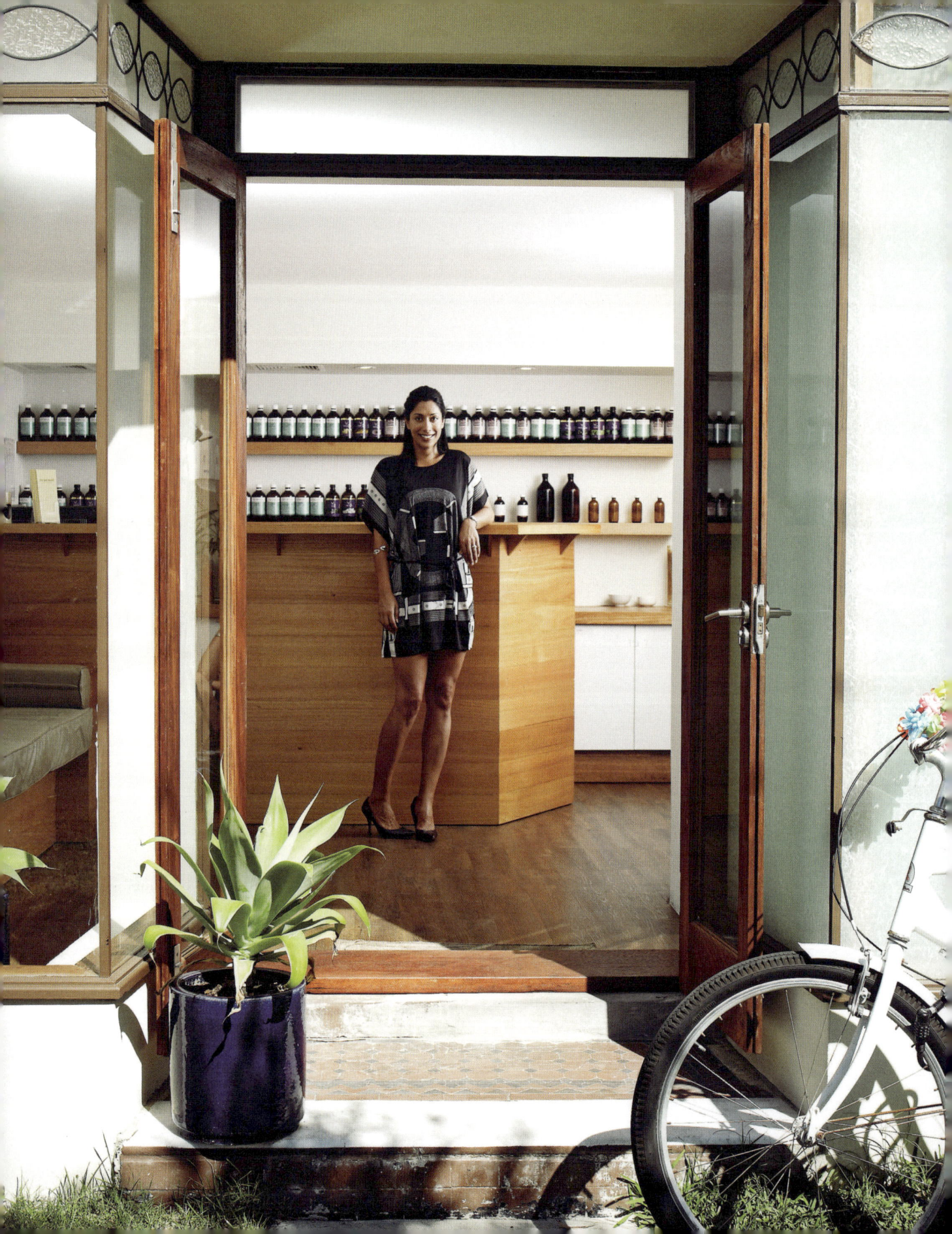

CONCLUSION

Cet ouvrage dévoile tous les secrets du mode de vie à l'australienne. En Australie, nous avons abandonné les régimes, le comptage des calories, la restriction de la taille des portions, les régimes protéinés ou pauvres en glucides. L'idée est de respirer la forme, de se sentir au top et de vivre une vie plus riche, plus longue. De réaliser son potentiel et de comprendre que la santé et le bien-être optimal passent par les dimensions physique, mentale, émotionnelle et spirituelle.

Dans mon travail de naturopathe, je m'efforce de tenir compte du caractère cyclique de la vie, en perpétuel changement et en constante évolution. Toute chose a son contraire : il y a le soleil et la lune, l'amour et la haine, le yin et le yang. L'un permet d'apprécier l'autre. C'est pour cela que je vous livre des secrets adaptés aux différentes étapes de votre vie, qui permettront de répondre à vos besoins en matière de santé, de forme et de mode de vie. Ce livre dévoile les authentiques secrets pour atteindre une santé de fer, un réel bien-être et une beauté resplendissante.

Une personne en bonne santé a les yeux qui pétillent, le teint irréprochable et rayonnant même sans fond de teint, les cheveux naturellement brillants. Elle reste à son poids de forme sans s'affamer ni se restreindre. Mais avant tout, une personne en bonne santé se traite avec amour et respect, ce qui lui permet de se sentir au meilleur de sa forme. Le secret, c'est de savoir que se sentir bien rend séduisant, car on rayonne de bonheur et de confiance en soi. Et ça, ça plaît.

Pour avoir la silhouette propre au mode de vie à l'australienne et vous sentir au top, il vous faut être en bonne santé – souvenez-vous, rien ne donne davantage des ailes qu'une santé à toute épreuve.

Les Australiens ont la réputation d'être très soucieux de leur environnement et de prendre soin d'eux. C'est parce que nous avons un mode de vie formidable et de bonnes habitudes, et aussi parce que nous mangeons pour vivre – et non l'inverse !

Ce livre s'adresse à tous – enfants et adultes, végétariens, *veggie*, mangeurs de viande et crudivores. L'heure est venue de partager les extraordinaires secrets du mode de vie à l'australienne avec le monde entier !

OUTILS ET RÉFÉRENCES

14 JOURS DE DÉTOX À L'AUSTRALIENNE : LA CHECK-LIST

TOUS LES JOURS	LUN	MAR	MER	JEU	VEN	VEN	DIM
Brossage de la peau							
Méditation et respiration							
Shot au vinaigre de cidre et au piment de Cayenne							
Jus vert							
CHECK-LIST : LES 7 SECRETS							
Nourriture							
Eau							
Détoxification							
Mouvement							
Positivité							
Soleil							
Nature							
FACULTATIF							
Compléments							
Soins							

Voir le site aussiebodydiet.com pour imprimer les tableaux de cette partie.

SOINS DE DÉTOXIFICATION

Ces soins ultra-agréables ouvrent les canaux d'élimination, améliorent la circulation, déstressent le corps et favorisent le flux lymphatique. Adressez-vous à des centres gérés par des naturopathes, à l'approche holistique. Utilisez exclusivement des produits bio ou naturels sur la peau, qui absorbe tout.

BROSSAGE DE LA PEAU

Brosser la peau à sec exfolie, favorise le drainage lymphatique, renforce le système immunitaire tout en lissant et tonifiant l'épiderme. Effectuez ces brossages une fois par jour, de préférence le matin au lever, avant la douche. Et lavez la brosse une fois par semaine à l'eau et au savon, avant de la faire sécher.

- Utilisez une brosse dure en fibres naturelles. Commencez par les pieds : frottez vigoureusement, avec des mouvements circulaires, en remontant le long de la jambe.
- Faites de même sur les mains, puis les bras.
- Brossez le dos (en remontant) et l'abdomen (en faisant des mouvements circulaires, en sens inverse des aiguilles d'une montre), les épaules et le cou (avec des mouvements descendants).
- Pour les femmes, brossez-vous délicatement les seins.

MASSAGE THÉRAPEUTIQUE

Les massages atténuent les tensions, favorisent la circulation et encouragent l'élimination naturelle des toxines. Pratiqués régulièrement, ils renforcent et tonifient le corps. Les massages des tissus profonds, thérapeutiques et lymphatiques, doivent faire partie de la détox, aussi souvent que possible. Utilisez de l'huile de noix de coco ou de sésame bio. Je préconise des massages au moins une fois par semaine.

HYDROTHÉRAPIE DU CÔLON

Ce soin ancestral hydrate le côlon en douceur. À mon sens, c'est le soin le plus efficace qui soit pour détoxifier le corps, améliorer la digestion, éliminer les toxines accumulées et améliorer la santé en général.

Choisissez un centre renommé, utilisant un « système fermé », et faites réaliser ce soin exclusivement par des naturopathes, des nutritionnistes ou des praticiens certifiés – cela garantit une sécurité maximale pendant le soin et une détoxification de qualité.

SOINS AU SEL

Les gommages au sel, très agréables, améliorent la texture de la peau, la circulation sanguine et le flux lymphatique. On dit aussi qu'ils purifient l'aura. Pratiquer un gommage au sel une fois par semaine pendant la détox est parfait : utilisez exclusivement du sel d'Epson, du gros sel marin, du sel minéral de la mer Morte ou du sel rose de l'Himalaya, associé à des émollients comme de l'huile d'amande, de sésame, de noix de coco, d'olive ou d'avocat, ou encore du beurre de cacao.

Ces gommages sont faciles à préparer : utilisez 4 tasses de sel pour 1 tasse d'émollient. Prenez ensuite une douche. Inutile de se savonner.

ENVELOPPEMENTS DÉTOX

Les enveloppements à base de boue, de bentonite ou d'algues détoxifient la peau et aident l'organisme à se débarrasser des fluides superflus. Pratiqué une fois par semaine, l'enveloppement est extrêmement bénéfique pendant la détox. C'est aussi un soin agréable, qui motive. Essayez de le faire à la maison : appliquez de la bentonite sur tout le corps et laissez poser 20 minutes au moins. L'argile doit durcir. Ensuite, retirez-la avec un gant de toilette humidifié à l'eau chaude ou, mieux encore, avec votre gommage au sel maison !

TABLEAU DES ALIMENTS ACIDIFIANTS ET ALCALINISANTS

CATÉGORIE D'ALIMENT	PEU ALCALIN	ALCALIN	TRÈS ALCALIN	PEU ACIDE	ACIDE	TRÈS ACIDE
Édulcorants	Miel non pasteurisé, sucre brut	Sirop d'érable, sirop de riz	Stévia	Miel pasteurisé, mélasses	Miel pasteurisé, mélasses	Édulcorants de synthèse
Fruits	Orange, banane, cerise, ananas, pêche, avocat	Datte, figue, melon, raisin, papaye, kiwi, myrtille, pomme, poire, raisin sec	Citron, pastèque, citron vert, pamplemousse, mangue, papaye	Prune, jus de fruits industriels	Griotte, rhubarbe	Mûre, cranberry, pruneau
Noix/ Graines	Châtaigne	Amande	---	Graine de potiron, de tournesol	Noix de pécan, de cajou	Cacahuète, noix
Haricots, légumes	Carotte, tomate, maïs frais, champignon, chou, pois, pelure de pomme de terre, olive, haricot soja, tofu	Gombo, courge, haricot vert, bette, céleri, laitue, courgette, patate douce, caroube	Asperge, oignon, jus de légumes, cresson d'eau, persil, épinard cru, brocoli, ail	Épinard cuit, haricot blanc, haricot vert	Pomme de terre (pelée), haricot rouge, haricot blanc, haricot de Lima	Chocolat
Huiles	Huile de colza	Huile de graines de lin, mélange oméga 3-6-9	Huile d'olive	Huile de maïs	---	---
Céréales	Amarante, millet, riz sauvage, quinoa	---	---	Pain de blé germé, épeautre, riz brun	Riz blanc, maïs, sarrasin, avoine, seigle	Blé, farine blanche, pâtisseries, pâtes
Viandes	---	---	---	Gibier, poisson d'eau froide	Dinde, poulet, agneau	Bœuf, porc, crustacés
Œufs et laitages	Fromage de soja, lait de soja, lait de chèvre, fromage de chèvre, petit-lait	Lait maternel	---	Œufs, beurre, yaourt, babeurre, fromage blanc	Lait cru	Fromage, lait homogénéisé, glaces
Boissons	Infusion de gingembre	Thé vert	Infusions, eau au citron	Thé	Café	Vin, bière, spiritueux, sodas
Habitudes	Optimisme, repos, sieste, amusement, jeux, yoga et activités qui détendent, se vider la tête, sommeil, plein air, aimer et être aimé, satisfaction, bonheur, exercice, rires, émotions joyeuses, manifestations de joie, respirer profondément.			Colère, rage, se plaindre, houspiller son entourage, envie, jalousie obsessionnelle, peur et anxiété, commérages et coups bas, sentiments haineux, envies de vengeance, respiration superficielle, retenir son souffle, manque de sommeil, manque d'exercice, surmenage, pessimisme.		

PROTÉINES

TENEUR EN PROTÉINES DES ALIMENTS

La plupart des individus ont besoin de 0,8 à 1,0 g de protéines par kilo de poids et par jour.			
100 g de poitrine de poulet (cuite, avec la peau)	30 g	2 tranches de pain complet	7 g
100 g de dinde (cuite)	29 g	1 œuf (gros, dur)	6 g
100 g de thon en conserve (à l'huile)	27 g	100 g de haricots blancs (faible teneur en sel)	6 g
100 g d'agneau (maigre, cuit)	25 g	2 sardines (en conserve, à l'huile)	6 g
100 g de poisson (bar, cuit)	23 g	28 g d'amandes ou de graines de tournesol (1 poignée)	6 g
170 g de pâtes de sarrasin	23 g	100 g de riz brun cuit	5 g
100 g de poulet (cuit)	22 g	28 g de noix de cajou ou de graines de sésame (1 poignée)	5 g
100 g de filet de saumon (cuit)	22 g	2 tranches de pain de seigle	5 g
100 g de saumon fumé	18 g	250 ml de lait de soja	5 g
100 g de lentilles (cuites)	9 g	28 g de noix du Brésil, de noisettes ou de pignons de pin (1 poignée)	4 g
250 ml de lait de brebis	15 g	28 g de graines de chia	4 g
90 g de flocons d'avoine (non cuits)	11 g	75 g de yaourt nature entier	4 g
1 c. à soupe de graines de chanvre	11 g	1 c. à soupe de spiruline	4 g
250 ml de lait de chèvre	9 g	1 fève de cacao	4 g
100 g de quinoa (cuit)	4 g	1 c. à soupe de beurre de noix de cajou ou de tahini	3 g
100 g de tofu	8 g	1 c. à soupe de beurre d'amande	2 g
250 ml de lait entier	8 g	1 c.. à soupe de pâte miso	2 g
28 g de graines de potiron ou de noix (1 poignée)	7 g	8 g de Udo's Beyon Greens (1 c. à soupe) (en vente sur Internet)	2 g
2 blancs d'œufs (crus)	7 g	30 ml de d'huile omégas 3-6-9 (2 c. à soupe)	0,5 g

Les végétaliens et les végétariens doivent veiller au contenu en protéines de chaque repas. Fixez-vous pour objectif de consommer 0,8 g de protéine par kilo de poids corporel par jour.

LES SOURCES DE PROTÉINES VÉGÉTARIENNES ET VÉGÉTALIENNES :

- Laitages : yaourt, fromage de brebis ou de chèvre, œufs
- Noix, graines, graines de chia, farine lin-tournesol-amande
- Algues : agar-agar, kombu, wakame, kelp, nori
- Légumes : choux de Bruxelles, persil, brocoli
- Céréales : orge, maïs, seigle, millet, sarrasin, avoine, amarante, quinoa, riz sauvage, boulghour, blé
- Légumineuses : haricot adzuki, pois, lentille, pois chiche, haricot blanc, haricot noir, haricot en sauce
- Micro-algues : chlorelle, spiruline
- Aliments fermentés : tamari, pain au levain, miso, tempeh, tofu (essayez toutefois de ne pas consommer trop de produits à base de soja)

Pour vous assurer de consommer des protéines « complètes » (réunissant tous les acides aminés essentiels), associez les céréales à des haricots ou à des graines. Par exemple :

- Millet et haricots adzuki
- Riz et haricots
- Flocons d'avoine et graines de chia + amandes
- Amandes, noix du Brésil, noix de cajou (beurre de noix ABC, des protéines complètes)
- Riz ou blé et haricots
- Riz brun et graines de tournesol
- Blé, sarrasin, quinoa ou seigle et haricots ou pois

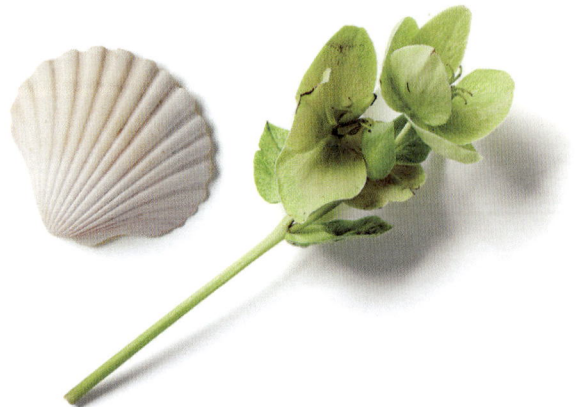

JOURNAL DE BORD N.E.R. (NUTRITION, EXERCICE, RÉFLEXION)

HEURE	LIEU	AVEC QUI	ALIMENTS CONSOMMÉS ET QUANTITÉ	RESSENTI AVANT	RESSENTI APRÈS
	À la maison, sur le pouce, à la pause déjeuner, au bureau	Seul, en famille, avec des amis, au travail	Ce que vous avez mangé et en quelles quantités	Faim, stress, ennui, fatigue, autre	Satisfaction, culpabilité, satiété, ballonnements, autre
6 h					
8 h					
10 h					
12 h					
14 h					
16 h					
18 h					
20 h					
22 h					
24 h					

NIVEAU D'ÉNERGIE : bas, moyen, élevé

8 h

10 h

12 h

14 h

16 h

18 h

RÉFLEXIONS ET SENTIMENTS :

Heureux, triste, perdu, épuisé, irritable, en colère, énergique

CONSOMMATION D'EAU : 750 ml au réveil, en milieu de matinée, en milieu d'après-midi, soir

SELLES : fréquence, problèmes éventuels

SYMPTÔMES : constipation, ballonnements, crampes, maux de tête, etc.

EXERCICE PHYSIQUE :

HEURE :

TYPE :

INTENSITÉ :

DURÉE :

BIBLIOGRAPHIE

Baker, S, *Detoxification and Healing: The Key to Optimal Health*, McGraw-Hill, New York, 2004.

Baroody, T, *Alkalize or Die*, Holographic Health Press, Waynesville, NC, 1991.

Chopra, D, *Les Sept Lois spirituelles du succès: Demandez le bonheur et vous le recevrez*, J'ai lu, 2004.

Crook, W & Jones, M, *The Yeast Connection Cookbook*, Professional Books, Tennessee, 1997.

Das, S, *Éveillez le bouddha qui est en vous*, Pocket, 2005.

Diamond, H & M, *Fit for Life Living Health*, Bantam, Great Britain, 1992.

Eady, J, *Additive Alert,* Additive Alert, Bayswater WA, 2004.

Erasmus, U, *Fats that Heal, Fats that Kill*, Alive Books, BC, 1993.

Feuerstein, G, *Le Yoga pour les nuls*, First, 2005.

French, R, *Natural Health and Vegetarian Life*, 2006.

Gibran, K, *Le Prophète,* Livre de poche, 1996.

Hanley, J & Deville, N, *Tired of Being Tired*, Berkley Publishing Group, New York, 2001.

Hidgon, J, *Essential Fatty Acids*, Linus Pauling Institute, Oregon State University, 2005.

Kempton, S, *Meditation for the Love of It*, Sounds True, Louisville, 2011.

Manfield, C, *Tasting India*, Penguin, Melbourne, 2011.

McKeith, G, *You Are What You Eat*, Penguin, Melbourne, 2004.

Murray, M, *Encyclopaedia of Nutritional Supplements*, Prima Publishing, CA, 1996.

Murray, M & Pizzorno, J, *Encyclopaedia of Natural Medicine*, Little Brown & Company, London, 1998.

Noaks, M & Clifton, P, *The CSIRO Total Wellbeing Diet*, Penguin Books, Victoria, 2005.

Osiecki, H, *The Nutrient Bible* (4e édition), Bio Concepts Publishing, Queensland, 2000.

Pitchford, P, *Healing With Whole Foods: Oriental Traditions and Modern Nutrition*, North Atlantic Books, California, 1993.

Pollan, M, *Food Rules: An Eater's Manual*, Penguin Books, Victoria, 2009.

Santillo, H *Intuitive Eating*, Hohm Press, Arizona, 1993.

Shelef, L, 'Antimicrobial effects of spices', *Journal of Food Safety*, pp 29–44.

Snyder, P, 'Antimicrobial effects of spices and herbs', *Hospitality Institute of Technology and Managemen*t, St Paul, Minnesota, 1997.

Statham, B, *Décryptez les étiquettes*, Hachette Pratique, 2009.

Tortora, g & Grabowski, S, *Principes d'anatomie et de physiologie*, De Boeck Université, 1994.

Tunsky, G, *The Battle For Health Is Over pH*, Crusador, Orlando, 2004.

Young, R & Redford Young, S, *The pH Miracle*, Warner Books, New York, 2002.

INDEX

RECETTES

REMERCIEMENTS

Je remercie de tout cœur l'équipe de Penguin, qui a accompli un travail considérable pour permettre à ce livre de voir le jour. Merci tout particulièrement à Julie Gibbs pour ses compétences et son savoir-faire, à mon éditrice Jocelyn Hungerford pour son travail méticuleux, à Emily O'Neill pour son extraordinaire maquette et à Rob Palmer pour ses magnifiques photographies. Merci aussi à Hanna Marton, qui a rendu lisibles mes textes bruts.

Merci du fond du cœur à mon agent, Tara Wynne, qui m'a accompagnée dans ce périple. Merci pour ton soutien indéfectible. Merci aussi à Alexis Elliot, Zoë Foster, Johnny Gannon, Graeme Jolly, Mike Porra et Danielle Ragenard, qui m'ont prêté main forte pour permettre à ce livre de voir le jour. Un merci spécial à mon amie Antonia Leigh, qui a cru en moi. Je remercie également mes deux meilleures amies, Emma Barnes et Gaby Michaelides – votre amitié de toute une vie a fait de moi celle que je suis aujourd'hui.

Je remercie mes clients de The Last Resort, vous m'avez tant appris. Merci de m'avoir permis de vous accompagner sur votre périple. Merci à toute mon équipe, et notamment à ma directrice, Aimee Suriajaya. Merci de me comprendre. Merci aussi pour ta passion et pour ton implication dans le travail que nous accomplissons. Merci aux naturopathes qui m'ont tant appris – et notamment à Graeme Bradshaw et Kira Sutherland – merci pour votre sagesse et vos conseils.

Merci à toutes les personnes extraordinaires qui ont accepté sans hésiter de témoigner dans ce livre – Victoria Alexander, Russ Ayres, Taj Burrow, Maeve Dermody, Alex Dimitriades, Camilla Freeman-Topper, Jessica Gomes, Samantha Harris, Lorraine Wilson, Christine Manfield, Pete Melov, Derek Rielly, David Thompson et Damian Walshe-Howling. Un merci tout spécial à l'incroyable Miranda Kerr pour son soutien sans failles.

Merci à ma famille – Daddy, Sam, Abs, Anna, Farrah, Kyra et Ethan – je vous aime tous, de tout mon cœur. À mon adorable belle-famille, merci de m'avoir acceptée comme l'une des vôtres. Un merci spécial à Margaret et David Miller pour leur amour et leur soutien. Merci à mes adorables nièces et neveux de me faire sourire. Merci à mes filleules Bronte Hudson et Daisy Dunn, c'est un véritable enchantement d'être la marraine de créatures divines comme vous.

Merco à Kalan et Leilani – la générosité de vos cœurs et la gentillesse de vos êtres me guident. Merci pour votre amour inconditionnel.

Merci à mon mari, Dan Miller, l'amour de ma vie. Tu es tout pour moi – mon âme-sœur, mon roc, mon meilleur ami, mon associé. Merci de croire en moi, de me porter et de ne jamais baisser les bras. Merci aussi d'avoir construit ce Spa divin et notre lieu unique, Kookie Hill Retreat. Traverser la vie à tes côtés est une bénédiction.

Je dédie ce livre à ma mère, qui a terriblement souffert sans jamais le montrer. C'est toi qui m'as appris l'amour, l'humilité, la force et la compassion.

Avec tout mon amour et ma lumière,

SAIMAA X

Publié avec l'autorisation de Penguin Group (Australia)
Traduit de l'australien par Tina Calogirou.
Édition : Fabienne Travers
Mise en page : Olivier Lauga

Publié pour la première fois par Penguin Group (Australie), 2012, penguin.com.au/lantern
sous le titre original AUSSIE BODY DIET & DETOX PLAN
Penguin Group (Australia) 707 Collins Street, Melbourne, Victoria 3008, Australie (un département de Pearson Australia Group Pty Ltd)

Copyright des textes © Saimaa Miller, 2012
Copyright des photographies © Rob Palmer, 2012
Le droit moral de l'auteur a été affirmé.
Mise en page : Emily O'Neill © Penguin 2012
Stylisme : Vanessa Austin
Préparation des aliments : Tina Asher
Accessoires fournis par Mud Australia, Porters Paints, Dulux et Robert Gordon
Extrait de *Éveillez le bouddha qui est en vous*, Lama Surya © 1997 Lama Surya Das. Utilisé avec l'autorisation de Broadway Books, un département de Random House, Inc.

Achevé d'imprimer en janvier 2014 sur les presses de Graficas Estella en Espagne pour le compte des éditions Hachette Livre (Marabout) 43 quai de Grenelle – 75 905 Paris Cedex 15.
Dépôt légal : mars 2014
41.3862.4/01
ISBN : 978.2.501.09092.6